AF390417

ÉLÉMENS

D'HYGIÈNE.

TOME PREMIER.

Valetudo sustentatur notitiâ sui corporis, et observatione quæ res aut prodesse soleant, aut obesse, et continentiâ in victu omni atque cultu corporis tuendi causâ, et prætermittendis voluptatibus, etc.

Cicero, de Offic.

DE L'IMPRIMERIE DE J. GRATIOT.

ÉLÉMENS D'HYGIÈNE,

OU

DE L'INFLUENCE DES CHOSES PHYSIQUES ET MORALES SUR L'HOMME, ET DES MOYENS DE CONSERVER LA SANTÉ;

PAR ÉTIENNE TOURTELLE,

PROFESSEUR A L'ÉCOLE SPÉCIALE DE MÉDECINE DE STRASBOURG, MEMBRE DE PLUSIEURS ACADÉMIES NATIONALES ET ÉTRANGÈRES, ET ASSOCIÉ DE L'INSTITUT DE SANTÉ ET DE SALUBRITÉ POUR LA PRÉFECTURE DU GARD SÉANT A NÎMES.

TROISIÈME ÉDITION.

TOME PREMIER.

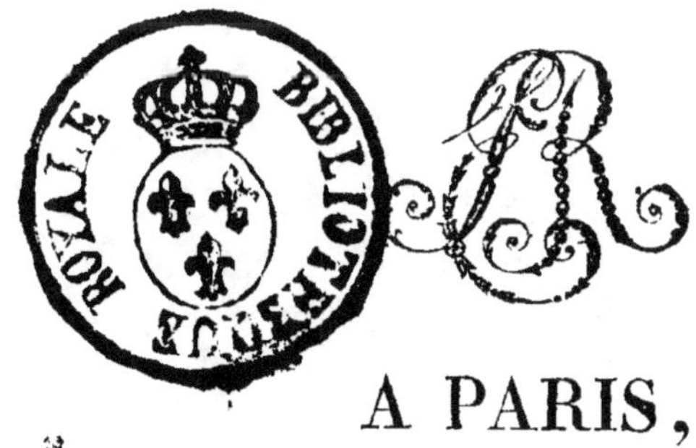

A PARIS,

Chez RÉMONT et FILS, Libraires, rue Pavée, N° 11, près du quai des Augustins.

OCTOBRE 1815.

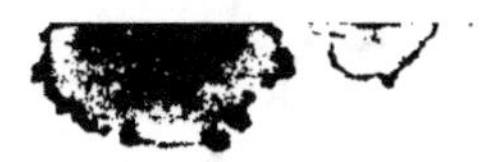

AVIS DE L'ÉDITEUR.

—

L'Hygiène de Tourtelle manque dans le commerce depuis quelques années. Les exemplaires qui paraissent de temps à autre dans les ventes sont poussés à un prix trop considérable pour qu'il soit possible aux élèves de se les procurer. Ces occasions sont, d'ailleurs, si rares, que l'on doit regarder l'enseignement comme privé tout-à-fait, aujourd'hui, de cet excellent livre élémentaire.

L'éditeur a donc cru rendre un véritable service à la science et à ceux qui la professent et l'étudient, en reproduisant cet estimable Traité, que tous les médecins voudraient avoir dans leur biblio-

1.   a

thèque, et qu'on a tant de peine à se procurer.

D'un autre côté, l'éditeur a fait de son mieux pour que cette édition ne laissât rien à désirer sous le rapport de l'exécution typographique, de l'exactitude et de la correction. La rapidité avec laquelle ont été enlevées les deux premières éditions, est un garant du succès que doit obtenir cette troisième, qui est si impatiemment attendue.

NOTICE HISTORIQUE

SUR LA VIE ET LES OUVRAGES

D'ÉTIENNE TOURTELLE,

PROFESSEUR A L'ÉCOLE SPÉCIALE DE MÉDECINE DE STRASBOURG, CORRESPONDANT DE LA SOCIÉTÉ DE MÉDECINE DE PARIS, ET MEMBRE DE PLUSIEURS ACADÉMIES NATIONALES ET ÉTRANGÈRES;

PAR M. BRIOT,

Ex-Chirurgien de première classe aux armées, et Correspondant de la Société de Médecine de Paris.

———

Sɪ la douleur est le premier sentiment qu'éprouve l'homme qui perd l'ami qui fut son premier maître, il lui est bien agréable, après avoir satisfait aux devoirs que ce titre lui impose, de consacrer quelques instans à sa mémoire, et de chercher à transmettre à la postérité le souvenir de son nom, de ses talens et de ses vertus. Celui que j'entreprends de faire connaître ne fut point un homme ordinaire : ses vastes connaissances dans les hautes sciences, les places honorables

a*

qu'il a remplies, les travaux précieux dont il a enrichi l'art de guérir, lui ont acquis un rang distingué parmi les gens de lettres, et surtout parmi les grands médecins. Si j'essaie de lui rendre un hommage qui lui est dû, c'est moins parce que je me suis cru les talens nécessaires pour le peindre avec les couleurs qui lui conviennent, que pour remplir une tâche que m'imposaient la reconnaissance et l'amour de mon pays, ayant eu pendant cinq ans l'avantage de profiter de ses leçons, de ses conseils, de ses conversations, et d'apprécier son cœur : en rappelant ce qu'il a été, j'acquitte la dette du mien; et je sers mon pays en traçant rapidement les services qu'il a rendus à l'humanité, et à ses concitoyens en particulier.

Étienne Tourtelle, fils de Blaise Tourtelle et de Jeanne Rienne, naquit à Besançon le 17 février 1756. Il fit d'une manière si brillante et si prompte ses premières études au collége de cette ville, qu'il eut achevé son cours de ce qu'on appelait alors philosophie, à l'âge de quatorze ans. Parvenu à cette grande époque de la vie où l'homme, réfléchissant en quelque sorte pour la première fois, doit s'occuper du choix d'un état, le jeune Tourtelle ne fut pas long-temps indécis : il embrassa la carrière de la médecine, et entra en qualité d'élève chez **M. Morel**, qui déjà jouissait d'une grande réputation dans le pays, comme chirurgien. Des talens naturels, une application soutenue, des questions souvent ingénieuses, le firent bientôt distinguer des autres élèves, et lui méritèrent, de la part de son nouveau maître, des égards et un attachement qui ne se sont jamais démentis. Naturellement laborieux, toutes ses journées étaient remplies : le matin, il suivait à l'hôpital la visite des malades, avec une exactitude et un esprit observateur peu ordinaires à son âge. Dans les observations qu'il rédigeait déjà à cette époque, et dont quelques-unes ne déparent point ceux de ses ouvrages dans lesquels il les a fait entrer par la suite, on remarque, outre une grande précision dans les détails, un style pur et des réflexions que l'on croirait être le fruit d'une longue expérience. De l'hôpital, il passait à l'amphithéâtre d'anatomie. Persuadé que telle est l'importance de cette science, que les travaux du médecin n'obtiennent des succès et la sanction de l'opinion qu'autant qu'ils ont pour base les connaissances anatomiques, il surmonta sans répugnance les dégoûts inséparables de l'étude de cette branche de l'art de guérir, et ne voulut pas rester dans cette partie au-dessous de ce qu'il devait être dans les autres. Comme l'avait fait Haller, comme l'enseignait Vicq-d'Azir, il joignit à l'étude de l'anatomie celle de la physiologie : son ardeur et sa pénétration surmontèrent les difficultés, et sa persévérance prépara ses succès.

Une école, où professaient les Lange, les Athalin, les Rougnon, florissait à Besançon. Tourtelle, qui ne laissait échapper aucune occasion de s'instruire, allait y puiser des connaissances, et mesurer la distance qui le séparait encore de ses maîtres, distance qu'il sut si bien effacer par la suite. On s'est beaucoup plu à le comparer et à l'opposer au dernier de ces professeurs, qui a joui d'une grande réputation ; et de bons juges ont prétendu que l'élève avait surpassé le maître. Nous nous abstiendrons de prononcer sur cette question : il n'appartient de fixer le rang entre deux grands hommes, qu'à celui qui a acquis le droit de s'asseoir à côté d'eux. Seulement nous dirons, qu'inférieur ou égal à son élève, le maître voulut peut-être trop garder à son égard l'ascendant que l'âge, le souvenir de ce qu'il avait été, et surtout un caractère assez brusque, peuvent prendre sur un caractère doux et timide : tel fut le germe de la mésintelligence et de l'espèce de rivalité qui les éloigna par la suite. Peut-être aussi Rougnon ne put-il voir sans quelque jalousie le jeune homme qui avait été son élève, lui disputer dans l'opinion le rang de premier médecin du pays. Quoi qu'il en soit, tous deux ont réuni des droits réels à l'estime publique : heureux si, à l'exemple de Boileau et de Racine, ils eussent senti combien leur estime mutuelle pouvait ajouter à celle qu'on leur portait, et combien, au contraire, les jalousies et les haines font souvent perdre de considération et de gloire! Le moyen, dit d'Alembert, de voir échapper à deux grands hommes le laurier qui les attend, est d'être ardens à se l'arracher.

Au milieu de ses études, le jeune Tourtelle éprouva, de la part de sa famille, des obstacles qui faillirent lui faire abandonner entièrement la carrière dans laquelle il avait déjà fait de grands progrès. Il entra dans un couvent de Dominicains ; mais il y porta son goût dominant pour les hautes sciences ; et loin de s'appliquer aux puérilités et aux rêveries théologiques, il continua le genre de travail qu'il affectionnait. Ce fut dans sa cellule monastique, qu'il conçut le plan de son *Histoire philosophique de la Médecine*, dont nous aurons occasion de parler par la suite, et qu'il en rassembla les premiers matériaux. Cependant les motifs qui l'avaient fait entrer au couvent n'existant plus, Tourtelle, qui n'avait pas fait de vœux, en sortit, et alla à Montpellier pour se perfectionner dans l'étude des sciences, et surtout dans celle de la médecine. Là, étranger à tout ce qui n'avait pas rapport au genre de travail auquel il se livrait, il suivit les Delamure, les Fouquet, les Barthez, les Lorry, et vint ensuite à Paris comparer leur doctrine à celle qu'enseignaient les Ferrein, les Portal, les Louis, les Petit, les Rouelle, etc. Après avoir acquis de profondes connaissances aux leçons et aux conversations de ces grands maîtres, et s'être lié avec quelques-uns d'une amitié dont la mort seule a pu être le terme, il vint offrir à ses concitoyens le fruit de ses travaux.

De retour dans ses foyers, Tourtelle partageait son temps entre l'étude et la pratique de la médecine, en attendant une occasion favorable pour se faire connaître. La mort de M. Lange, professeur à l'université, ne tarda pas à la lui procurer. Quoiqu'il n'ignorât pas que la place vacante dût revenir à M. Frame, qui, depuis long-temps, remplaçait le professeur Lange dans ses cours, Tourtelle sollicita et obtint une dispense d'âge, et se présenta au concours. Il y déploya des talens et une érudition qui lui méritèrent de justes éloges de tous ses juges; en même temps qu'ils firent connaître les droits qu'il avait à la confiance. S'il n'obtint pas alors la chaire à laquelle il aspirait, c'est que, comme je viens de le dire, il avait à lutter contre un homme qui, à de grands talens, joignait des services qui lui méritaient une préférence légitime.

Un triomphe d'un autre genre ne tarda pas à dédommager Tourtelle de celui qu'il n'avait pas dû obtenir. L'académie des sciences et arts de Besançon avait proposé pour sujet d'un prix, de déterminer *quels sont les moyens de perfectionner l'espèce des moutons dans la Franche-Comté pour procurer des laines plus fines aux manufactures.* Par le mémoire que Tourtelle envoya, et qui fut jugé digne du prix, l'auteur prouva qu'il n'était pas seulement versé dans la science de l'homme malade, mais même dans celle de l'économie rurale, et qu'en même temps qu'il savait prévenir ou guérir ses concitoyens des maladies auxquelles ils étaient exposés, il pouvait encore découvrir dans leur pays des sources de richesses que peut-être ils ne soupçonnaient pas. Nous regrettons sincèrement que les limites d'une notice ne nous permettent pas de placer ici quelques-unes des idées de l'auteur, de suivre, avec lui, les détails dans lesquels il entre sur les moyens, par lesquels les Anglais ont naturalisé dans leur île les productions et les découvertes de toutes les nations, et ont fini par les rendre tributaires de leur industrie; comment et pourquoi la France, autrefois en possession de fournir l'étranger de laines que produisaient les moutons nourris sur son sol, et d'étoffes fabriquées dans ses manufactures, a perdu en partie cet avantage : nous regrettons enfin de ne pouvoir le suivre dans la discussion des moyens de rappeler cette branche de richesses dans la partie de la France qui, comme l'avait déjà remarqué Jules-César, est une des plus fertiles (1).

De plus grands succès attendaient encore Tourtelle. En 1787, il se vit, presque en même temps, couronné par la société littéraire de Grenoble, qui avait proposé pour objet d'un prix une question d'économie rurale, et nommé, à la suite d'un concours, à la place de professeur en médecine à l'université de Besançon, devenue vacante par la mort de M. Athalin. Quoique à peine dans sa vingt-neuvième année, il débuta d'une manière brillante dans la nouvelle carrière que venait de lui ouvrir son génie. Il porta dans ses leçons publiques non seulement cette facilité de parler, que

(1) *Ager sequanus totius Galliæ optimus.* Comment. de César.

lui donnait la connaissance profonde de la langue latine , seule alors en usage dans les universités , mais encore une élocution dont les charmes attirèrent à ses cours un nombreux auditoire. A ces qualités il réunissait une douceur de caractère et une amabilité qui firent rechercher sa société de tous les jeunes gens qui se livraient à l'étude de l'art de guérir : il choisit ses meilleurs amis parmi eux ; tous le choisirent pour leur ami ; c'est lui que tous voulaient avoir lorsqu'ils étaient malades , et , parmi ces derniers , il n'en est aucun qui n'ait eu à se louer de son zèle et de son désintéressement.

Depuis long-temps familiarisé avec la physiologie et la chimie , parties dont l'enseignement lui était confié, il débuta d'abord par des thèses que soutenaient chaque année les étudians en prenant les différens grades. Parmi ces thèses, dont la collection est aussi nombreuse qu'intéressante , et qui portent toutes l'empreinte du bon goût et du talent , nous n'en citerons qu'un petit nombre pris au hasard , pour faire voir l'importance des sujets dont s'occupait l'auteur. Dans celle intitulée *de Naturæ regnis* , il s'attache à prouver que la triple division des règnes de la nature , admise par Linné et la plupart des naturalistes , ne repose que sur une base imaginaire, puisqu'il n'existe pas une ligne de démarcation suffisante entre le règne végétal et le règne animal. En effet, nous ne savons point encore où finit le règne végétal et où commence l'animal. Quelques différences dans l'organisation, dans la manière de naître, de se nourrir, de croître et de multiplier, de se mouvoir et de percevoir des sensations, peuvent bien ne pas être des caractères suffisans pour établir un grand ordre de division dans les productions de la nature. « Peut-être, dit l'auteur dans une autre de ses » thèses, les végétaux ont-ils la sensation de leur » existence actuelle, mais peut-être n'en ont-ils » pas d'autres. Il est probable que les animaux » réunissent à cette sensation le souvenir de leur » existence passée ; mais il n'appartient qu'aux in- » telligences de joindre ensemble ces deux senti- » mens et celui de l'avenir. »

Dans la thèse intitulée, *quantum pro variis vitæ periodis in hominem physicum homo moralis*, l'auteur montre comment l'homme a tourné à son désavantage les passions qui lui ont été données pour son bonheur, et s'en est fait une source féconde de maladies. Après avoir dit quels sont les effets des différentes affections de l'âme sur le physique, il tire de l'histoire des exemples de l'effet terrible des passions, même les plus agréables, lorsqu'elles sont portées à l'excès, et fait voir que, dans des temps reculés, Polycrate, Diagoras, Sophocle, Philippide, et à des époques plus récentes, Léon X, Clément VII; Charles IX, roi de Suède; Racine, et le marquis de Louvois, périrent victimes de différentes passions.

A peine avait-on fait attention à l'immense quantité d'eaux minérales que possède la France, et aux avantages que la médecine peut en retirer. Avant les travaux d'Hoffmann, leur histoire n'était qu'un tissu d'erreurs et de mensonges, et l'on n'avait d'autre base pour reconnaître leur nature et leurs vertus que les impressions qu'elles produisaient sur nos organes. Cependant les progrès récemment faits en chimie avaient vieilli les travaux d'Hoffmann, que l'on commençait à ne plus consulter. Il n'en fallut pas davantage à Tourtelle pour l'engager à entreprendre de fixer l'opinion sur cette branche essentielle de nos ressources médicales. A la hauteur des progrès de la chimie, géographe, naturaliste et physicien éclairé, médecin profond, il connaissait et les travaux analytiques de Vénel et de Bayen sur les eaux minérales, et les savantes expériences de Bergmann et de Morveau, et les essais de Duchanoy sur les moyens de les imiter, et les judicieuses observations de Rollin et de Monnet sur leur usage en médecine. Aussi sa thèse, trop peu connue, *de Aquis mineralibus*, est-elle un des beaux monumens que l'auteur a élevés à sa gloire. Nous nous contenterons d'en rapporter un passage qui a uniquement rapport à la ville qu'il habitait, parce qu'il nous paraît propre à détruire un préjugé qui y domine. « L'analyse a démontré, dit-il, que, des eaux » dont on pourrait faire usage à Besançon, celles » du Doubs sont les plus pures ; ensuite celles de » Fontaine-Argent, puis celles d'Arcier : les eaux » de la fontaine de Brégile, dont on use, sont » les moins pures de toutes. »

La révolution, dont le but était d'établir la liberté, à laquelle on crut que les corporations s'opposaient, ne distingua et n'épargna même point les institutions qui, loin d'y porter quelque obstacle, ne pouvaient qu'en accélérer l'époque par la propagation des lumières ; et l'université de Besançon partagea le sort que subirent tous les corps enseignans. Voulant être utile à son pays, Tourtelle accepta une place de médecin à l'armée du Rhin, et il en remplissait les fonctions à Landau, lorsque le gouvernement, reconnaissant la nécessité de former des officiers de santé tant pour le service de l'intérieur de la république que pour celui des armées, créa trois grandes écoles de médecine. Tourtelle réunissait trop de titres à une place de professeur, et l'opinion était trop prononcée à son égard , pour qu'elle pût lui être refusée. Il fut nommé en 1794 à l'école de Strasbourg , et justifia ce choix , tant par son zèle pour l'instruction des jeunes gens , que par les ouvrages dont il enrichit la science. Il est à remarquer que, quoiqu'il n'eût point de professeur adjoint , il fit seul tous les cours qui auraient dû être faits par les deux professeurs.

Chargé de donner un cours d'hygiène , il publia bientôt des élémens de cette science en faveur et à la sollicitation des jeunes gens qui le suivaient. Avant lui , cette branche la plus importante de la philosophie médicale n'avait point été traitée. Quelques auteurs , tels qu'Hippocrate , Galien , Méad , Lind , With , Lorry , Hallé , et un assez grand nombre d'autres , avaient bien donné , dans des ouvrages particuliers , d'excellens préceptes sur l'influence qu'ont sur l'homme les choses physiques et morales ; mais on n'avait point fait de cette science un corps de doctrine, et l'on donnait encore dans les écoles le nom de *non-naturelles* aux choses les plus naturelles et les plus indispensables à l'homme, c'est-à-dire, à l'air, aux alimens, aux boissons, au sommeil, à la veille, aux passions, etc. etc. Il importait donc de réunir tous les matériaux épars , et de former de leur ensemble un système de connaissances *hygiéniques*. Tourtelle n'a pas seulement le mérite d'avoir réussi dans ce travail : il ne s'est pas contenté de prendre l'homme sortant du sein de sa mère, de le suivre dans les diffé-. rentes époques de la vie, de le considérer sous les latitudes les plus opposées ; de faire remarquer l'influence qu'ont non seulement sur son organisation, mais encore sur ses facultés mentales, le climat, le gouvernement, la religion, le régime, etc. : remontant à des époques sur lesquelles la tradition seule nous a transmis des renseignemens, il va chercher quelle a été sur l'homme l'influence des révolutions qu'a essuyées le globe, et de la dépravation qu'ont subie les mœurs. « Dans les premiers temps, dit-il, dans » ces siècles heureux que les poëtes ont appelé » l'âge d'or, l'homme vivait dans l'innocence ; » soumis uniquement aux lois de la nature, et » sous un ciel doux et clément, il ne con- » naissait point l'irrégularité et l'inclémence des » saisons, source féconde de maladies : le » globe terrestre gravitait alors également dans » ses deux hémisphères, et, l'axe de l'équa- » teur étant parfaitement parallèle au plan de » l'écliptique, il n'y avait, à proprement parler, » qu'une saison ; le printemps était perpétuel, » et les jours étaient constamment égaux aux » nuits.

» Les révolutions qu'a éprouvées ensuite le
» globe, et surtout les éruptions volcaniques et
» les alluvions des eaux, révolutions qu'attes-
» tent une multitude de monumens naturels et
» les traditions des différens peuples, ont changé
» la face de la terre, et ont créé, en quelque
» sorte, un monde nouveau sur l'ancien. Elles
» ont probablement amoncelé des matières d'un
» hémisphère dans un autre, et ont fait pen -
» cher l'axe terrestre sur l'écliptique. Le soleil
» ne correspond plus perpendiculairement à l'é-
» quateur, et son axe forme avec l'écliptique
» un angle d'à peu près vingt-trois degrés et
» vingt-neuf minutes. Si toutefois les prédic-
» tions des astronomes s'accomplissent, le pa-
» rallélisme se rétablira un jour, et nos der-
» niers neveux auront un équinoxe perpétuel,
» comme l'ont eu les hommes des premiers siè-
» cles, et comme l'ont encore les habitans de
» Jupiter. »

C'est ainsi que l'auteur développe les causes de
l'inégalité des saisons, qui, de même que leur
irrégularité, qui en dépend, est une des sources
les plus fécondes de maladies. Nous ne poursui-
vrons pas plus loin l'analyse de cet ouvrage; seulement nous ajouterons que, quelque temps après
sa publication, le savant professeur Hallé écrivit

à l'auteur que la lecture de son ouvrage l'avait décidé à ne point faire paraître celui sur la même matière auquel il travaillait depuis long-temps.

Peu de temps après la publication de l'*Hygiène*, Tourtelle donna des *Élémens de Médecine théorique et pratique*. Dans cet ouvrage, que la jalousie, ignorant que l'on pût écrire sur la pathologie sans mettre à contribution les travaux du plus profond des nosologistes, a peint comme une compilation des œuvres de Sauvages, l'auteur (prenant de Baglivi cette superbe épigraphe : *Duo sunt præcipui medicinæ cardines , ratio et observatio ; observatio tamen est filum ad quod dirigi debent medicorum ratiocinia*) s'efforce de prouver que l'observation et le raisonnement sont les meilleurs et les seuls guides à suivre dans l'étude de la médecine. « Depuis, dit-il, qu'on eut abandonné la route » de l'observation tracée par Hippocrate, on » s'est égaré dans un labyrinthe d'hypothèses » qui, en éteignant le goût de la vraie méde- » cine, ont non seulement retardé ses progrès, » mais encore l'ont fait rétrograder. Si, durant » ces temps où régnait la manie de vouloir tout » expliquer et de plier la nature aux caprices » d'une imagination déréglée, on se fût occupé

» à rassembler des faits avec exactitude et à les
» comparer; si, dis-je, on eût employé le temps
» qu'on a consumé inutilement à défendre des
» systèmes qui s'éclipsaient tour à tour, à expo-
» ser simplement, à l'exemple d'Hippocrate,
» l'histoire des maladies, de leurs connexions avec
» les constitutions heureuses et malheureuses aux-
» quelles elles sont assujetties, et les moyens qui
» avaient bien ou mal réussi, il y a long-temps
» que le voile qui nous cache tant de vérités
» utiles à l'humanité serait tombé, et l'art serait
» aujourd'hui plus près du point de sa perfec-
» tion. »

Nous ne pouvons dissimuler que l'on s'écarte
beaucoup trop de ces principes. Nous voyons à
regret que l'on donne aux connaissances acces-
soires à la médecine, une importance qu'elles
ne peuvent avoir pour l'homme dont le principal but est de prévenir ou de guérir les maladies auxquelles sont exposés ses semblables ;
qu'on occupe trop les jeunes gens de physique,
d'histoire naturelle, de chimie, de galvanisme,
d'anatomie comparée; et que, dans les examens
qu'ils subissent, on leur fait souvent des questions auxquelles n'auraient pu répondre Hippocrate, Sydenham ou Bordeu. Cette manie de
vouloir faire des savans nous paraît le plus sûr

moyen de manquer le véritable but, qui est de faire des médecins. Ce ne sont pas là les principes que nous a laissés le père de la médecine. Dans la plupart de ses ouvrages, et notamment dans son livre des épidémies, il indique le véritable plan à suivre. Par quelle fatalité nous sommes-nous donc éloignés, et nous éloignons-nous encore des préceptes de ce grand homme? S'il est un moyen de renverser ces hypothèses mensongères, ces rêveries de cabinet, ridicules produits de quelque imagination en délire; s'il est un moyen de dégager l'art de guérir de l'énorme fatras de prétendues sciences dont l'ignorance a voulu l'enrichir, mais qui remplissent ce but comme le cadre enrichit le tableau de prix qu'il entoure, c'est dans l'observation qu'il faut **le** chercher : elle est la seule route qui conduit directement au but auquel nous tendons; tout le reste n'est que sentiers plus ou moins pratiqués, qui tous en éloignent, ou qui, s'ils y ramènent, ne le font que par des détours qui laissent toujours le regret du temps qu'on a employé à les parcourir. Avec des connaissances en anatomie et en hygiène, le jeune homme suivrait avec fruit son maître au lit du malade. Là, celui-ci lui apprendrait à connaître la nature, le siége et les causes de la maladie; lui

ferait remarquer les signes qui la caractérisent ;
ceux qui lui sont communs avec d'autres maladies ; ses rapports avec la saison ; il étudierait
le tempérament et les habitudes du malade ;
suivrait les différentes périodes de la maladie,
ses changemens de caractère, sa marche, ses
progrès, sa terminaison, les crises qui arrivent naturellement, celles qui ont été excitées,
etc. etc.

Mais en donnant nos vues sur la méthode
d'enseigner qui nous paraît la meilleure, nous
semblons avoir oublié que cette méthode était
celle de l'auteur dont nous nous entretenons,
et que nous ne faisons que raconter une partie
de ce qu'il fit pour nous et pour la plupart de
ses élèves. Plein de vénération pour la doctrine
d'Hippocrate, judicieux partisan des anciens,
qui, plus rapprochés de la nature, l'ont mieux
étudiée et mieux connue, c'est dans leurs écrits,
c'est dans ceux de tous les médecins naturalistes,
qu'il va puiser les préceptes qu'il donne ; il pèse
leur autorité, compare et discute leurs opinions, et s'associe ainsi à la gloire des Baglivi,
des Sydenham, des Borden, des Lorry, des
Stoll, et de tous les restaurateurs de la vraie
médecine.

Nous avons dit que Tourtelle s'était occupé

d'un travail ayant pour objet l'histoire philosophique de la médecine. Ce travail existé en manuscrit. On l'a trouvé dans ses papiers, après sa mort, ainsi que plusieurs autres ouvrages.

Voici la notice de ceux qu'il a publiés ou qu'il a laissés en manuscrit.

1°. L'*Histoire philosophique de la Médecine* ;

2°. *Matière médicale* ;

3°. *Élémens de Physiologie* ;

4°. *Elémens de Chimie* ;

5°. Une traduction complète des *Œuvres de Sarcone* ;

6°. Une traduction commencée de Sydenham, avec des notes ;

7°. Une *Topographie médicale de la Franche-Comté* ;

8°. Des Mémoires sur quelques questions de médecine légale ;

Un assez grand nombre de Consultations de médecine, etc.

Peu d'hommes portèrent aussi loin que Tourtelle le zèle pour l'instruction des jeunes gens et les progrès de l'art qu'il professait ; peu réunirent à des connaissances aussi étendues et aussi variées l'art difficile de les communiquer. Nous l'avons vu faire en même temps des cours d'hygiène, de matière médicale et de chimie, et apprendre à son fils aîné (à ce fils qui promet d'être en tout digne de son père) et à celui d'un ami, les mathématiques, l'histoire et la géographie. Pendant ces momens difficiles où l'homme public ne recevait qu'en apparence la récompense des services qu'il rendait à l'État, Tourtelle, qui n'avait d'autre fortune que sa place et ses talens, donnait un cours particulier de pathologie interne à un assez grand nombre d'élèves qui le lui avaient demandé. Le prix modique qu'il avait fixé pour ce cours, l'utilité dont il avait été pour ceux qui le suivirent, les déterminèrent à joindre à la lettre de remercîment qu'ils lui adressèrent, une marque de reconnaissance qui honorait également le maître et les élèves.

Cependant Tourtelle ne se plaisait point à Strasbourg : la température de ce pays, qui est froide et humide, favorise la constitution pituiteuse, qui ne convenait point à son tempérament, ce qui le décida à solliciter son changement, et lui fit désirer de revenir dans ses foyers, où des jouissances préférables à celles que donnent la fortune et la gloire l'attiraient, et de changer sa place de professeur à l'école spéciale de Strasbourg contre celle de médecin à l'hôpital militaire de Besançon, qui était alors vacante. Quoiqu'il fît par cet échange le sacrifice volontaire des deux tiers de sa fortune, on se persuadera difficilement qu'il éprouva beaucoup de difficultés pour obtenir la place qu'il sollicitait, et qu'il n'en eut l'obligation qu'au ministre qui employa son autorité pour la lui faire avoir.

De retour dans ses foyers, Tourtelle n'y trouva pas le repos et le bonheur qu'il y espérait. Depuis quelques années il éprouvait assez constamment au printemps, une toux qui, assez légère dans le principe, devenait peu à peu plus fréquente. Cette toux, accompagnée d'embarras dans la poitrine et de douleurs par fois très-violentes, lui fit craindre une phthisie tuberculeuse, et redouter singulièrement l'approche du printemps. Malheureusement ces craintes n'étaient que trop fondées. L'arrivée de cette saison, après laquelle tous les êtres vivans soupirent, lui donna la fatale certitude qu'il ne s'était point trompé sur la nature de sa maladie. N'ayant pu prendre sur lui de changer le genre de vie irrégulier et pénible qu'il menait, ni de se défaire de son infatigable amour pour l'étude, les symptômes qu'il avait éprouvés les années précédentes reparurent avec plus d'intensité; bientôt la faiblesse et la maigreur devin-

rent de plus en plus sensibles, la fièvre étique et
le crachement de pus aggravèrent la maladie, et il
rendit le dernier soupir entre les bras de sa femme
et environné de quelques amis.

Pendant le cours de sa maladie, Tourtelle conserva toute sa connaissance et le même caractère
qu'il avait eu pendant sa vie. Il vit approcher ses
derniers momens avec le calme que donne une vie
exempte de reproches, et consacrée tout entière
à l'étude et à l'exercice des vertus sociales. Il connaissait tellement son état, et calculait avec une
telle précision le temps qu'il avait encore à vivre,
qu'il répondit à un étranger qui le consultait pour
une maladie semblable à la sienne : *Nous avons
tous deux la même maladie : la mort me déli-
vrera bientôt de la mienne ; préparez-vous à ne
pas me survivre long-temps.*

Quelques médecins ont cru que Tourtelle avait
méconnu la nature de sa maladie, parce que,
pendant son cours, il avait fait usage assez habituellement du laudanum. Bien opposé à ce stoïque
Possidonius qui, au milieu des souffrances, le
visage altéré, l'œil cave, les membres roidis,
s'écriait que la douleur physique n'était point un
mal, Tourtelle la regardait comme le plus cruel
de tous les maux, comme le seul que la raison ne
peut ni détourner ni affaiblir, et s'attachait à lui

opposer les moyens que son art mettait à sa disposition. Souffrant presque continuellement, il regardait le repos qu'il se procurait par l'usage du laudanum comme le meilleur moyen d'opérer **la** coction de l'humeur, et il avait en faveur de son opinion sa propre expérience ; car il remarquait qu'il expectorait plus aisément quand il en avait pris, que lorsqu'il s'en était abstenu. Quand la douleur n'est que momentanée, ou qu'elle n'est, suivant l'expression de l'éloquent Petit (1), qu'un fruit amer qui cache le germe d'un grand bienfait, comme celle que souffre le goutteux, qu'elle protége contre toute autre infirmité et à qui elle présage une longue vieillesse, il n'est pas besoin de beaucoup de courage pour la supporter : mais lorsque, à nos derniers momens, elle semble épuiser sur nous ses traits les plus aigus, que nous ne vivons plus que pour souffrir, elle nous fait envisager comme un bonheur l'asile de l'éternel repos, et légitime l'emploi des moyens qui émoussent les pointes semées sur la route qui y conduit.

Tourtelle, en préférant la modeste place de médecin à l'hôpital de Besançon à celle de professeur à l'école de Strasbourg, sacrifia sa gloire et sa

____

(1) Discours sur la douleur.

fortune pour se livrer à ses goûts pour l'étude, et au doux plaisir d'être utile à son pays. Moins désintéressé, il eût pu laisser à sa famille une honnête fortune ; mais rarement les richesses sont compagnes des talens ; et il ne lui laissa guère que son nom, ses manuscrits, et l'exemple de ses vertus.

Sa société était douce, agréable, instructive : personne ne cachait moins ses connaissances, et n'avait moins envie de les faire paraître ; personne n'était plus gai et plus communicatif. Il aimait à se trouver avec quelques amis, qu'il choisissait de préférence parmi les jeunes médecins qui avaient le goût de l'étude, et à se délasser de ses fatigues et de ses travaux dans l'abandon d'un repas frugal : il parlait alors comme il professait et comme il écrivait ses ouvrages ; et jamais on ne le quittait sans être plus instruit.

Tel a été le philosophe modeste, le médecin judicieux et profond, le citoyen vertueux, qu'a perdu la ville de Besançon. Vous qui fûtes ses élèves, ses amis, et qui sûtes l'apprécier, vous aurez long-temps sa mémoire en vénération ! et vous qui ne voulûtes le voir qu'à travers un voile qui vous déroba ses bonnes qualités, si vous avez quelque amour pour l'humanité, quelque respect pour la vertu, vous donnerez aussi une larme à sa cendre !

Pour moi, qu'il daigna honorer de son amitié, et qui aurais voulu mieux le peindre, je n'oublierai jamais les leçons que j'ai puisées dans ses ouvrages, dans sa société, et dans sa vie privée. O Tourtelle! mon respectable maître, en t'offrant ce faible témoignage d'estime et de reconnaissance, une idée consolante vient se mêler à ma juste douleur, c'est que j'aurai du moins fait connaître un homme trop peu connu, et qu'en ouvrant le dépôt de tes connaissances et de tes travaux, j'aurai pu contribuer à tirer ton nom de l'obscurité dans laquelle ta modestie se plaisait à l'environner.

ÉLÉMENS

D'HYGIÈNE,

OU

DE L'INFLUENCE DES CHOSES PHYSIQUES ET
MORALES SUR L'HOMME, ET DES MOYENS
DE CONSERVER LA SANTÉ.

INTRODUCTION.

L'HOMME est environné de dangers : sa frêle
existence est sans cesse menacée de mille fléaux
destructeurs; son organisation est sujette à éprouver
à chaque instant des altérations qui l'exposent à
une multitude de maux. Ses premières vues durent
donc se diriger naturellement vers les moyens de
s'en préserver et d'y remédier : de là l'origine de la
médecine, qui se perd dans la nuit des temps, et
qui est peut-être aussi ancienne que le monde.
Néanmoins les premiers orbicoles ne durent pas
être sujets à un aussi grand nombre de maladies,
et celles-ci durent être aussi bien moins graves

que celles qui règnent de nos jours. La nature était alors dans toute sa vigueur, et par conséquent capable d'une plus grande énergie, et d'une plus forte réaction contre les agens morbifiques. Nos pères n'étaient pas soumis à l'influence d'autant de causes délétères qui se sont multipliées d'une manière effrayante avec les révolutions qu'a essuyées le globe, et la dépravation qu'ont subie les mœurs.

Les anciens habitans de la terre vécurent sains de corps et d'esprit, et parvinrent à l'âge le plus avancé, comme l'atteste l'histoire. On en découvre aisément la raison en remontant à ces siècles heureux que les poëtes ont appelés *l'âge d'or*, où l'homme vivait dans l'innocence, uniquement soumis aux lois de la nature, et sous un ciel doux et clément. Outre que la terre, encore vierge, prodiguait ses fruits sans culture, les hommes ne connaissaient point, dans ces premiers temps, l'irrégularité et l'inclémence des saisons, source féconde de maladies : le globe terrestre gravitait également dans ses deux hémisphères, et l'axe de l'équateur était parfaitement parallèle au plan de l'écliptique. Il n'y avait, à proprement parler, qu'une saison ; le printemps était perpétuel, et les jours constamment égaux aux nuits.

Les phénomènes géologiques et l'histoire déposent en faveur de ce parallélisme de l'axe de l'équateur et du plan de l'écliptique. Les premiers indiquent qu'il régnait autrefois une température élevée dans les pays qui sont extrêmement froids aujourd'hui, car on y trouve une quantité prodigieuse de débris d'animaux et de végétaux qui ne peuvent vivre que dans des climats très chauds. Un grand nombre de faits historiques prouvent encore que les régions situées au nord, jouissaient, il y a quelques siècles, d'une douce température. La Tartarie était autrefois un pays tempéré, au rapport de Justin. L'Islande était couverte de forêts ; et, de nos jours, le froid y est si vif, qu'il n'y croît plus que quelques arbustes rabougris.

D'autres traditions rapportent que le soleil s'éloignait peu autrefois de l'équateur, et qu'il y avait un équinoxe perpétuel. Les Égyptiens et les Chaldéens étaient dans cette opinion, au rapport d'Hérodote et de Diodore de Sicile. Platon dit que chaque fois qu'une grande année se renouvelle, les astres se couchent à l'orient, et se lèvent à l'occident ; c'est-à-dire que l'orient est devenu l'occident, et le couchant le levant : c'est une tradition qu'il tenait des Égyptiens. Empedocle, Diogène et Anaxagore croyaient, selon Plutarque (1), « que les pôles penchèrent, et que celui du

______

(1) Opinions des Philosophes, liv. II, chap. VIII.

» nord s'éleva , tandis que celui du midi s'a-
» baissa. »

Enfin il est bien démontré que l'obliquité de
l'écliptique diminue insensiblement, et que l'inclinaison de l'axe terrestre devient chaque siècle
moindre qu'elle n'est.

Hypparque , deux cent cinquante ans avant l'ère
chrétienne, observa cette déclinaison, et la trouva
de vingt-trois degrés cinquante-une minutes et
vingt secondes. Les observations astronomiques
fixent aujourd'hui l'inclinaison à vingt-trois degrés
vingt-huit minutes : elle a donc diminué, depuis
deux mille ans , d'environ vingt-trois minutes.
D'après cela il est vraisemblable que le parallélisme de l'axe de la terre avec celui du plan de
l'orbite terrestre , se rétablira un jour, et que nos
derniers neveux jouiront d'un équinoxe et d'un
printemps perpétuel, comme l'ont eu les anciens
habitans du globe, et comme l'ont encore ceux de
Jupiter. Les astronomes égyptiens et ceux de la
Chaldée, au rapport d'Hérodote et de Diodore de
Sicile, avaient déjà conçu cette espérance ; et le
célèbre Lalande, après avoir comparé les observations des anciens avec celles des modernes, a découvert que l'angle d'inclinaison diminuait chaque
siècle de trente-six secondes. Mais ces temps ne
sont apercevables que dans l'extrême lointain; et,
en admettant avec Louville que cet angle diminuât

d'une minute par chaque siècle, il faudrait, pour l'entier rétablissement du parallélisme, un espace de temps de cent quarante mille ans (1).

---

(1) La terre n'est pas la seule planète qui ait éprouvé des révolutions ; plusieurs autres , et probablement tous les corps célestes, ont des inégalités séculaires qui sont l'effet de leur attraction mutuelle. (On a donné aux perturbations qui altèrent les élémens des orbites à chaque révolution de cent ans le nom d'*inégalités* ou d'*équations séculaires*.)

Il est démontré aujourd'hui que l'action des corps célestes a changé insensiblement les élémens de l'ellipse que notre globe décrit autour du soleil : la lune a aussi son équation séculaire. Les observations prouvent que son mouvement s'est accéléré depuis celles faites autrefois dans la Chaldée par des astronomes qui vivaient avant la fondation de Babylone. Cette équation a pour base l'action du soleil sur la lune, combinée avec la variation de l'excentricité de l'orbite terrestre : elle est à un tel point, de nos jours, que ce n'est que dans des myriades cumulées de siècles qu'elle pourra cesser.

D'après les observations des modernes , comparées avec celles des anciens depuis environ deux mille ans , dit La Caille, le mouvement de Saturne est sensiblement ralenti, et celui de Jupiter accéléré. Il y a une différence de plus de sept jours dans la révolution de Saturne autour du soleil, par la diminution de son moyen mouvement. On a découvert que l'accélération de Jupiter, dans un intervalle de huit cent soixante-dix-sept ans, devait être de vingt minutes.

Les orbites des cometes sont sujettes à de bien plus grandes perturbations : elles ont beaucoup d'excentricité ; or, plus un corps céleste a d'excentricité, plus son orbite est sujette à s'altérer.

On a reconnu également parmi les étoiles fixes des variations en longitude et en latitude, qui probablement dépendent des attractions des corps célestes qui agissent sur elles. On observe ces variations particulièrement dans la *Luisante de l'Aigle* et dans *Aldébaran*.

La belle étoile d'*Arcturus* avance sans cesse, depuis un siècle, vers le midi, et ce déplacement est évalué par an à quatre-vingt millions de lieues.

La *Nébuleuse d'Orion* a changé de forme, et augmenté de densité. Syrius n'a plus la même couleur : il était très rouge dans la haute antiquité, au rapport d'Aratus, de Sénèque et de Ptolémée ; aujourd'hui il domine par son éclat.

Jacques Cassini parle de diverses étoiles dans la *Serpentaire*, dont la grandeur apparente a varié. Il en a vu, dans le *Bassin oriental*, qui n'étaient plus que de la cinquieme grandeur , quoiqu'elles fussent marquées de la quatrième dans le catalogue de Tycho-Brahé.

La *Changeante de la Baleine* , découverte par Fabricius en 1596, a subi les révolutions les plus étranges. Son cours, assez uniforme depuis 1638 jusqu'en 1710 , était d'un peu moins que de onze mois ; mais il a diminué dès-

Les révolutions qu'a éprouvées ensuite le globe, surtout celles occasionées par les éruptions volcaniques et les alluvions, révolutions qu'attestent une multitude de monumens naturels et les traditions des différens peuples, ont changé la face de la terre, et ont créé, en quelque sorte, un monde nouveau sur l'ancien. Elles ont probablement amoncelé des matières d'un hémisphère dans

---

lors par degrés. Il n'y a rien de plus inégal que le temps de ses apparitions ; car elle est tantôt visible durant trois mois, et tantôt durant quatre mois et demi. Elle parvient, en quinze ou vingt jours, à son plus haut période de grandeur et de clarté ; et, apres une sorte de solstice, elle en met trente ou quarante à diminuer. Enfin, ce qui confond toutes les idées astronomiques, c'est qu'elle reste long-temps sans reparaître. Personne, au rapport d'Hevélius, ne l'aperçue dans le ciel durant les quatre années qui se sont écoulées depuis 1672 jusqu'en 1676 ; et, en 1680, à l'époque où l'Europe l'attendait, elle a échappé à tous les télescopes.

On sait, par la tradition écrite, que la septième des *Pléiades* n'a paru qu'après l'incendie de Troie, c'est-à-dire 126 ans avant J. C.

En 389, il parut une nouvelle étoile près de l'*Aigle*, qui, après avoir été, pendant vingt-un jours, la rivale de *Vénus* par son éclat, finit par disparaître entièrement.

La plus fameuse de toutes les étoiles nouvelles est celle de 1572, découverte par Tycho-Brahé, dans la constellation de *Cassiopée*, et qui effaçait *Syrius* en grandeur et en clarté. Trois mois après sa première apparition, elle était plus petite que Jupiter. Elle passa ensuite par tous les périodes de grandeur, et sa couleur subit dans l'intervalle les mêmes variations ; d'abord d'un blanc éclatant, elle devint d'un rouge jaunâtre, puis d'un blanc terne et plombé, et enfin disparut. Son règne ne fut que de seize mois.

La Caille a prouvé que nos années diminuent insensiblement ; il a démontré que l'apogée du soleil était plus avancé de dix à douze minutes, à l'époque où il écrivait, que dans les tables de Cassini et de Harley. Quelle que soit la cause de ces perturbations sydérales, il n'en est pas moins vrai que tout est altération et vicissitude dans le ciel, comme sur la planète que nous habitons, et que rien n'est fixe et immuable sur le grand théâtre de la nature. Les corps célestes ont, ainsi que l'homme, différens âges ; probablement ils auront une fin. La nécessité de descendre au tombeau semble moins affreuse, en songeant que l'espace est peuplé d'astres vieillards, condamnés, comme nous, à y entrer.

un autre, et ont changé le centre de gravité du globe. Mais la cause principale de l'inclinaison de l'axe terrestre est, ainsi que l'a démontré Lalande, l'attraction qu'exercent sur le globe les différentes planètes. Quoi qu'il en soit, le soleil ne correspond plus perpendiculairement à l'équateur; et l'homme a cessé de jouir des mêmes avantages.

A l'inégalité des saisons, produite par ces causes, a bientôt succédé leur irrégularité, et dès-lors l'homme est devenu la proie d'une foule de maux inévitables qu'il ne connaissait pas auparavant, et qui ont acquis avec le temps de nouvelles forces : certains météores, qui ont paru plus fréquemment, ont changé totalement la constitution des années, et les maladies chroniques ont étendu leur empire à mesure que le froid et l'humidité ont augmenté. On peut faire remonter au seizième siècle la constitution pituiteuse qui est le produit de ces causes, et qui domine aujourd'hui dans nos climats : c'est à cette époque qu'on a vu régner les maladies propres à cette constitution, et imprimer en quelque sorte son sceau sur celles qui en sont indépendantes, au point de les rendre méconnaissables. Cette constitution se renforce tous les jours, et fait constamment de nouveaux progrès. L'observation prouve que la somme des pluies tombées depuis 1702 jusqu'en 1711 donne pour terme moyen de chaque année dix-huit pouces, tandis que celles de 1751 jusqu'en 1787 donnent vingt pouces; et les vents du nord ont dominé sensiblement depuis 1740. Toaldo, qui a calculé avec la plus grande exactitude les degrés de froid et de chaleur dans la Lombardie, depuis 1745 jusqu'en 1776, assure que le froid total est toujours allé en augmentant, et que le poids de l'atmosphère est devenu plus considérable qu'auparavant.

« Depuis le tremblement de terre arrivé à la
» Jamaïque en 1792, dit ce physicien (1), la
» nature est moins belle dans cette île, le ciel
» moins pur, et le sol moins fertile. C'est peut-
» être au tremblement de terre (2) de Lisbonne,

---

(1) Essai de Météorologie appliquée à l'agriculture, couronné à Montpellier en 1774.

(2) Parmi les causes qui ont altéré le globe et changé sa surface, il n'en est point, à mon avis, de plus puissantes que les nombreux tremblemens qu'il a éprouvés dans tous les temps. Ce fléau destructeur semble avoir ébranlé la terre jusque dans ses derniers fondemens, et les premiers ravages qu'il a exercés, sans doute aussi anciens que le monde, sont ensevelis dans la nuit des siècles. Néanmoins il nous reste à consulter, dans l'obscurité des siècles, des monumens non moins certains que la tradition. Le nombre des volcans éteints qui couvrent la surface de la terre est prodigieux : on dirait, en la parcourant, qu'elle est presque l'ouvrage du feu. Partout on rencontre des laves de toute espèce, dans des contrées où le silence des plus anciens historiens nous laisse dans la plus grande incertitude sur l'origine des éruptions qui en sont la cause. « Nous marchons, a dit avec raison » un ancien, sur les cadavres des cités. » « On navigue, disait Sénèque, » sur des villes que nos ancêtres ont connues, et dont l'histoire a transmis à » notre siècle la mémoire et la connaissance. Combien y en a-t-il d'autres » qui ont été submergées en d'autres endroits (par l'effet des tremblemens » de terre)? Combien y a-t-il de peuples qui ont été ensevelis dans la terre? » En effet, on rencontre de toutes parts les traces multipliées du désordre et de la confusion opérés par ce terrible météore. Notre archipel n'est lui-même autre chose qu'un reste de cette ancienne portion du continent, détachée de celle qui subsiste encore par les tremblemens de terre et les irrup-

» arrivé en 1755, que nous devons attribuer la
» fréquence des orages, la stérilité de la terre, et
» le désordre des saisons dont toute l'Europe se
» plaint depuis cette funeste époque. »

tions des flots de la mer, qui en furent les suites. Le vaste archipel des
Indes, des Philippines, les iles Mariannes, les Molucques, etc., les Antilles dans le Nouveau Monde, le golfe Persique, celui de Kamtschatka,
ceux de Finlande et de Bothnie, ne reconnaissent pas une autre cause.

C'est aux fréquentes irruptions de la mer, produites par de violens
tremblemens de terre, qu'est due la séparation de la France d'avec l'Angleterre. Les différens lits et les couches de terre sont les mêmes dans ces
deux pays; leur nature ne diffère pas, non plus que leur inclinaison, et
surtout celle des roches blanches qui sont près de Douvres et de Boulogne.
La Sicile était autrefois jointe à la Calabre; les deux promontoires qui sont
à l'embouchure du détroit ne sont encore éloignés que d'un mille, et les
couches de terre des côtés opposés du détroit de Messine se correspondent
parfaitement. L'Espagne était autrefois contiguë à l'Afrique; et il est vraisemblable que c'est quelque tremblement de terre qui a ouvert la communication de l'Océan avec la Méditerranée, puisqu'on aperçoit dans le détroit la
correspondance des caps de la côte d'Espagne avec celle d'Afrique, et une
infinité de couches dans l'une et l'autre. L'ile de Cypre a été ainsi séparée
de cette partie du continent que les anciens nommaient la Phénicie; l'ile de
Sumatra, de la presqu'ile de Malaca; et probablement, avant l'existence
du détroit de Sangaar, le Japon tenait, par le cap Éroën, au Kamtschatka;
la terre des Papas, aux iles de Gilolo, des Célèbes, de Bornéo; l'ile de
Ceylan à la côte de Coromandel; la terre de Feu à celle des Patagons, et
la Floride à celle de Cuba. Il parait même que les côtes occidentales de
l'Amérique septentrionale tenaient autrefois à l'Asie; ces deux parties du
monde ne sont en effet séparées que par un détroit peu considérable; et
d'ailleurs on a retrouvé une infinité de mots des langues des peuples d'Asie
dans celles qu'on parle dans le Nouveau Monde, et le génie et les coutumes
des Américains ont le plus grand rapport avec le génie et les usages des
Tartares asiatiques et des habitans du Kamtschatka. Peut-être verra-t-on un
jour l'isthme de Suez, qui unit l'Afrique à l'Asie, rompu par les tremblemens de terre. Tel sera aussi le sort de l'isthme de Panama; et le détroit qui
se formera à cette époque divisera l'Amérique en deux continens.

Mais si les tremblemens de terre sont des fléaux souvent dévastateurs, ils
ont quelquefois aussi développé des forces productrices. Plusieurs iles sont
nées du sein des eaux. Deux cent six ans avant J. C., une ile nouvelle s'éleva
dans le golfe de Toscane; dix-huit ans après, un violent tremblement de
terre, arrivé à Rhodes, fit sortir une ile nouvelle près de celle de Théra-
mène. L'ile de Thérasie (aujourd'hui Santorin) parut tout d'un coup à la

Parmi les causes morales qui ont abrégé la vie de l'homme, il en est une qui mérite de fixer l'attention du philosophe, c'est la civilisation, qui, en polissant l'homme, et en lui ôtant sa première rudesse, lui a fait acheter cet avantage par une foule de maux que ne connaissaient point les premiers orbicoles, et qui sont étrangers aux sauvages qui ne cèdent qu'aux impulsions de la nature. L'homme, en s'associant à ses semblables, a, en quelque sorte, relâché les liens de son existence; la société, en étendant le cercle de ses besoins, en donnant plus d'énergie à ses passions, et en en faisant naître qui sont inconnues à l'homme de la nature, est devenue pour lui une source féconde et intarissable de calamités.

A la vérité, l'homme est né pour la société : sa faiblesse individuelle et ses besoins durent lui faire

---

vue des mariniers, du temps de Sénèque. Pline assure qu'autrefois treize îles de la Méditerranée sortirent, dans le même temps, du sein des eaux, et que Rhodes et Délos sont les principales de ces îles. Il parle encore de plusieurs autres produites de la même manière. Telle est, sans doute, l'origine des Açores, des Canaries, et de plusieurs autres de la mer du Sud, et de celles éparses dans l'Océan oriental.

C'est ainsi que les éruptions volcaniques et les tremblemens de terre ont élevé des montagnes et en ont abaissé d'autres; ils ont creusé des abimes affreux et séparé des continens; ils ont absorbé des lacs et des mers, produit de violentes éruptions, englouti des villes et des nations entières; et ces convulsions horribles de la nature sont devenues, de nos jours, bien plus communes qu'autrefois. De là les irrégularités des saisons, qui augmentent sensiblement, et qui, à la longue, opéreront une dégradation notable dans les minéraux et dans les êtres organisés. Mais le temps ne détruit que pour édifier : il ramène tout au niveau d'un centre commun, par une action lente et insensible; il est tout pour l'homme, et rien pour la nature.

quitter de bonne heure la vie errante et vagabonde qu'il menait dans les bois et aux bords des fleuves, à la poursuite des bêtes fauves et des poissons, et le déterminer à s'associer à d'autres hommes, pour protéger son existence, assurer ses plaisirs et étendre ses facultés. D'ailleurs il n'existe nulle part que dans l'état social, même dans les pays les plus arides et les plus affreux. Mais des sociétés de vingt à trente millions d'individus, ainsi que l'a fort bien remarqué Raynal, des cités de quatre à cinq cent mille hommes, sont des monstruosités dans l'ordre naturel; l'air en est infecté, les eaux corrompues, et la terre épuisée à de grandes distances. La vie y est nécessairement plus courte, les douceurs de l'abondance moins senties, et les horreurs de la disette extrêmes. Elles sont continuellement des foyers de maladies épidémiques et nerveuses. C'est l'asile du crime et de l'immoralité; car la dépravation est toujours en raison de ces énormes et funestes entassemens d'hommes; les passions et les vices qui en résultent, les dégradent tant au physique qu'au moral, et préjudicient autant à la santé de chaque individu qu'au bonheur social.

Les premières réunions d'hommes furent peu nombreuses, et ceux-ci coulaient des jours heureux dans l'innocence et la simplicité. Ne soyons donc pas étonnés s'ils étaient robustes, et s'ils parvenaient à un grand âge, exempts de la plupart des maladies qui nous affligent. Ils ne connaissaient que les besoins naturels, et ils les satisfaisaient sans crainte comme sans remords : des alimens, des vêtemens, une cabane, et une femme dans l'âge adulte, voilà à quoi ces besoins se réduisaient. Mais, à mesure que les associations humaines se sont agrandies, elles ont fait naître une multitude de besoins factices qui tourmentent continuellement et rendent malheureux. Dès-lors, au lieu de ces alimens simples qui prolongeaient délicieusement l'existence, l'homme fit servir sur sa table les poisons de la cuisine d'Apicius, et les productions de tous les pays (1). Une épouse vertueuse et sensible ne put suffire à ses désirs; il lui fallut un sérail; et bientôt, dégoûté, il recourut à des jouissances criminelles. Enfin, blasé sur tout, il mourut avant l'âge, accablé d'infirmités, et dévoré de remords, en chargeant d'imprécations la nature innocen qu'il avait outragée.

> Lorsque sur la nature on règle ses besoins,
> Un corps robuste et sain en est la récompense.

Si à ces causes destructrices on ajoute la mau-

---

(1) « Nous avons dans la société deux ordres de personnes, les médecins et » les cuisiniers, dont les uns travaillent sans cesse à conserver notre santé, » et les autres à la détruire, avec cette différence que les derniers sont plus » sûrs de leur fait que les premiers. » Encyc., art. *Assaisonnement.* DIDEROT.

vaise éducation des enfans, le libertinage des pères qui transmettent à leur postérité leurs vices et leur énervation , et l'épidémie du luxe qui déprave la machine humaine et prépare le germe d'une foule de maladies, on ne sera pas surpris de voir nos superbes cités peuplées d'êtres informes , à peine ébauchés, qui naissent débiles, vivent sous le joug de la douleur, et périssent avant le terme ordinaire.

A nos tristes enfans nous léguons nos malheurs ;
Tourmentés de leur sort, fatigués de notre être ,
Nous pleurons auprès d'eux de les avoir fait naître.

Le berceau de l'enfance, comme l'observe l'élégant et sublime auteur de la *Philosophie de la nature*, est entouré de dangers auxquels la livrent nos erreurs et nos préjugés. Il est même surprenant que la destruction, qui est très grande, ne le soit pas encore davantage. Il périt d'abord en naissant un grand nombre d'enfans, et souvent par la faute de l'accoucheur ou de la sage-femme. On eût prévenu ces homicides en abandonnant le travail de l'enfantement à la nature. Les femmes chinoises et celles des Incas se délivrent elles-mêmes de leur fardeau, et n'ont pas à se plaindre des suites malheureuses de leur fécondité : les Péruviennes, avant l'arrivée des Espagnols, n'avaient jamais entendu parler de sage-femmes.

Ce n'est en général que dans un très petit nombre de cas que l'art doit venir au secours de la femme en travail.

A peine l'enfant a-t-il vu le jour qu'on le purge, pour le débarrasser du méconium ; mais le seul remède alors convenable est le premier lait de la mère. Il est bien singulier que le premier usage qu'on fait faire à l'enfant de son goût, soit de l'essayer par un breuvage désagréable, et que ses premiers pas dans le monde soient pour entrer dans une pharmacie.

L'enfant demande le sein de sa mère, peu de temps après sa naissance. Néanmoins certains docteurs le lui interdisent jusqu'au troisième jour : ainsi le lait, par son trop long séjour dans les mamelles, s'altère, et devient nuisible à la mère et à l'enfant. L'abandon de ce dernier à des nourrices mercenaires n'est pas moins préjudiciable à tous les deux. Il en résulte le mépris des principaux liens de la société, l'amour paternel, et la piété filiale ; et les suites funestes de ce mépris sont incalculables. Les philosophes ont déclamé dans tous les temps contre cette infraction de la loi naturelle, qui non seulement brise, ou au moins relâche les liens des familles, mais encore opère la dépopulation. Bien plus, les maux physiques auxquels l'enfant privé du sein de sa mère est exposé ne sont pas moindre pour la marâtre qui sacrifie le plaisir de quelques instans aux devoirs sacrés de la maternité; elle se prépare une longue suite de tourmens et de douleurs.

Dans nos pays, malgré le cri de l'humanité, on garrotte encore les enfans dans leur berceau, et dans la suite on comprime leurs membres délicats avec des corps de baleine. Cet usage est la source d'une infinité de maux; c'est pour cette raison que nous voyons tant d'hommes contrefaits, estropiés et infirmes, tandis qu'il y en a à peine parmi les sauvages.

Il n'est pas moins dangereux de tenir constamment les enfans dans des appartemens très chauds, de les charger de vêtemens, et de les empêcher de se livrer aux mouvemens et aux exercices de leur âge, ainsi que le pratiquent beaucoup de parens : ces moyens ne peuvent que les rendre valétudinaires et pusillanimes pour le reste de leur vie. Il n'est pas moins contraire à leur santé de leur permettre un trop grand usage des nourritures animales, et des boissons vineuses; rien n'est plus préjudiciable à cet âge : ce genre de vie, opposé aux vues de la nature, enraie le développement des organes, et produit une multitude de maux. On doit leur faire observer un régime tout contraire; c'est dans l'aurore de la vie qu'il convient surtout d'user de la diète de Pythagore.

Maintenant, si l'on considère les funestes effets

du libertinage, et le grand nombre de maladies auxquelles donne lieu l'énervation occasionée par l'abus des plaisirs, on ne sera pas surpris de voir les premières se transmettre des pères aux enfans, et ceux-ci traîner constamment une vie languissante et misérable sous le poids accablant des maux. Des pères faibles ne peuvent engendrer que des enfans infirmes et valétudinaires ; et il serait aussi déraisonnable d'espérer une progéniture forte et robuste de parens épuisés par des excès ou des maladies, que d'attendre une riche moisson d'un terrain stérile.

> Vois ces spectres dorés s'avancer à pas lents,
> Traînant d'un corps usé les restes chancelans,
> Et sur un front jauni, qu'a ridé la mollesse,
> Étaler à trente ans leur précoce vieillesse ;
> C'est la main du plaisir qui creusa leur tombeau,
> Et, bienfaiteur du monde, il devient leur bourreau.

Et, pour parler des maux qu'enfante le luxe, combien de maladies ne voit-on pas éclore de l'inaction dans laquelle il entretient le corps et l'âme ; de ces dangereuses habitudes que contracte le riche indolent, de ne respirer que l'air étouffé de ses appartemens ; de n'en sortir qu'en voiture ; de veiller la nuit, et de dormir le jour ; de n'user que d'alimens succulens et des boissons spiritueuses les plus excitantes ; de se livrer sans ménagement à

tous les genres de voluptés, même les plus criminelles ; de l'ennui auquel le condamnent ses richesses, et qui seul rend l'existence d'abord insipide et ensuite douloureuse et pénible ; enfin
d'une foule de plaisirs factices qu'il substitue aux
véritables jouissances ! Ajoutez à toutes ces causes
le commerce, qui, en multipliant les premiers,
nous a transmis les maladies des autres climats,
telles que la peste, la petite vérole, etc.; et vous
verrez que le genre humain dut autrefois jouir
d'une vie plus heureuse et plus longue, et surtout
dans les beaux climats de l'Asie et de l'Europe.

Je ne finirais point si j'entreprenais de faire
l'énumération de toutes les causes de maladies
auxquelles l'homme se trouve exposé de nos jours,
et dont la plupart sont restées inconnues à nos
aïeux. Qu'il me soit permis seulement d'observer
encore une fois que le plus grand nombre des maux
et des infirmités qui nous assaillent de toute
part ne dépendent point essentiellement de notre
organisation, mais qu'ils sont notre ouvrage, parce
que nous avons enfreint les saintes lois de la
nature, qui ne crée point d'êtres malades. C'est
nous-mêmes qui avons rendu notre existence mal-
heureuse, et qui en avons abrégé la durée. *Non
accepimus vitam brevem, sed per luxum fecimus ;
nec inopes ejus, sed prodigi sumus : sicut amplæ
opes, ubi ad malum dominum pervenerunt, mo-*

mento dissipantur, at quamvis modicæ, si bono custodi traditæ sunt, usu crescunt. SENECA, *de brevitate vitæ,* cap. 1.

Il résulte de ce que je viens d'exposer, que la multitude de ces maux, dont quelques uns sont inévitables, et d'autres l'ouvrage de l'homme, le rendent l'objet d'une science destinée à l'éclairer sur la nature et le choix des moyens propres à conserver sa santé, et à le préserver des maladies : c'est cette science, ou plutôt cette partie de la médecine, qui a été appelée par les Grecs *Hygiène*.

L'Hygiène consiste donc dans la connaissance des choses utiles et nuisibles à l'homme; elle a pour but la conservation de la santé. Les choses qu'on pourrait appeler *inévitables* ont été désignées par les anciens sous le nom très impropre de *non-naturelles*, qui sont, selon eux, au nombre de six : l'air, les alimens et les boissons, le mouvement et le repos, le sommeil et la veille, les excrétions et les choses qui doivent être retenues, et enfin les passions. Sans nous arrêter à cette distinction, qui est incomplète, vu qu'elle n'embrasse pas toutes les causes qui ont une véritable influence sur l'économie animale, je diviserai cet ouvrage en sept sections. La première traitera de la vie, de la santé en général, et des forces qui animent l'homme ; on y suivra le développement de ces forces, leur direction et leurs effets dans les différens

âges, les sexes et les diverses constitutions, etc.
La seconde considérera l'homme dans ses rapports avec les corps qui l'environnent et ceux qui s'appliquent à la surface de son corps, *externa et applicata*. La troisième comprendra les alimens, les boissons et les assaisonnemens dont il fait usage, *ingesta*. Dans la quatrième on exposera les effets de l'exercice et de l'oisiveté, ceux du sommeil et de la veille, *acta*. On traitera dans la cinquième des excrétions et des choses qui doivent être retenues, *excreta et retenta*. On considérera dans la sixième l'action du physique sur le moral, et celle du moral sur le physique, *sensationes et animi pathemata*. Enfin, dans la septième on traitera de l'*Hygiène publique*.

SECTION PREMIÈRE.

De la vie, de la santé et des forces vivifiantes; du développement et de la direction de ces forces dans les différens âges, les sexes, les diverses constitutions, etc.

CHAPITRE PREMIER.

De la vie, de la santé et des forces vivifiantes en général.

L'HOMME est un composé de divers organes qui ont durant la vie un mouvement, une action, une vie, propres; qui agissent et sentent plus ou moins dans certains temps, et se reposent dans d'autres. Ils sont tous pénétrés d'une faculté particulière, au moyen de laquelle ils exécutent les fonctions qui leur ont été assignées par la nature. Galien les comparait, avec raison, aux forges de Vulcain, dont le feu, les soufflets, les enclumes, les marteaux, en un mot, toutes les pièces, étaient animées. La vie n'est que l'ensemble des actions ou des vies particulières des organes; celles-ci sont soumises à un principe sensitif qui les dirige d'après des lois bien différentes de celles auxquelles obéissent les êtres dépourvus de la vitalité. Il est des organes dont l'action est absolument essentielle à la conservation de la vie générale ; tels sont le cerveau, le diaphragme, le cœur et les poumons : il en est d'autres dont l'action peut être diminuée ou même détruite, sans que pour cela la vie générale soit interrompue ; tels sont les organes générateurs, sécréteurs, etc. : il en est enfin, tels que le tissu cellulaire, le système absorbant, celui musculaire, etc., dont l'action survit quelque temps à la vie générale.

Le corps est composé de solides et de fluides. Ces derniers sont en bien plus grande quantité que les autres. D'après les expériences d'Hamberger, le rapport des fluides aux solides, est comme six sont à un.

Les solides ont été fluides dans leur origine, et tenus en dissolution dans les humeurs, comme les cristaux salins dans un menstrue : ils sont composés de fibres ou petits linéamens de forme cylindrique, et ont pour base un double sel moyen, le phosphate et le carbonate de chaux ; car non seulement on en retire du phosphore en désoxigénant l'acide phosphorique qui est combiné avec la chaux, mais encore on produit, au moyen des acides, une effervescence qui dégage de l'acide carbonique. Les molécules de ce sel sont unies à la gélatine et à l'albumine dans les parties blanches et irritables , telles que les os , les cartilages, les ligamens , les membranes , etc. On ne rencontre le gluten , qui est de toutes les substances la plus animalisée, que dans lé sang et les organes musculaires.

Toutes les parties jouissent de la sensibilité , en raison de la fibre nerveuse, qui s'étend et se divise à l'infini , et à laquelle est essentiellement inhérente la faculté de sentir. Toutes jouissent aussi de la force tonique , qui est elle-même dans la dépendance de la sensibilité, ou plutôt une de ses ramifications. Les seuls organes musculaires sont pourvus de l'irritabilité , qui n'est peut-être , ainsi que l'a dit Fouquet , qu'une *branche égarée de la sensibilité*. Je passe sous silence l'élasticité dont toutes les fibres jouissent dans un plus ou moins haut degré , et qui est indépendante de la vie.

On distingue trois sortes de parties solides : celles nerveuses, qui sont sensibles ; celles musculaires, qui sont irritables ; et l'organe cellulaire , ou tissu muqueux, qui jouit uniquement de la force tonique, et dont la sensibilité est par conséquent obscure. C'est de la diverse combinaison de ces trois puissances animales que dépend la force organique, en vertu de laquelle chaque organe exerce les actions qui lui sont propres.

Les nerfs sont les instrumens de la sensibilité : il en sort dix paires du cerveau, et trente de la moelle épinière. On remarque, outre ces nerfs dont les ramifications sont infinies, le nerf *inter-costal* ou *grand sympathique*, qui joue un très grand rôle dans l'économie animale, par les communications innombrables qu'il a avec les autres. Quelques anatomistes croient qu'il naît de la sixième paire ; d'autres prétendent qu'il s'y termine. Il n'y a que la substance médullaire des nerfs, qui est une continuation de la moelle cérébrale, qui jouisse de la sensibilité ; leurs enveloppes en sont entièrement dépourvues, ainsi que le prouvent les expériences de Haller.

Parmi les organes, il en est qui ont une sensibilité *patente*, excitable en tout temps, dans l'état naturel ; il en est d'autres dans lesquels elle est *latente*, et qui, pour la manifester, exigent certains états et l'action des *stimulus spécifiques*. C'est ainsi, par exemple, que la dure-mère, irritée dans les animaux vivans par un grand nombre de *stimulus* actifs, a toujours paru insensible à Haller et à ses disciples ; néanmoins, si on la gratte légèrement avec une brosse de fer, ou si on la touche avec le précipité de la dissolution nitrique d'argent, l'animal donne les signes de la plus vive douleur. C'est ainsi que le tartrite antimonié de potasse, de même que l'eau tiède, affectent vivement le sens de l'estomac, et ne produisent aucune impression sensible sur l'œil, que l'huile la plus douce incommode. On sait, d'après les expériences de Haller, que l'iris est très sensible à la lumière, tandis qu'elle reste immobile sous la plupart des *stimulus*. Enfin une multitude de faits qu'il serait trop long de rapporter mettent cette vérité dans le dernier degré d'évidence.

L'observation apprend que la sensibilité des parties molles augmente en raison de leur tension, comme dans l'inflammation : celle des parties dures devient, au contraire, d'autant plus vive que la force *cohésive* qui unit leurs mollécules diminue. Les os sont insensibles dans l'état naturel ; mais dans l'*osteo-sarcose*, maladie heureusement très rare, et dans laquelle ils acquièrent la consistance molle des chairs, leur sensibilité est telle qu'ils font éprouver les douleurs les plus vives. Les ligamens qu'on peut couper sans exciter de douleurs, en occasionnent de considérables, au bout de deux ou trois jours, lorsque leur tissu s'est ramolli.

La sensibilité en général est en raison directe du nombre des fibres nerveuses, et en raison inverse de la quantité et de la densité des couches du tissu cellulaire qui les enveloppe. On conçoit aisément, d'après cela, la raison pour laquelle toutes les parties ne jouissent pas du même degré de sensibilité.

Chaque organe a un sentiment qui lui est

propre, et tous les mouvemens qui s'opèrent dans l'économie animale, même ceux musculaires et toniques, sont le produit de la sensibilité mise en action.

On pourrait objecter contre cette théorie, que l'âme devrait avoir la conscience d'une infinité de sensations que les organes éprouvent sans cesse et dans presque tous les instans de la vie, et que l'irritabilité survit à la perte du sentiment dans quelques paralysies, ainsi qu'à la vie générale.

Il suffit, pour répondre à ces objections, d'observer que le sentiment n'appartient pas à l'âme ; que celle-ci ne fait que le juger sans l'éprouver, et que les sensations ne s'accompagnent pas toujours du plaisir ou de la douleur ; car la sensation, à proprement parler, n'est que la réaction de l'organe sensible sur l'objet qui fait impression, laquelle est accompagnée du plaisir, ou de la douleur, seulement lorsque cette réaction est portée à un certain point. D'ailleurs beaucoup de sensations ne sont pas perçues par l'âme, même dans l'état naturel, soit parce qu'elles ne fixent pas son attention, soit parce qu'elles sont effacées par d'autres plus vives. C'est ainsi, par exemple, que l'action de la lumière sur la rétine ne cause, pour l'ordinaire, ni plaisir ni douleur, tandis que dans certaines maladies, comme dans l'hydrophobie, elle l'affecte très douloureusement.

Quant à ce qui concerne la contraction des muscles, elle est le produit du sentiment propre à ces organes, lequel, dans l'état naturel, n'est pas assez fort pour exciter le plaisir ou la douleur : elle est réellement l'effet d'une impression sentie par le muscle, en vertu de laquelle il exerce des mouvemens. L'irritabilité survit encore quelque temps à la vie générale, et ne cesse pas dans quelques paralysies incomplètes ; c'est que dans ces cas, la sensibilité propre n'a pas été détruite ; il n'y a que celle *patente* qui ne s'exerce plus, parce que le commerce d'action est interrompu entre le *sensorium* commun et l'organe qui vit à part, et que les muscles sont du nombre des organes dont la vitalité existe encore quelque temps après que la vie générale est entièrement éteinte.

La fibre musculaire contient le gluten ou la partie fibreuse du sang : cette substance paraît même être le principe de l'irritabilité. C'est en vertu de cette force que le muscle se contracte et se dilate alternativement dans l'animal vivant, et quelque temps encore après la mort, lorsqu'on lui applique un *stimulus*.

Les expériences sur l'irritabilité ont donné les résultats suivans. 1°. La fibre musculaire est bien plus mobile dans les animaux de sang froid et dont les muscles sont pâles, que dans ceux à sang chaud et dont les muscles sont rouges : mais aussi la vigueur des contractions est bien plus forte dans ces derniers. Le cœur de la vipère, séparé du corps et irrité par un *stimulus* quelconque, se contracte durant l'espace de douze heures, et les contractions ne cessent que lorsqu'à raison du dessèchement la fibre a perdu sa flexibilité et sa mobilité. Le cœur de l'homme et des quadrupèdes est privé totalement de l'irritabilité deux heures après la mort. 2°. Ce n'est pas précisément le nombre des nerfs qui détermine le degré d'irritabilité d'un muscle; car, si l'on coupe ceux du cœur ou des intestins, ils n'en restent pas moins irritables : mais il paraît que cette force est d'autant plus agissante que les nerfs sont plus à nu. 3°. Le contact de l'air diminue l'irritabilité, en figeant la graisse du muscle, et en lui enlevant du calorique; un certain degré de chaleur est une condition essentielle à la durée des contractions. 4°. L'irritabilité est en raison de l'agilité et de la férocité naturelle de l'animal. 5°. Elle paraît s'accroître pendant quelques instans lorsque l'animal est près d'expirer, comme l'ont observé, dans les intestins, Caldani et Fontana. On la voit aussi revivre dans une portion de muscles qu'on a coupée lorsqu'elle n'était déja plus sensible dans le muscle entier. Il paraît que c'est à ce surcroît d'énergie qu'acquiert l'irritabilité au moment de la mort que sont dus les mouvemens convulsifs qui terminent la vie de ceux qui meurent avant l'âge. 6°. Enfin les animaux qui meurent par une cause qui détruit l'irritabilité soudain, comme par une forte commotion électrique, le venin de la vipère, l'asphyxie occasionée par un gaz non respirable, pourrissent bien plus promptement que ceux qui conservent encore quelque irritabilité après la mort.

La force tonique est une force vive qui agit en tendant les parties; elle est inhérente à toutes. On peut la considérer comme un premier degré de la sensibilité. Le tissu muqueux ou organe cellulaire ne jouit que de cette faculté, et elle varie en plus et en moins, selon les différentes circonstances et les divers états des organes : elle est absolument dépendante de la vie; certaines passions l'augmentent, et d'autres l'affaiblissent; les maladies l'altèrent diversement, selon leur nature, et elle ne survit point à l'animal dans tous les organes. C'est par l'action de cette force que les parties sont plus tendues dans le vivant que dans le cadavre, durant la veille que pendant le sommeil, durant l'exercice que pendant le repos, dans les maladies sthéniques que dans celles asthéniques; dans les passions fortes, comme la colère, la terreur, etc., que quand l'âme est affectée par la tristesse, les chagrins, les inquiétudes, la crainte, etc.

Le tissu cellulaire est une sorte de toile, ou plutôt un réseau composé d'une multitude prodigieuse de cellules ou de mailles, de grandeur et de forme différentes, et qui communiquent ensemble. Il sert d'enveloppe à tous les organes, ainsi que de lien et de moyen de communication ; il reçoit des nerfs et des vaisseaux de tout genre : il est très pénétrable, et sans cesse imbibé d'une grande quantité de fluides dans l'état de vapeurs, qui sont repompés en grande partie par les vaisseaux absorbans, auxquels il est essentiellement lié, et dont il est l'origine. Il se nourrit et croît par *juxta-position*, c'est-à-dire par couches qui viennent se déposer successivement les unes sur les autres.

Toutes les portions du tissu cellulaire, soit internes, soit externes, communiquent entre elles ; néanmoins celui des parties situées au-dessus du diaphragme n'a pas une communication bien libre avec celui des parties au-dessous du diaphragme, qui, engagé entre les deux ballons cellulaires, supérieur et inférieur, divise naturellement le corps en deux moitiés transversales, dont la manière d'être et le régime sont différens (1).

Cette division a été indiquée par Hippocrate

---

(1) « Le diaphragme est, dit Buffon, dans l'animal, ce que le collet « est dans la plante ; tous deux les divisent transversalement, tous deux « servant de point d'appui aux forces opposées ; car les forces qui, dans

(aph. 18, sect. IV) : *Suprà septum transversum, dolores* (morbi) *qui purgatione egent, sursùm purgante opus esse indicant ; qui verò infrà, deorsùm.* Ainsi le diaphragme coupe l'axe du corps en deux parties, qui font des efforts mutuels et contraires par la résistance qu'oppose la masse des entrailles à l'action du diaphragme.

Il est encore une autre division du corps en deux moitiés latérales, qui est formée par le tissu cellulaire : ces moitiés sont symétriques et adossées à l'axe du corps, de telle sorte que les parties d'un même côté communiquent plus entre elles qu'avec celles du côté opposé ; comme du foie avec l'épaule et la jambe droites, et de la rate avec l'épaule et la jambe gauches. Bien plus, l'air ou l'eau qu'on injecte dans une des moitiés latérales, ne passe pas dans l'autre, à moins qu'on n'emploie une force capable de détruire la cloison qui les sépare verticalement dans toute la longueur du corps, tant antérieurement que postérieurement. Cette cloison est formée par l'engrénure de deux lames cellulaires. On remarque cette même division et une semblable engrénure dans les parties internes de la tête, de la poitrine et de l'abdomen.

» un arbre, poussent en haut les parties qui doivent former le tronc et
» les branches, portent et appuient sur le collet, aussi bien que les
» forces opposées qui poussent en bas les parties qui forment les racines. » *Disc. génér. sur l'Hist. natur.*

L'organe cellulaire varie dans les différentes régions du corps. Il est serré, et comme étranglé avec des fibres courtes et grêles, dans certaines parties, comme dans les membranes, qui ne sont presque entièrement composées que de cette espèce de tissu. Ailleurs, il est lâche, et présente des lames longues et distinctes, comme dans les mamelles, le mésentère, l'épiploon, etc. Cette dernière sorte de tissu cellulaire sert de réservoir à la graisse, et contient de la gélatine dans le premier âge.

Les organes nerveux, cellulaires et membraneux forment le système général des forces animales. Ces forces ont un point central vers lequel elles se dirigent, et duquel elles sont réfléchies; ce centre est l'épigastre, qui comprend le diaphragme, l'estomac et les intestins. Non seulement ces viscères agissent et réagissent sans cesse sur toutes les parties, mais encore ils s'opposent un effort mutuel d'action et de contre-balancement, qui contribue à l'harmonie des fonctions, ainsi que le prouvent l'autopsie anatomique et les phénomènes de la vie, tant dans l'état de santé que dans celui de maladie. L'épigastre est donc le point d'appui, l'*hypomoclion* des forces toniques, le rendez-vous des actions et des mouvemens, et le foyer qui les réfléchit. Mais de tous les organes épigastriques il n'en est point de plus actif que le diaphragme :

il joue un des premiers rôles dans l'économie animale; son département d'action embrasse tous
les organes, et il est leur antagoniste. Dès que
quelques uns d'eux cessent d'être soumis à son
influence sympathique, ils ne consentent plus avec
le reste du système, mais ils peuvent encore jouir
de leur vie propre : *propriá vivunt quadrá*. Son
mouvement ne cesse qu'avec la vie; il est le mobile
qui, à la naissance, met en jeu les muscles soumis
à l'empire de la volonté. Il est l'aboutissant, le
siége des efforts corporels et des sensations, et le
théâtre où préludent les commotions nerveuses,
et où s'excitent le jeu et les orages des passions.
En un mot, il est l'organe qui a le plus d'influence,
et dont la sphère vitale rayonne le plus au loin et
avec le plus d'énergie.

L'épigastre est un des principaux centres de la
sensibilité; il forme, avec le cœur et le cerveau,
le triumvirat de la vie humaine. C'est dans ce triple
foyer que la sensibilité réunit ses forces actives;
c'est de là qu'elle lance de nombreuses et utiles
radiations qui vivifient et animent toute la machine;
le cerveau par l'influence nerveuse, le cœur par
la circulation, et l'épigastre par son opposition
d'action, et son contre-balancement des autres
organes. C'est de leur commerce réciproque et
durable que dépend la vie générale, qui cesse soudain dès qu'il vient à être interrompu.

L'état de chaque organe est le résultat de l'équilibration des actions qui partent de ces différens foyers ou y sont retenues : il en résulte, dans l'état de santé, une distribution habituelle qui se fait dans l'ordre le plus convenable dans chacun des organes. Ces actions s'élancent, pour ainsi dire, du centre à la circonférence, et de celle-ci au centre : elles répandent ainsi partout les sucs nourriciers, et portent au dehors les humeurs excrémentitielles. Celles-ci affluent surtout à la peau, qui est l'organe sécrétoire le plus universel.

Pour bien comprendre cette théorie, il est nécessaire d'observer qu'il y a dans l'économie animale, ou plutôt dans chaque partie du corps vivant, deux ordres de mouvemens qui se croîsent et se contre-balancent sans cesse dans l'état de santé, l'un qui se dirige du dedans au dehors, et l'autre du dehors au dedans. Le premier est un mouvement d'expansion ou *excentrique*, qui, se portant du centre à la circonférence, dilate et tuméfie ; il domine utilement dans le premier période de la vie, pour le développement des parties. Le dernier est un mouvement de condensation ou *concentrique*, qui se fait en sens contraire, et qui ramène les humeurs de la circonférence au centre. Cette direction commence à prévaloir dans l'âge viril, et fait des progrès rapides,

1.   5

à mesure que l'homme s'éloigne du solstice de la vie, jusque dans l'extrême vieillesse : la mort en est le dernier terme.

C'est par le moyen de ces deux mouvemens, combinés dans de justes proportions, que se maintient l'harmonie des fonctions, et que les organes transpirent et absorbent ; car chaque partie pourvue de la vie jouit d'une sorte de respiration, ainsi que l'avaient déjà dit les anciens. Ce double mouvement a été désigné par Sthaal sous le nom de *flux* et *reflux du petit monde.*

Lorsque les forces qui les opèrent, et qui décident dans toutes les parties, même dans leurs élémens, des motitions et des frémissemens continuels ; lors, dis-je, que ces forces sont arrêtées dans un rapport convenable, c'est-à-dire justement réparties entre le centre et la circonférence, il règne une harmonie parfaite dans les principaux foyers de la vitalité, et chaque organe exécute librement les actions qui lui sont propres. De l'ensemble des actions, et de l'accord qui règne entre elles, résulte la santé, qui est cet état du corps vivant dans lequel les fonctions propres à chaque individu s'exercent constamment avec aisance, avec un sentiment de bien-être, et dans l'ordre le plus convenable à l'âge et au sexe.

CHAPITRE II.

Analyse des fonctions humaines, communes aux animaux et aux végétaux.

LA sensibilité est l'élément de la vie ; c'est la fibre nerveuse qui compose essentiellement l'animal ; les autres parties ne sont, en quelque sorte, que secondaires. Ainsi, en le concevant privé de ces dernières, pourvu qu'on laissât subsister les nerfs, il n'en existerait pas moins dans l'état d'animal, comme l'a fort bien dit Bordeu, puisqu'il jouirait de la faculté de sentir, de laquelle dépend uniquement la vitalité.

Toutes les fonctions du corps vivant sont donc dans la dépendance de la sensibilité : elles sont l'objet de la physiologie ; et, comme celle-ci est étroitement liée à l'hygiène, nous jetterons un coup d'œil rapide sur les principales, qui sont la digestion, la circulation du sang, les sécrétions et les excrétions, et la respiration ; puis nous exposerons l'analogie qui existe entre ces fonctions et celles des végétaux.

1°. *La digestion.* Elle consiste dans la conversion des substances alimentaires en chyle ; ce qui suppose diverses préparations. La première est celle qui s'exerce dans la bouche, et dont les dents et la salive sont les principaux instrumens. Les alimens sont non seulement broyés et triturés par l'action des dents, mais ils sont encore pénétrés par la salive, qui leur imprime les premiers caractères de l'animalisation. L'effusion de cette humeur n'est point un effet mécanique et nécessaire résultant de la mastication, puisque celle-ci, d'après les expériences de Bordeu, n'agit que très faiblement sur les organes salivaires, et que, d'ailleurs, l'affluence de la salive dans la bouche est souvent déterminée par la vue d'un mets qui flatte l'appétit.

Les alimens ainsi préparés sont reçus dans l'estomac, qui devient dès-lors le siége du travail, et le centre où vont aboutir les forces nécessaires à la digestion; c'est là qu'ils se disposent à céder pleinement à la puissance assimilante de chaque organe vivant; là ils se mêlent aux sucs gastriques, qui non seulement les dissolvent, mais encore les pénètrent intimement, ainsi que l'organe en action, des qualités intérieures et spécifiques attachées à la vie. Ainsi les sucs gastriques, outre leur propriété dissolvante, sont, de même que l'estomac, vers lequel il se fait lors de la digestion une dérivation vitale, animés de la même force qui s'exerce constamment dans toutes les parties du corps : c'est elle qui défend l'estomac et les organes voisins contre l'action dissolvante de ces sucs; c'est elle qui contre-balance et diminue dans les alimens et dans les humeurs, leur tendance naturelle à la fermentation, et qui, combinée avec celle-ci, les fait passer par tous les changemens propres à les identifier avec la substance de l'animal; ou, plutôt c'est le principe vital lui-même, répandu partout, qui, déployant son action sur la matière, l'organise, et la dispose à recevoir le sentiment et la vie.

Les alimens ayant subi le premier degré de coction dans l'estomac, passent dans le duodenum où ils éprouvent l'action de la bile et du suc pancréatique. Là ils s'imprègnent d'un nouveau degré de vitalité, et sont convertis en chyle : ce qui ne peut s'assimiler est précipité par la bile qui s'y combine, et changé en excrémens que le mouvement péristaltique du canal intestinal, excité par la bile même qui les colore, chasse hors du corps, par l'anus.

Le chyle est absorbé par les veines lactées qu'il traverse, ainsi que les glandes méséraïques; de là il est porté successivement dans le canal thoracique, la veine sous-clavière gauche dans laquelle il se mêle pour la première fois au sang, puis au cœur, et enfin dans les poumons, où il se métamorphose en cette dernière humeur.

Observez que le chyle, de même que les autres humeurs, éprouve sans cesse, soit dans les voies de la circulation, soit dans les différens organes, le travail de la faculté digestive; en sorte qu'on pourrait considérer ceux-ci comme autant d'estomacs où les fluides sont altérés et changés par la double action des forces chimique et organique, qui se contre-balancent sans cesse, de manière cependant que la dernière s'exerce avec le plus d'avantage.

2°. *La circulation du sang.* Le chyle, converti en sang, porte à chaque organe la matière sur laquelle celui-ci doit exercer son action; une partie s'assimile à lui, et l'autre acquiert des qualités qui la rendent propre à des usages particuliers, ou elle est rejetée, comme inutile ou nuisible, hors du corps, par des voies propres à chaque humeur excrémentitielle. Le sang éprouve sans cesse un mouvement intestin ou de fermentation, que modère l'action du principe vital, et un autre progressif, au moyen duquel il est chassé du cœur par les artères, et y retourne par les veines. Les lois de la circulation dépendent non-seulement de la vitalité du cœur, mais encore de la sensibilité particulière de chaque organe. Celles établies par Harvey n'ont pour base que quelques expériences qui ne consistent qu'en ligatures de veines et d'artères. Il a vu que les premières se gonflaient dans le trajet de la ligature aux extrémités, et les autres dans le trajet de la ligature au cœur; il a cru que le sang passait des extrémités artérielles dans les veines, sans être déposé dans un tissu cellulaire

moyen qui unit les unes aux autres. Enfin, il a
admis, comme unique mobile de la circulation,
les contractions sans cesse répétées du cœur et du
système artériel.

A la vérité, le cœur est le centre d'où partent
des torrens d'humeurs, qui se ramifient dans les
artères, mais qui vont se perdre dans le tissu des
parties solides. La circulation harvéienne ne se
fait d'une manière rigoureuse que dans les gros
vaisseaux, et elle est sans cesse entrecoupée, soit
par les ramifications artérielles, soit par le tissu
cellulaire : la prétention de soumettre cette fonction aux lois de l'hydraulique est fausse et dé-
mentie par tous les faits. On ne peut en effet concevoir que le passage du sang dans les ramifications des gros vaisseaux se fasse sans déranger
toutes les circonstances de son mouvement, puisque l'orifice total de ces ramifications est plus grand
que celui de l'artère dont elles partent, et que la
vélocité des fluides change avec le diamètre des
tubes qui les admettent : or, d'après les expériences
de Leuwenœck, de Haller, etc., la vitesse du sang
est, à peu de chose près, partout la même ; bien
plus, ce dernier l'a observée quelquefois plus considérable dans les petits vaisseaux que dans les gros
troncs. La force tonique dont jouissent les premiers
dans un degré éminent restitue donc au sang, ou
même augmente la quantité de mouvement que

lui font perdre une multitude de résistances qu'il rencontre dans sa marche à chaque instant.

Il est faux que toutes les humeurs obéissent à l'action du cœur. Il en est beaucoup qui se meuvent dans le tissu cellulaire, et la circulation dans les vaisseaux capillaires est indépendante de ce principal foyer vital. Cette circulation, de même que celle de la lymphe dans ses propres vaisseaux et dans le système absorbant, se continue encore quelque temps après que le cœur a cessé entièrement de se mouvoir, et que la circulation est éteinte dans les gros vaisseaux. D'ailleurs les fréquentes anastomoses des artères, et les réseaux qu'elles forment, sont autant de voies ouvertes aux humeurs, pour aller, venir, fluer, refluer, stagner, et s'y mouvoir en tout sens.

Le reflux du sang dans les artères et dans les veines, très fréquent dans l'état de santé, déroge également aux lois de l'hydraulique, auxquelles le médecin anglais a voulu assujettir la circulation. Il en est de même de plusieurs autres perturbations qu'a observées Haller dans les artères et les veines : elles contredisent entièrement l'opinion harvéienne.

La circulation générale est du domaine de chaque organe ; elle tient à leur sensibilité propre, et en est diversement modifiée. L'impression que fait sur les vaisseaux l'estomac est très différente de celle exercée par les poumons ; chaque partie a une influence marquée sur cette fonction. On a vu des paralytiques ne suer abondamment que dans le côté affecté. Gatti rapporte deux observations d'hémiplégiques couverts de boutons, seulement sur les parties saines. Cette distribution inégale des liquides prouve, jusqu'à l'évidence, que leur cours ne dépend pas uniquement du mouvement du cœur, mais encore de l'action particulière de chaque organe, qui l'augmente ou le ralentit selon l'état dans lequel il se trouve : ce fait est prouvé d'ailleurs par les fièvres partielles, dont les exemples ne sont pas rares.

Quoique, d'après la théorie vulgaire, les extrémités artérielles se terminent immédiatement dans les veines sans tissu cellulaire intermédiaire, il n'a pas été néanmoins démontré que cette continuité ait réellement lieu, et que les dernières artérioles ne déposent pas dans le tissu cellulaire le sang qu'elles contiennent ; il est très probable, au contraire, que ce fluide est soumis par l'action de ce tissu à des ondulations qui ont la plus grande influence sur le caractère des pouls. Ce dépôt du sang dans les cellules intermédiaires entre les extrémités artérielles et les premières veines est sensible dans la rate, les corps caverneux, dans le tissu des joues, que la moindre émotion colore ou fait pâlir selon que le spasme frappe le tissu ou affecte les vaisseaux artériels, et dans plusieurs autres parties.

3°. *Les sécrétions* et *excrétions*. Un objet essentiel de la circulation est de présenter successivement les humeurs aux organes secréteurs et excréteurs , qui les dépouillent des matières hétérogènes, et donnent aux autres le degré d'élaboration nécessaire à l'exercice de certaines fonctions. Les sécrétions et les excrétions fournissent une preuve bien évidente de la sensibilité vitale propre , inhérente à chaque partie ; car elles ne s'effectuent que par l'action même de l'organe sécrétoire , qui ne filtre telle humeur de préférence à d'autres que parce que c'est la seule qui affecte son goût propre. C'est à l'occasion de la sensibilité excitée de l'organe qu'il se dispose, s'arrange , entre , pour ainsi dire, en érection , et règle ses mouvemens sur la nature de l'humeur qui doit être sécrétée. Il devient alors un centre d'action , autour duquel s'établit un système de mouvemens qui entraînent des torrens d'humeurs, parmi lesquelles l'organe attire et se choisit celles qui conviennent à son appétit.

La nutrition s'opère de la même manière ; elle est une vraie sécrétion : chaque organe appelle à lui et se choisit les molécules alibiles dont il a besoin. Ainsi, la nutrition ne se fait pas par une simple juxta-position des sucs nourriciers , mais par une action de la partie qui se les applique.

L'urine est une des sécrétions les plus abondantes , et qui se continue sans cesse. Les reins ,

qui l'opèrent ne jouissent jamais d'aucun repos ,
bien différens en cela de plusieurs autres qui ont
leurs temps d'action et de repos. Ils ont néanmoins
leurs exacerbations et leurs rémissions , mais ils
sont toujours agissans ; c'est pourquoi ils reçoivent
deux grosses artères (les émulgentes) , qui leur
portent assidument une grande quantité de sérosité
chargée de substances hétérogènes et excrémentitielles , dont les qualités nuisibles s'éteignent dans
un fluide aqueux , qui leur sert de véhicule : de là
les maladies graves qui résultent de la rétention et
du reflux de cette humeur.

L'organe cutané est encore une voie de décharge
générale pour les sucs excrémentitiels : ceux-ci y
affluent toutes les fois que la force excentrique est
la dominante. Dans ce cas la transpiration , et souvent les sueurs , découlent de tous les points do sa
surface , et forment des évacuations très abondantes. Lorsqu'au contraire c'est la force concentrique qui prévaut , la peau n'excrète pas ou que
bien faiblement ; mais elle attire et absorbe les
fluides aériformes répandus dans l'atmosphère et
autour d'elle ; et cette absorption tourne au profit
et à l'avantage du corps , quand ces gaz ne jouissent
pas de qualités délétères ou nuisibles à l'individu.

La sécrétion de la semence a pour objet principal la propagation de l'espèce. Cette humeur est
vraiment excrémentitielle et récrémentitielle. Elle

se produit par un mécanisme semblable à celui qui opère les autres sécrétions. On remarque la même analogie entre la manière dont elle est évacuée au dehors, et celle dont sont rejetées les autres humeurs : l'organe destiné à en procurer l'excrétion, se dispose, se dresse, s'érige, et devient un centre où aboutissent les forces toniques qui s'y accumulent et s'y fixent.

4°. La *respiration* est encore une fonction dépendante de la sensibilité, et dont le but est évidemment d'entretenir la chaleur animale, et de rendre au sang ses qualités vitales. Elle commence à la naissance. Tant que le fœtus reste dans le sein de sa mère, il vit avec elle d'une vie qui est commune à tous les deux, au moyen d'une circulation particulière. Mais, dès qu'il jouit de la lumière, son sang se fraie de nouvelles routes, la sensibilité devient plus active ; elle s'éveille dans l'épigastre, qui, auparavant, était réduit à un mouvement tonique ; il respire, et dès-lors le cercle de sa vie s'étend et s'agrandit.

C'est le diaphragme qui est le principal organe de la respiration ; ce sont les contractions et les relâchemens successifs de ce muscle, qui mettent en action les puissances destinées à augmenter et à diminuer alternativement la capacité de la poitrine pour l'introduction de l'air dans cette cavité, et son expulsion. Cette théorie est prouvée par la gêne de la respiration , qui a lieu lorsque le diaphragme est frappé de spasme , comme dans les grandes passions et dans les accès d'asthme. Le diaphragme est le plus actif de tous les organes , et est en quelque sorte le balancier du corps : il est lié d'une étroite correspondance d'action avec les autres organes ; il est leur antagoniste, et surtout de celui externe.

Dès que l'enfant voit le jour, il devient soumis à des causes d'irritations d'autant plus puissantes qu'il ne les a pas encore éprouvées et que sa sensibilité est neuve. L'organe cutané, les sens , et surtout la membrane pituitaire, sont exposés à l'action de la lumière, du gaz électrique et de l'air atmosphérique : l'irritation produite par ces causes , irradie vers le diaphragme ; le mouvement de celui-ci commence, la poitrine augmente de capacité, l'air tombe par son propre poids dans les poumons dilatés , et l'ordre successif de l'inspiration et de l'expiration s'établit pour ne s'éteindre qu'avec la vie.

Tel est en abrégé le tableau des principales fonctions de l'homme; voyons maintenant leur rapport avec celles des végétaux. Cette digression ne m'écarte que légèrement de mon sujet.

L'analogie qui existe entre les végétaux et les animaux était déjà connue des anciens philosophes ; plusieurs d'entre eux étaient persuadés de l'*anima-*

tion des plantes, qu'ils mettaient au rang des ani-maux. Empedocle, Anaxagore, Démocrite, Zénon, Pythagore et Platon ont été de cette opinion, et il était réservé à la philosophie moderne de mettre cette vérité dans le dernier degré d'évidence.

D'abord l'organisation extérieure qui se présente à nos regards dans les végétaux comme dans les ani-maux nous laisse voir, de part et d'autre, un tout composé de diverses parties qui ont entre elles les proportions les plus justes et les plus convenables aux vues de la nature. Les uns et les autres sont re-couverts d'une double enveloppe, l'épiderme et la peau : cette dernière, dans les plantes, prend le nom d'*écorce*. Elles sont toutes deux parsemées de poils et de glandes, très sensibles dans quelques espèces, et qu'on ne peut découvrir dans d'autres qu'à l'aide d'un microscope ou d'une loupe. Le bois des végétaux, seulement comparable à la substance osseuse ; des fibres ; des tissus cellulaire, fibreux, vésiculaire, parenchymateux ; des membranes, de la moelle, des vaisseaux, des fluides, dans les vé-gétaux comme dans les animaux ; des racines, qui font la fonction d'estomac ; des trachées, et celle des poumons ; des vaisseaux pour la circulation ou l'oscillation des fluides ; des étamines et des pistils, organes de la reproduction ; des graines semblables aux œufs ; un *pollen* fécondant; des organes secré-toires et excrétoires, etc. : toutes ces parties es-

sentielles offrent la ressemblance la plus complète
dans les deux grandes familles.

On remarque également dans l'une et l'autre les
mêmes fonctions. Il se fait, dans les plantes comme
dans les animaux, une circulation qui ne cesse
qu'avec la vie. A la vérité, elle n'est pas la même ;
car, chez les premiers, il existe un centre duquel
partent les fluides et vers lequel ils retournent, au
lieu que dans les autres elle se borne à un mouvement continuel d'oscillation, de la racine au tronc
et aux rameaux, et de ceux-ci à la racine. Les sucs
qui sont portés dans les plantes, de haut en bas,
se composent des différentes substances disséminées
dans l'océan atmosphérique, et pompées par les
bouches aspirantes des feuilles et de toute l'habitude externe du végétal. C'est l'atmosphère qui lui
fournit la plus grande partie de sa nourriture. Les
expériences de Van-Helmont, de Boyle, de Hales
et de Duhamel, prouvent que quelques onces de
terre suffisent pour faire vivre et croître les plus
gros arbres. Boyle avait planté une branche de saule
dans un vase rempli de terre qu'il avait pesée exactement : au bout de cinq ans, ce rameau était devenu un arbre du poids de cent soixante-cinq livres,
et la terre n'avait perdu que deux onces du sien.
On sait que les arbrisseaux et les bulbes végètent
et croissent très bien dans l'eau seule, quoiqu'il ne
s'y rencontre que très peu de terre ; ils fournissent

à l'analyse les mêmes produits que ceux qui ont été en pleine terre. D'ailleurs les *fongus*, les *mousses*, les *lichens*, et beaucoup de plantes marines, n'ont absolument point de racines.

On trouve des vestiges de ce double mouvement des fluides végétaux, dans Hippocrate : *Radices ubi attraxerint, arbori communicant, arborque radicibus ; sicque in arbore quædam mutua retributio ex imis ad summa, et è contrà fieri debet: ideòque tùm inferiore, tùm superiore parte arbor increscit, quòd alimentum ex inferioribus et superioribus partibus capescat.* (Lib. de Nat. pueri, sect. 3.)

La respiration s'exerce au moyen du double mouvement de l'inspiration et de l'expiration : les végétaux exercent cette fonction ; ils inspirent des fluides aériformes et en expirent d'autres, comme les animaux, après les avoir changés ou altérés. Lorsque la végétation est en pleine activité, et qu'ils sont exposés à la lumière solaire, ils expirent, pour la plupart, des quantités immenses de gaz oxigène, surtout quelques instans après que le soleil a passé par le méridien ; et quand ils sont privés des rayons de l'astre bienfaisant qui vivifie la nature, ils exhalent du gaz acide carbonique. Bien plus, il est certaines plantes, et même des fleurs et des fruits, dont l'odeur est très suave, comme les roses, les tubéreuses, etc. qui exhalent jour et nuit des gaz méphitiques différens· de leur arome qui dans la plupart n'a rien de nuisible ni de malfaisant (1).

La chaleur animale est un produit de la vie ; elle est à peu près égale dans les latitudes oppo-sées : il en est de même de la chaleur végétale. Il résulte des expériences d'Adanson, que chaque espèce de plante a le degré de chaleur qui con-vient à son entier développement, et que ce degré de chaleur reste le même dans les pays dout la température est très différente (2). Bien plus, du-rant l'hiver, saison où la plante livrée au sommeil ne digère que très peu d'alimens, elle produit encore un degré de chaud qui la garantit du danger de périr.

La nutrition est commune aux animaux et aux végétaux. Ils sont pourvus d'organes dont les uns absorbent la nourriture, et les autres l'élaborent et la convertissent en leur propre substance : tous deux croissent et se développent en tout sens, ac-quièrent l'état de consistance, et passent enfin par des nuances graduées à celui de dépérissement et de mort.

Les sécrétions et les excrétions sont des fonc-tions qui appartiennent à tout le règne organique.

---

(1) La fraxinelle exhale du gaz hydrogène qui s'enflamme par le contact d'un corps en ignition.

(2) La chaleur végétale est, dans la plupart, le onzième ou le douzième degré du thermomètre de Réaumur.

Les sucs que la faculté digestive n'a pu assimiler à la plante sont rejetés au dehors , comme dans les animaux : on en rencontre de différente nature, dans les diverses parties , et qui ont des usages particuliers. Il est des excrétions sous forme solide dans quelques végétaux , comme le pin, le frêne , l'olivier, etc. ; mais les plus ordinaires sont des fluides perspirables , de nature aqueuse , et qui s'exhalent sous la forme de vapeurs. Cette transpiration est plus ou moins abondante , suivant l'état de l'atmosphère et l'espèce de plante; elle monte, dans la plupart, à quelques livres par jour; Hales l'a observée, dans l'héliante annuel, dix-sept fois plus grande que dans l'homme.

On observe la même analogie entre les végétaux et les animaux, par rapport à la reproduction, qui a lieu de trois manières, savoir, par bourgeons, par rejetons et par graines. Trembley, ayant examiné attentivement cet insecte connu sous le nom de polype, à raison du grand nombre de pattes qu'il porte à la tête, a remarqué qu'il n'avait aucun sexe , et qu'il se reproduisait de la même manière que les végétaux poussent leurs bourgeons, avec cette différence que les petits polypes se séparent spontanément du polype générateur quand ils ont atteint l'état de maturité. Bien plus, en quelque nombre de parties qu'on divise transversalement cet insecte, chacune acquiert, en très peu de temps, ce qui lui manque pour compléter son état d'animal, c'est-à-dire que la tête acquiert un corps et une queue; celle-ci produit un corps, une tête et des pattes, et de chaque portion du corps il naît une tête et une queue. Si l'on coupe longitudinalement en deux portions un de ces insectes, les lèvres se rapprochent, se cicatrisent, et chaque moitié devient un animal entier (1). Si l'on retourne un de ces insectes, comme l'on retournerait un gant, il ne continue pas moins de vivre et de se reproduire comme auparavant. On a découvert, depuis ce naturaliste, d'autres insectes, tels que certains vers, l'ortie et les étoiles de mer, qui ont quelques unes des propriétés du polype.

La manière la plus générale de se reproduire parmi les végétaux et les animaux s'opère par le moyen de semences, et ce mode exige le concours des deux sexes. Dans les premiers, qui sont pour la plupart hermaphrodites, les fleurs servent de

---

(1) Il y a aussi des végétaux qui peuvent se perpétuer par de simples éclats. On en trouve un exemple dans les Mémoires de l'Académie des sciences. Deux sœurs, après la mort de leur mère, héritèrent d'un oranger : chacune d'elles prétendit l'avoir dans son lot. Enfin, l'une ne voulant pas le céder à l'autre, elles décidèrent de le fendre en deux, et d'en prendre chacune la moitié. L'arbre éprouva la destinée à laquelle fut condamné l'enfant du jugement de Salomon : il fut divisé en deux; chacune des sœurs en replanta la moitié; et, chose merveilleuse ! l'arbre, divisé par la haine fraternelle, fut recouvert d'écorce par la nature. *Etudes de la Nature*, tom. 2, pag. 128.

lit nuptial; c'est la poussière des anthères qui, versée sur les stigmates, féconde et vivifie l'embryon. On rencontre les organes sexuels dans tous les végétaux, soit androgins ou hermaphrodites, soit dans les unisexuels, même ceux qui constituent la classe appelée *Cryptogamie* par Linnæus, parce qu'elles célèbrent clandestinement leurs noces, pour me servir des expressions de ce grand homme; en effet, leurs fleurs sont cachées dans le fruit, et échappent aux sens : tels sont les byssus, les moisissures, les fougères, les algues, les fongus et les mousses.

La graine végétale, fécondée comme l'œuf, donne naissance à un nouvel être; une nourriture délicate est préparée des mains de la nature pour alimenter ce fœtus de la végétation. Des cotylédons ou feuilles séminales, semblables au placenta des animaux, sont destinés au même usage. Lorsque le germe s'est un peu développé, les mamelles végétales qui l'allaitaient se flétrissent, et ce premier lait fait place à une nourriture plus consistante. Enfin la plante passe, comme l'animal, par des états successifs de mollesse et de développement, de desséchement et de rigidité; elle parcourt successivement les trois âges de la vie des animaux, la jeunesse, la virilité et la vieillesse. Observez que la mollesse, ou plutôt la mucosité, caractérise toutes les productions de la nature végétale et animale daus leur principe, et que l'on remarque dans les végétaux, de même que dans les animaux, le même ordre et la même succession de mouvemens : la force excentrique domine dans l'âge d'accroissement des uns et des autres ; elle diminue par des nuances graduées, et enfin elle est remplacée par la force concentrique, qui fait des progrès plus ou moins rapides selon que le feu vital, jouissant d'une énergie plus ou moins active, amène ce degré de siccité des organes qui ne lui permet plus de développer ses facultés vitales.

L'observation a démontré qu'il y avait des animaux qui jouissaient de la faculté de se reproduire jusqu'à plusieurs générations, sans le concours de sexes : tels sont entr'autres les bivalves qui sont dépourvus d'organes sexuels, les pucerons, etc. Il est aussi des plantes qui, d'après les expériences de Spallanzani, privées de leurs étamines avant la fécondation, donnent naissance à des germes qui en reproduisent d'autres non moins féconds et sans mariage. De ce genre sont la courge à l'écu (*cucurbita melo fructu clypeiformi*), le melon d'eau (*cucurbita citrulus*), le chanvre (*cannabis sativa*), et les épinards (*spinacea oleracea*).

Mais, a-t-on dit, les végétàux sont privés de la faculté *loco-motrice :* il n'y a donc qu'une faible analogie entre eux et les animaux ; cette faculté établit entre les deux espèces une ligne de démarcation et une différence essentielle. Cette objection est de nulle valeur, si on considère que la faculté *loco-motrice* n'est pas essentiellement inhérente à l'animalité. Combien n'y a-t-il pas d'animaux qui sont condamnés à rester éternellement au fond des abîmes de l'océan ou sur les vastes et nombreux rochers qui tapissent ses bords immenses, et qui sont privés de cette faculté? Ces coquillages parasites qui demeurent sur le premier corps immobile où tombe leur germe, les glands de mer, les conques anatifères, les pousse-pieds, les pholades, les dails, les madrépores, les polypes, les gale-insectes, etc. etc. etc., n'ont pas la faculté de changer de lieu, et restent constamment fixés dans le point de l'espace où leur paisible destinée les a placés. Cependant ces êtres, qui ressemblent beaucoup aux plantes par la simplicité de leur organisation et qui ont fait très long-temps partie du règne végétal sur les confins duquel ils sont placés, sont réellement des animaux qui manifestent sensiblement des mouvemens de désir aux approches de la proie qui doit leur servir d'aliment, et de crainte, quand ils aperçoivent quelque chose de nuisible : ces affections annoncent des êtres qui ont la conscience de leur existence, quelque limitée qu'elle soit.

Les végétaux ne sont pas néanmoins dépouillés entièrement de la faculté de se mouvoir. Ils exercent des mouvemens qui reconnaissent pour principe l'irritabilité, et qui s'effectuent de la manière la moins équivoque dans la plupart de leurs parties, notamment dans celles destinées à la reproduction. Or, le déplacement de quelques parties seulement d'un corps organisé est l'effet de la *loco-motivité*, comme le déplacement du corps entier.

1°. Lorsque les racines rencontrent des obstacles qu'elles ne peuvent pénétrer, elles se replient, et se contournent autour d'eux, jusqu'à ce qu'elles aient trouvé le sol qui leur est convenable.

2°. Les tiges manifestent aussi des mouvemens. On voit les plantes herbacées qui sont dans les serres se pencher sensiblement vers la lumière et la chercher; les trémelles suivent les mouvemens du soleil (1); l'*apios americana* et l'*euphorbia apios* de Linnæus, ont tellement besoin d'un appui que leurs tiges tournent spontanément jusqu'à ce qu'elles l'aient rencontré.

3°. Les rameaux, les feuilles et les fleurs opèrent, au moyen de leurs capsules articulaires, des mouvemens sensibles, et se tournent constamment vers le soleil ; on les voit se diriger le matin vers

---

(1) Les trémelles ont la singulière propriété de ressusciter plusieurs fois après leur mort. Gleditsh a ressuscité aussi de la mousse morte depuis cent ans, et lui a fait reprendre sa première fraîcheur en la faisant macérer pendant sept à huit heures dans l'eau froide.

l'orient, à midi vers le sud, le soir au couchant, et la nuit du côté du nord. Ces différentes déterminations se font remarquer plus particulièrement dans quelques plantes, telles que la fleur du soleil, le tournesol, la gaude, le houblon, les feuilles de saule, les mauves, les trèfles, les épis de blé, les demi-flosculeuses, etc., et on peut les observer dans toutes, quoiqu'elles se fassent d'une manière moins sensible. Il n'en est même pas qui ne changent, durant la nuit, la situation et la forme de leurs feuilles, qui ne se resserrent, et qui, enfin, ne présentent les signes d'un vrai sommeil (1).

Il est des plantes dont les mouvemens se manifestent à l'occasion du contact. L'attrape-mouche, *dionœa muscipula*, serre et tue l'insecte qui vient se reposer sur ses feuilles; la sensitive, *l'herba casta* ou *somniculosa*, les fleurs de berberis, de figuier d'Inde, la fleur du soleil, etc. érigent leurs feuilles et se replient dès qu'elles sont touchées, comme pour fuir le corps qui les approche.

Il croît sur les bords du Gange une plante, appelée *hedysarum girans*, dont les mouvemens sont spontanés et continuels ; ses feuilles sont toujours agitées, soit pendant le jour, soit pendant la nuit, à la lumière comme à l'ombre, mais sans observer d'ordre ni de direction constante.

---

(1) On a attribué ce phénomène à la fraîcheur et à l'humidité de la nuit; mais la même chose a lieu dans les serres.

On aperçoit des mouvemens spontanés dans les fleurs : elles s'ouvrent, s'épanouissent, et se resserrent à certaines heures durant le jour. Linnæus avait imaginé une horloge botanique, composée des diverses plantes dont les fleurs s'ouvrent et se ferment à des heures marquées : emblème ingénieux du temps qui s'envole avec la même rapidité que la beauté et le coloris des fleurs.

On voit également s'effectuer des mouvemens dans les filamens des étamines et les stigmates des pistils : ces parties destinées à la reproduction s'approchent sensiblement lors de la génération, et les anthères lancent la poussière fécondante sur les stigmates des pistils. Cette poussière (*pollen*) est tellement mobile, qu'elle se meut avec rapidité dans l'alcohol.

Les fruits de beaucoup de végétaux sont lancés par les parties qui les contiennent. On remarque ce phénomène, entr'autres, dans l'oseille, la balsamine, le concombre sauvage, dans les plantes de la classe appelée par Linnæus *tétradynamie*, etc.

Tous les mouvemens dont je viens de parler sont opérés par une force analogue à celle qui produit les mouvemens musculaires dans les animaux, et qu'on peut appeler du nom d'*irritabilité végétale*. Il résulte des expériences que l'on a faites sur cette dernière, 1°. qu'elle est très sensible dans les fleurs prêtes à s'épanouir ou récemment épa-

nouies, mais que dès-lors elle décroît insensiblement; 2°. de même que dans les animaux, l'irritabilité végétale est en raison de la mollesse des
plantes, et elle diminue à mesure que le desséchement fait des progrès; 3°. elle se manifeste par
l'action des stimulus; 4°. la contraction des fibres
irritables des végétaux est suivie du relâchement,
comme dans les muscles, et ces alternatives de
contraction et de relâchement sont en raison du
degré d'irritabilité et de l'action stimulante; 5°. une
constitution chaude et sèche favorise l'irritabilité;
6°. les parties irritables se contractent, non seulement quand elles sont entières, mais encore
quand elles ont été divisées; 7°. les plantes sont
plus irritables le matin que le soir; 8°. elles le
sont moins que les animaux; 9°. enfin, l'irritabilité
est plus sensible dans les organes sexuels que dans
les autres parties, quoiqu'il y ait cependant des
végétaux dans lesquels ces organes sont peu irritables. On voit clairement, d'après cela, qu'il existe
les plus grands rapports entre l'irritabilité végétale
et celle animale.

Les végétaux paraissent aux yeux du vulgaire
entièrement dépourvus de sentiment, parce qu'ils
ne donnent aucun indice de volupté et de douleur, et parce que l'anatomie n'y démontre aucun
organe sensible. Mais si l'on fait attention que la
sensibilité de certains animaux, tels que les polypes,

les coquillages, les orties et les anémones de
mer, etc. se bornent à quelques mouvemens de
resserrement et de dilatation, on voit qu'il y aurait
de l'inconséquence à refuser le sentiment aux
plantes qui donnent les mêmes signes de sensibilité que les animaux dont je viens de parler. Il
me paraît que les plantes sont de vrais animaux
d'un ordre inférieur, et dont la plupart peuvent
être comparés aux animaux appelés en latin *ani-
malia hybernantia;* en effet, elles se dépouillent
de leur parure aux approches de l'hiver, et durant
cette saison elles semblent être dans un état de
sommeil pareil à celui dans lequel on trouve
plongés les loirs, les hérissons, les marmottes, les
hirondelles, les chauve-souris, en un mot, les
animaux dormeurs qui passent la froide saison
sans prendre ni nourriture ni mouvement. Oui,
j'aime à me persuader avec le sublime auteur de
la Contemplation de la Nature, « que ces fleurs
» qui parent nos campagnes et nos jardins d'un
» éclat toujours nouveau ; ces arbres dont les
» fruits affectent si agréablement nos yeux et
» notre palais ; ces arbres majestueux qui com-
» posent ces vastes forêts que les temps semblent
» avoir respectées, sont autant d'êtres sentans qui
» goûtent à leur manière les douceurs de l'exis-
» tence (1) ». Peut-être, comme le dit l'auteur

---

(1) *Contempl. de la Nature,* tom 2, pag. 473.

de la Philosophie de la Nature, que les végétaux ont la sensation de leur existence actuelle, et que les animaux réunissent à cette sensation le souvenir du passé ; mais il n'appartient qu'à l'homme de joindre ces deux sentimens à celui de l'avenir.

On ne peut donc douter qu'il n'y ait entre les végétaux et les animaux la plus grande analogie, puisque les différences qu'on y aperçoit ne sont qu'accidentelles, et que les rapports constans qu'on observe en eux sont nombreux et fondés sur la nature même des choses. Il n'existe donc point entre eux de ligne de démarcation. « La nature , dit » avec raison le même, est une grande échelle » dont les intervalles sont occupés par les êtres » sensibles, qui est bornée à l'une de ses extré- » mités par l'Être suprême, et à l'autre par les » élémens de la matière. Le sentiment s'y affaiblit » par une dégradation finement nuancée depuis » le premier terme jusqu'à celui qui est rempli » par l'atome ; mais il ne périt pas (1). »

CHAPITRE III.

Du Principe vital.

La sensibilité de laquelle dépend la vie des animaux n'est pas uniquement le résultat de

____

(1) Philosophie de la Nature.

l'organisation ; elle est encore celui d'un principe qui agit sur la matière organisée , à laquelle il communique toutes les qualités vitales dont son organisation la rend susceptible. Mais quelle est la nature de ce principe ? C'est ce sur quoi il n'est guère possible que de former des conjectures, ne le connaissant que par ses effets.

Les anciens philosophes ont été partagés d'opinion sur ce principe. Quelques uns ont cru qu'il était l'air; d'autres, le feu ; plusieurs, avec Héraclite, prétendaient qu'il était formé de ces deux substances : l'âme humaine et le principe de vie étaient, selon eux, la même chose, et constituaient l'âme universelle dans laquelle tous les êtres organisés puisent la vie, et dont celle-ci n'est qu'une émanation, une parcelle.

Démocrite, Épicure, et beaucoup d'autres, n'ont reconnu qu'un seul principe de vie inhérent à la matière, sans cesse coexistant avec elle, qui a coordonné toutes les parties de l'univers, et qui, présidant à la formation de tous les corps, soit inorganiques, soit organiques, se mêle intimement avec leurs élémens, et y développe le degré d'action dont ils sont capables ; ce fut aussi le sentiment de Platon. Diogène Laërce, Lucrèce et le grand Hippocrate (1), pensaient que ce même principe

____

(1) Lib. de Diæta

de vie était le feu pur, non le feu destructeur de nos foyers, mais un feu d'une nature supérieure, qui, sans altérer les formes extérieures des corps qu'il anime, leur communique des facultés qu'ils n'avaient pas auparavant. Ovide a manifesté cette opinion, lorsqu'il dit :

Omnia mutantur, nihil interit : errat et illinc,
Hùc venit, hinc illinc, et quoslibet occupat artus
Spiritus, èque feris humana in corpora transit,
Inque feras noster, nec tempore deperit ullo :
Utque novis fragilis signatur cera figuris,
Nec manet ut fuerat, nec formas servat easdem,
Sed tamen ipsa eadem est; animam sic semper eamdem
Esse, sed in varias doceo migrare figuras.

Ce sentiment était aussi celui de Virgile; il est exprimé dans les vers suivans de l'Énéide.

Principio cœlum ac terras, camposque liquentes,
Lucentemque globum lunæ, titaniaque astra
Spiritus intùs alit, totamque infusa per artus
Mens agitat molem, et magno se corpore miscet;
Indè hominum pecudumque genus, vitæque volantûm,
Et quæ marmoreo fert monstra sub æquore pontus.

Enfin, toutes les sectes des anciens philosophes, excepté celle des Péripatéticiens, ont regardé la vie comme dépendante d'un principe matériel; c'est ce principe qu'Hippocrate a appelé τὸ ἐναρμαϊ, *impetum faciens, calidum, innatum;* et d'autres, *vis vitæ, qualité occulte, ame sensitive, archée, etc.*

La matière non organisée ne peut acquérir l'organisation, et passer de l'état d'inertie à celui de la
vie, sans qu'elle soit pénétrée d'une substance qui
contienne en elle-même des facultés vitales; et dès
qu'une fois cette substance l'a modifiée de manière
à la rendre capable de s'en pénétrer intimement,
elle ne cesse de développer son énergie jusqu'à ce
qu'elle ait entièrement consumé le *pabulum* nécessaire à son activité. Cette substance est probablement le feu, ainsi que l'avaient déjà pensé la
plupart des philosophes de l'antiquité, et entr'autres
Hippocrate, comme le prouvent leurs écrits et
l'allégorie du flambeau de Prométhée. Ce qu'il y a
de vrai, c'est que sans l'action du feu le développement des germes ne peut avoir lieu; il n'y a sur
ce globe que la surface éclairée et échauffée par le
soleil où l'on trouve répandus le sentiment et la vie:
sans la chaleur de cet astre bienfaisant, la matière
est morte et dans l'état d'inertie et d'inactivité.

Cette opinion n'est pas dénuée de probabilités,
et même semble étayée par un certain nombre
de faits. 1°. La formation de l'embryon ne paraît
être qu'une sorte de cristallisation qu'on peut appeler *animale*, et qui a quelque rapport avec celle
des sels, qui se fait par évaporation. Ajoutez à cela,
que le calorique est absolument nécessaire dans la
fécondation des germes pour fixer dans leurs sucs
l'oxigène qui doit les concréter. La poule, dans l'in-

cubation, ne fournit à l'œuf que du calorique, comme le prouve l'incubation artificielle qui a lieu en exposant les œufs au trente-deuxième ou trente-troisième degré de chaleur du thermomètre de Réaumur.

2°. L'œuf vernissé et soumis à l'incubation ne donne aucun produit, non parce que le vernis dont il est enduit tue le germe, puisqu'on peut conserver sans altération l'œuf dans cet état pendant plusieurs années; mais bien par rapport à l'évaporation nécessaire à la cristallisation, qui est empêchée par le vernis; car si on enlève ce dernier, l'incubation a lieu.

3°. On observe qu'en général la vie est bien plus active et plus courte dans les pays où le calorique abonde, de même que dans les lieux où l'atmosphère contient du gaz oxigène en grande quantité. Elle se consume bien moins au contraire, et fait des progrès plus lents dans les régions tempérées et dans celles qui sont froides, pourvu toutefois que la froidure ne soit pas excessive, de même que dans une atmosphère dont le gaz oxigène est mélangé avec les autres principes dans de justes proportions. La sensibilité est plus ou moins vive selon que la flamme de la vie agit et se consume avec plus ou moins d'énergie. Telle paraît être la raison pour laquelle elle est si grande dans les pays méridionaux, tandis qu'elle est presque engourdie dans les régions septentrionales. L'illustre Montesquieu a dit, non sans fondement, que la plus légère cause suffisait pour exciter les sensations les plus vives dans les pays chauds, et qu'il fallait presque écorcher un Moscovite pour lui arracher un cri.

Mais, quelle que soit la nature de ce gaz vital qui anime la nature, il paraît que les facultés dont il jouit ne peuvent se réduire en acte que quand il s'attache aux corps qu'il a organisés ; il ne peut développer, dans les minéraux et les autres substances inorganiques, que les propriétés générales de la matière, mais aucune des qualités vitales (1).

Le principe de vie commence à déployer sa vertu animante dans les végétaux, qui sont des êtres organisés ; mais, comme leur organisation est bien inférieure à celle des animaux, la vitalité se réduit à de l'irritabilité, et probablement à une sensibilité *latente*, au moyen desquelles les fonctions qui leur sont propres s'exercent comme dans les animaux. Ceux-ci, doués d'une organisation plus

---

(1) La nature tente quelquefois, dans l'un des règnes, des ébauches imparfaites qu'elle ne peut achever que dans l'autre. Elle imite, dans une opération chimique connue, la figure d'un arbre ; mais l'arbre de Diane n'a point de vie, et aucun fluide n'y circule. Il en est de même des pierres, qui semblent s'être accrues sous une forme étrangère à la leur, et que l'on confond souvent avec des plantes et des animaux pétrifiés. Robinet, frappé de cette idée, a cru que la nature s'essayait à former l'homme en figurant, dans des productions minérales, la plupart de ses parties. Mais la puissance créatrice a-t-elle besoin d'essais ? Le chef-d'œuvre de cette puissance peut-il être le fruit d'une perfection rencontrée par hasard ?

1.
 5

parfaite et moins simple, permettent au principe vital une plus grande et une plus libre expansion; ils sont pourvus d'une sensibilité *patente*, plus ou moins vive, selon que les organes du sentiment sont plus ou moins parfaits.

La sensibilité est faible dans l'huître, qui dans l'échelle animale occupe le dernier degré : elle est plus grande dans les insectes, dont les mouvemens sont plus combinés; obtuse dans les reptiles, qui n'ont d'autres organes que ceux qui servent à la nutrition : elle jouit d'un certain degré d'activité dans les oiseaux, auxquels elle donne des mœurs, des habitudes et des affections douces ou cruelles : elle est bien plus étendue dans les quadrupèdes, qui sont placés à l'extrémité de l'échelle, et surtout dans ceux qui, comme le singe, l'éléphant, etc. jouissent de l'organe du toucher. Enfin elle est parfaite dans l'homme, qui, possédant par sa forme extérieure et par l'intelligence tous les avantages et le complément de l'animalité, est sur ce globe le dernier anneau de la chaîne immense et presque infinie qui embrasse tous les êtres, et dont lui seul peut saisir les rapports.

Il est donc vrai qu'il circule dans toutes les parties de la matière un feu vital qui produit, conserve et renouvelle tout ce qui existe; il pénètre tous les corps, et y développe avec plus ou moins d'énergie son action, selon qu'il les a plus ou moins modifiés :

c'est un élément tout à la fois destructeur et créateur, mais inextinguible, qui adhère d'autant plus faiblement aux corps vivans que leur organisation est moins parfaite, et qui n'abandonne jamais une substance que lorsqu'elle cesse de lui fournir l'aliment nécessaire à son activité, et que pour en pénétrer de nouvelles auxquelles elle donne une vie plus ou moins intense.

Le principe vital peut exister dans deux états différens, celui de développement et celui *latent :* il reste même quelquefois dans ce dernier, pendant très long-temps, et sans manifester son existence autrement qu'en empêchant la décomposition du corps dans lequel il reste caché. Les grains se conservent, ainsi que les œufs, pendant des années entières sans éprouver la moindre altération. Ainsi, le gaz vital est un principe conservateur qui résiste puissamment à la corruption, à la dissolution et à l'action délétère du froid ; et en effet, l'œuf ne pourrit pas, non plus que la chenille dans l'état de chrysalide, et l'animal asphyxié, tant que ce principe subsiste en eux : il est même inconcevable que le corps de l'homme, qui a une si grande tendance à la putréfaction, puisse en être exempt pendant les soixante, quatre-vingts ou cent ans qui mesurent la durée de son existence. Il résiste à la dissolution, en imprimant son activité aux élémens qui composent les organes ; c'est lui qui

5*

en préserve les parois intérieures de l'estomac et des intestins, et leur fait éluder l'action dissolvante des sucs gastriques, de la bile, etc. qui s'exercent efficacement sur les alimens. Il s'oppose également aux effets mortels du froid : tant qu'il agit sur un corps, la gelée est impuissante : on rencontre sur les montagnes de glace des deux pôles des plantes et des animaux. Le *galanthus nivalis* croît dans les glaces, et sa fleur, qui sort à travers la neige, résiste aux gelées de nuit les plus fortes. Bien plus, les animaux vivans, plongés dans l'eau, en empêchent la congélation. Hunter mit des poissons dans de l'eau froide et prête à se convertir en glace ; tant qu'ils vécurent, l'eau conserva sa liquidité autour d'eux, et ne gela entièrement qu'au moment où ils moururent.

Il est cependant des causes actives de destruction auxquelles le principe vital n'oppose qu'une faible résistance, et sous l'action desquelles il succombe pour l'ordinaire ; telles sont les fortes commotions, certains miasmes et quelques poisons : probablement ces agens délétères ne produisent de semblables effets qu'en désunissant le fluide vital et la substance médullaire des nerfs à laquelle il est spécialement adhérent, et en détruisant entièrement la force de cohésion qui les unit ; car le plus souvent, quand ils ont donné la mort, on ne trouve ni lésion, ni altération quelconque dans aucune partie du corps. Ce n'est que par la forte commotion produite par la foudre que celle-ci tue ceux qu'elle frappe. Il est nombre d'exemples de personnes qui sont mortes , les unes dès le premier moment de l'invasion de la peste , et d'autres à l'occasion de certains miasmes délétères à l'action desquels elles se trouvaient exposées. On a vu les poisons les plus caustiques , reçus dans l'estomac , donner la mort sans avoir laissé de traces d'inflammation. Morgagni et Sprœgel ont observé ce phénomène dans des rats empoisonnés avec l'arsenic , et dans un lapin auquel on avait fait avaler du muriate oxigéné de mercure. L'opium a tué aussi , sans être sorti de l'estomac et sans avoir causé de lésion sensible.

Enfin le gaz vital est le principe de l'instinct des animaux , au moyen duquel ils agissent sans nulle délibération , indépendamment de toute expérience , et de la manière la plus convenable à leur conservation et à leur bien-être. C'est des différentes combinaisons du feu vital avec les divers organes , dans chaque espèce , que dépendent les sympathies et les antipathies qu'ils éprouvent les uns envers les autres , les ruses qu'ils emploient pour chercher leurs proies et éviter les dangers dont ils sont menacés , enfin le dicernement qu'ils apportent dans le choix des alimens et des remèdes qui leur conviennent. C'est en raison de cet instinct déterminé par l'action du principe vital sur les organes sensibles, que l'enfant nouveau-né suce ses doigts avant que sa mère ne lui ait offert le sein, et qu'il fait ses différentes fonctions sans les connaître, comme s'il s'y fût exercé pendant toute la grossesse. On connaît cette observation de Galien, qui tira un chevreau par une ouverture qu'il fit au ventre de sa mère. Dès que l'animal eut respiré, il sut choisir la cytise parmi les diverses herbes qu'on lui présenta, et laissa les autres dont n'usent pas ces sortes d'animaux. C'est ce même instinct qui fait que le papillon à peine formé déploie déjà ses nouvelles ailes, que l'abeille qui vient de naître ramasse du miel et de la cire, et que l'oiseau à peine éclos essaie de quitter son nid et dirige son vol de la même manière que ceux de son espèce. Tous les animaux sont pourvus d'un instinct particulier, qu'ils manifestent dès leur naissance, et qui n'est point l'effet de l'expérience. L'homme de la nature a aussi son instinct; mais l'homme social le perd bien vîte, et souvent il ne lui donne pas le temps de se développer; au lieu que le premier, de même que tous les animaux libres, l'exerce et le perfectionne sans cesse.

CHAPITRE IV.

De la Vie considérée dans les différens âges.

Le fœtus était plongé dans les eaux de l'amnios, lorsqu'il vivait dans le sein de sa mère. A sa naissance, il passe dans un milieu bien différent, où il est frappé par l'air et la lumière. Ces fluides, par leur action sur la peau et les autres organes des sens externes, déterminent sympathiquement la contraction du diaphragme, des muscles de la respiration, et de ceux qui obéissent à la volonté ; il s'établit dès-lors, avec la respiration qui ne cesse qu'à la mort, un nouvel ordre dans les voies de la circulation ; les viscères abdominaux sont comprimés et réagissent alternativement, et les excrémens sont chassés pour la première fois des intestins, et les urines de la vessie.

La plupart des animaux viennent au monde les yeux fermés, et restent dans cet état quelques jours après leur naissance. L'enfant naît les yeux ouverts ; mais ils sont fixes et ternes, et ne s'arrêtent sur aucun objet : la cornée est ridée, et le nouveau-né ne distingue rien dans les premiers temps ; néanmoins la pupille est sensible aux impressions de la lumière, car elle se resserre et se dilate selon qu'elle est plus ou moins forte. Il paraît que les autres sens ne sont pas plus avancés que celui de la vue, et lors même qu'ils ont atteint le développement nécessaire à l'exercice de leurs fonctions, il se passe encore beaucoup de temps avant que l'enfant ait appris de l'expérience à s'en servir, de de manière à avoir des sensations justes et complètes. Le toucher, qui est la pierre de touche et la mesure des autres sens, est encore imparfait dans l'enfant qui vient de naître. Il donne, à la vérité, des signes de douleur par ses vagissemens, mais ils ne sont point accompagnés de larmes; il n'a encore aucune expression qui marque le plaisir, et ce n'est qu'au bout de quarante jours qu'il commence à pleurer, à voir et à entendre.

La longueur ordinaire d'un enfant à terme est de dix-huit à vingt pouces, et les deux extrêmes de seize à vingt-deux et même vingt-trois pouces : le poids de son corps est ordinairement de six à sept livres et demie; on en a vu néanmoins de dix, de douze et de treize livres. Son accroissement a été prodigieux durant le temps qu'il a passé dans le ventre de sa mère, car il n'était dans le principe qu'une bulle presque imperceptible. Sa tête est plus volumineuse que les autres parties, et cette disproportion ne disparaît qu'après la première enfance.

La peau de l'enfant qui vient de naître est rougeâtre ; elle est assez transparente pour laisser aper-

ecvoir une faible nuance de la couleur du sang.
La forme du corps et des membres n'est pas encore prononcée ; toutes les parties sont gonflées, et les mamelles contiennent une matière laiteuse qu'on peut exprimer avec les doigts : ce gonflement diminue à mesure que l'accroissement fait des progrès. On voit dans quelques nouveau-nés palpiter le sommet de la tête , à l'endroit de la fontanelle , et ces palpitations coïncident avec les mouvemens de la respiration ; on peut sentir dans tous, en y portant la main , le battement des sinus et des artères du cerveau.

La liqueur de l'amnios dans laquelle était contenu l'enfant laisse sur la peau une humeur visqueuse et blanchâtre , qu'on enlève par des lotions d'eau adoucies. Des nations entières , particulièrement celles du Nord, sont dans l'usage de plonger dans l'eau glacée les enfans immédiatement après leur naissance : cet usage a ses avantages dans les pays froids ; peut-être que dans les régions chaudes il ne serait pas sans danger.

Le premier lait de la mère, appelé *colostrum*, purge l'enfant , et lui fait rendre le *méconium*, qui est un excrément noir, visqueux et ressemblant à la poix. Il rejette aussi par la bouche une humeur glaireuse dont sont farcis l'estomac et l'œsophage, et qui est la même que celle de l'amnios.

Les enfans du premier âge n'ont besoin que

d'une petite quantité de nourriture; mais elle doit être répétée fréquemment : on l'augmente insensiblement à mesure qu'ils croissent. Leur sommeil est long, mais souvent interrompu par des cris qui sont l'expression du besoin, et d'autres fois de la douleur.

La première pousse des dents commence ordinairement au septième mois, et la première dentition est complète à l'âge de deux ou trois ans. Les premières dents appelées *dents de lait*, au nombre de vingt, huit incisives, quatre canines et huit molaires, tombent, et sont remplacées par d'autres vers l'âge de sept ans. Les huit incisives et les quatre canines sont succédées par un nombre égal, et la première et la seconde molaire le sont chacune par deux ; ce qui fait vingt-huit dents au lieu de vingt. Cette chute des premières dents et leur remplacement s'achèvent durant les sept premières années ; quelquefois la dentition est plus tardive, et n'a lieu qu'à neuf ou même onze ans.

Les dents incisives sortent les premières de la mâchoire inférieure, puis les canines, et enfin les molaires. Il y a deux époques très remarquables dans le travail de la dentition ; les dents se développent dans la première, et leur sortie hors de la gencive a lieu dans la seconde.

Les enfans commencent à bégayer à douze ou quinze mois : dans toutes les langues et chez tous les peuples, ils commencent par prononcer *BABA*, *MAMA*, *PAPA* : ce sont les sons les plus faciles à articuler, parce qu'ils ne demandent que peu d'action de la part des organes vocaux. On croit avoir observé que les enfans qui ne commencent à articuler que tard, ne parlaient jamais aussi aisément que les autres, et que ceux qui parlent de bonne heure étaient pour l'ordinaire en état de lire à l'âge de trois ans.

Le cœur bat chez les enfans bien plus fréquemment que dans l'adulte : on observe que généralement la fréquence des pulsations du cœur et des artères est en raison inverse de la petitesse de l'animal, non seulement dans les différentes espèces, mais encore dans la même. Le pouls d'un enfant ou d'un homme d'une petite stature est plus fréquent que celui de l'adulte ou d'une personne d'une taille avantageuse; le pouls du bœuf est plus lent que celui de l'homme, celui du chien est plus fréquent ; et les battemens du cœur d'un animal plus petit, comme d'un moineau, se succèdent si rapidement qu'à peine peut-on les compter.

Il est quelque chose de très remarquable dans l'accroissement du corps humain : le fœtus, encore renfermé dans le sein maternel, en le prenant un mois après sa formation, lorsque toutes les parties sont développées, croît toujours de plus en plus jusqu'au moment de sa naissance; dès qu'il est né, il croît toujours de moins en moins jusqu'à la puberté, époque à laquelle il s'élance, pour ainsi dire, tout à coup, et parvient en fort peu de temps à la hauteur qu'il doit avoir pour toujours.

Dans l'enfance, les parties solides sont très molles, et le sang séreux ; les systèmes cellulaire et glanduleux ont une action relative dominante, et le mucus est sécrété abondamment : de là la diathèse muqueuse ou pituiteuse qui est propre à cet âge, et qui dispose aux maladies dépendantes de cette constitution. Les forces ne s'accumulent et ne se fixent dans aucun point à cette époque de la vie : elles se dirigent particulièrement du centre à la circonférence, et passent avec la plus grande rapidité du dedans au dehors, et du dehors au dedans. L'enfant éprouve beaucoup d'impressions de la part des objets extérieurs, et en conséquence exécute un grand nombre de mouvemens, parce que la sensibilité et la mobilité sont très grandes ; mais ces impressions ne sont ni profondes ni durables, et les mouvemens ne sont ni constans ni réfléchis. A mesure que la vie fait des progrès, le corps s'habitue aux impressions, et cette habitude en émousse le sentiment ; la fibre nerveuse, en se recouvrant de lames cellulaires plus épaisses et plus compactes, acquiert plus de force, mais perd en même temps de sa sensiblité dans la même proportion.

L'estomac surabonde de vie dans l'enfance : sans

cesse irrité, il éprouve continuellement le sentiment de la faim ; c'est que la force excentrique est la dominante, et que l'estomac a non seulement à travailler pour l'entretien du corps, mais encore pour son accroissement. Les mouvemens se dirigent aussi vers la tête ; néanmoins la vie du cerveau n'a pas encore assez d'activité pour l'exercice des fonctions intellectuelles. On concevra aisément, d'après cela, pourquoi les enfans chez lesquels on détourne de l'estomac les forces nécessaires à la digestion, pour les attirer vers le cerveau par des études prématurées, deviennent infirmes et valétudinaires pour le reste de la vie (1).

Les enfans sont très sujets aux convulsions et aux affections spasmodiques, par rapport à la grande mobilité de leurs fibres, qui s'ébranlent très aisément, mais avec une certaine faiblesse : aussi, si la sensibilité s'irrite chez eux pour la cause la plus légère, elle s'apaise bientôt par les moyens les plus doux ; telle est la raison pour laquelle ils ne sont pas susceptibles de fortes passions. A la vérité,

---

(1) « La nature, a dit J.-J. Rousseau (*Émile*), veut que les enfans soient enfans avant que d'être hommes. Si nous voulons pervertir cet ordre, nous produirons des fruits précoces qui n'auront ni maturité ni saveur, et ne tarderont pas à se corrompre ; nous aurons de jeunes docteurs et de vieux enfans. L'enfance a des manières de voir, de penser, de sentir, qui lui sont propres. Rien n'est moins sensé que d'y vouloir substituer les nôtres, et j'aimerais autant exiger d'un enfant qu'il eût cinq pieds de haut que du jugement à dix ans. »

le centre phrénique est vivement affecté; mais il ne retient point l'action, et tout l'effet que produisent les passions de cet âge, telles que la joie, la colère, la frayeur, se borne le plus souvent à favoriser la circulation des forces et à rendre plus facile le jeu des oscillations.

La vie est très chancelante jusqu'à l'âge de trois ans; mais dans les deux ou trois années qui suivent, elle s'affermit, et l'enfant de six ou sept ans est plus sûr de vivre qu'on ne l'est à tout autre âge. D'après les observations faites à Londres, il paraît que d'un certain nombre d'enfans qui naissent en même temps, il en meurt à peu près la moitié dans dans les trois premières années de la vie. Dupré de S. Maur s'est assuré qu'il fallait sept à huit ans pour que la presque moitié des enfans nés dans la même année fût éteinte. Une des causes de cette grande mortalité est la petite vérole. L'inoculation offre un moyen d'affaiblir et peut-être d'éteindre cette maladie.

A l'enfance succède la puberté : celle-ci est le printemps de la vie et la saison des plaisirs. Elle fait disparaître les langueurs du premier âge, diminue la laxité des solides et l'aquosité des fluides. Jusqu'alors la nature n'avait travaillé qu'à la conservation et à l'accroissement de l'homme : maintenant elle multiplie les principes de vie. Il a non seulement tout ce qu'il lui faut pour être, mais encore de quoi donner l'existence. Cette surabondance de vie s'annonce par des signes non équivoques.

Les premiers symptômes de la puberté sont une sorte d'engourdissement aux aines , une espèce de sensation auparavant inconnue dans les parties sexuelles ; il s'y élève des petites protubérances , qui sont les germes des poils qui doivent voiler ces parties : le son de la voix devient rauque et inégal durant quelque temps , au bout duquel il est plus plein , plus assuré , plus fort et plus grave qu'auparavant. Ce changement est très sensible dans les garçons ; il l'est moins dans les filles , dont le son de voix est naturellement plus doux.

Les signes de puberté sont communs aux deux sexes , mais il en est de propres à chacun. L'accroissement du sein et l'éruption des règles chez les filles , et l'émission de la semence et la production de la barbe chez les hommes : cependant il est des nations entières , comme l'observe Buffon , où les hommes sont presque imberbes , et d'autres où les femmes ne sont pas soumises au flux menstruel (1) ; mais il n'y a aucun peuple chez qui la puberté des femmes ne soit marquée par le gonflement des mamelles. Enfin le sentiment de l'amour et les désirs plus ou moins vifs qui portent les individus

---

(1) Dans le Brésil.

des deux sexes à se reproduire, sont un signe certain de la puberté.

Dans tous les pays du monde les femmes parviennent à la puberté plus promptement que les hommes : celle-ci est plus ou moins précoce ou tardive, selon la température du climat et les mœurs des habitans. Elle est plus hâtive chez les peuples instruits et policés, ainsi que le remarque le philosophe de Genève, que chez les peuples ignorans et barbares ; et elle peut être accélérée ou retardée par l'éducation. Dans le midi de l'Europe et dans les villes, la plupart des filles sont pubères à douze ans, et les garçons à quatorze : dans le Nord et dans les campagnes, séjour de l'innocence et de la simplicité, les femmes le sont à peine à quinze et les garçons à seize : dans les climats chauds de l'Asie, de l'Afrique et de l'Amérique, il n'est pas rare de voir des filles nubiles à dix et même à neuf ans.

C'est durant la puberté et les premières années qui lui succèdent, que le corps achève de prendre son accroissement en hauteur. Il y a des jeunes gens chez lesquels il est achevé après la quatorzième ou quinzième année ; mais pour l'ordinaire ils croissent jusqu'à vingt-deux ou vingt-trois ans. Les organes sexuels se développent à cet âge, et sortent du sommeil dans lequel ils avaient été plongés durant l'enfance : c'est leur développement qui,

en frappant tout le système d'une violente se-
cousse, accélère la crue ; il fait dominer en même
temps l'action des poumons et des vaisseaux ; il se
produit une plus grande quantité de sang plus
abondant en partie rouge et en gluten qu'auparavant, et la diathèse, qui avait été jusqu'alors pituiteuse, se convertit en sanguine. Cette révolution
guérit souvent les maladies pituiteuses et spasmodiques du premier âge, comme l'avait déjà observé
le père de la médecine; néanmoins elle est quelquefois funeste, et l'on a vu des jeunes gens, à cette
époque, frappés d'une apoplexie mortelle, ou contracter pour la vie l'épilepsie ou d'autres maladies
nerveuses incurables.

En même temps que les organes sexuels se développent et que la sensibilité s'y crée un nouveau
foyer, le cerveau acquiert aussi une nouvelle vie,
et le moral se perfectionne. Ces deux centres agissent et s'influencent réciproquement; ils sont dans
une telle dépendance mutuelle que l'imagination
fait entrer en action les organes générateurs, et
ceux-ci, à leur tour, éveillent l'imagination et décident des affections morales analogues à la nature
de leurs fonctions : aussi toutes les passions de cet
âge se rapportent-elles à l'amour, et le moral est
dans la dépendance la plus étroite du physique.

L'organe extérieur n'a déjà plus cette mollesse
et ce même degré d'activité dont il jouissait dans

l'enfance ; néanmoins les mouvemens et l'action se dirigent encore à la circonférence, et la peau continue d'être la voie critique la plus fréquente dans les maladies de cet âge. Mais lorsque l'organe extérieur est dépourvu de son action tonique, ou que par une cause quelconque il cesse d'être le terme des efforts de la nature ; comme ceux-ci conservent une direction vers les parties supérieures dont ils avaient contracté l'habitude dans le premier âge ; les mouvemens vont encore s'y fixer, et s'y concentrent. Quelquefois cette concentration a lieu dans la poitrine ; alors celle-ci reçoit un surcroît considérable d'humeurs dont la nature tente de se débarrasser, et elle devient bientôt un foyer d'irritation qui décide des inflammations, des crachemens de sang, et souvent après la phthisie pulmonaire. Ces maladies ont lieu ordinairement entre dix-huit et trente-cinq ans.

Le corps a achevé entièrement son accroissement en hauteur à vingt-deux ou vingt-trois ans. Presque tous les individus de cet âge sont effilés, et ont une taille svelte : mais peu à peu les membres se moulent et s'arrondissent, et le corps de l'homme est, un peu avant l'âge de trente ans, à son point de perfection pour les proportions de la forme. Celui de la femme y parvient plus tôt. Le premier, pour être bien fait, doit être carré, les muscles durement exprimés, le contour des membres for-

tement dessiné, et les traits du visage très pro-
noncés. Dans les femmes tout est plus arrondi, les
formes plus adoucies, les traits plus fins, et le teint
plus éclatant. L'homme a la force et la majesté en
partage : les grâces touchantes et l'aimable beauté
sont l'apanage de l'autre sexe.

Tout annonce dans l'un et l'autre les maîtres de
la terre (1); tout marque dans l'homme, même à
l'extérieur, sa supériorité : il est droit, élevé, et
son attitude est celle du commandement. Sa tête
regarde le ciel et présente une face auguste qui
porte l'empreinte de sa dignité. L'image de l'âme
se peint sur sa physionomie; son port majestueux,
sa démarche fière, annoncent sa noblesse et son
rang : il ne touche à la terre que par les extrémités
les plus éloignées; il ne la voit que de loin, et
semble la dédaigner.

Dans l'âge viril, le corps prend de l'embonpoint,
et augmente de volume; l'action du cerveau devient
de plus en plus forte, et ce foyer de la sensibilité
acquiert toute l'énergie dont il est susceptible pour
l'exercice des facultés mentales. L'organe externe
perd de plus en plus de cette mollesse qui caractérise dans leur principe les productions de la nature vivante, et les sens de leur activité; l'homme

____

(1) Le corps de l'homme suffirait pour lui assurer cette supériorité. Quelle
hardiesse dans la charpente de la machine humaine ! quelle élégance dans
les formes ! quelle beauté dans les proportions !

6*

est alors moins distrait par les impressions extérieures. C'est l'époque de la vie où il est le plus
disposé à la réflexion; c'est aussi celle où le génie
brille de tout son éclat, où le caractère se développe, et où l'âme est capable des plus vives émotions et des élans les plus sublimes vers la gloire :
Montesquieu crée l'esprit des lois, et César pleure
sur la statue d'Alexandre. Les forces et l'action
affectent, à cet âge, une direction contraire à celle
qu'elles avaient dans les précédens, en se portant
du dehors au dedans vers les organes épigastriques;
la dominance de la force concentrique est d'ailleurs
favorisée par les passions de cet âge, qui naissent
presque toutes de l'ambition : ainsi l'action du
système veineux, dont la veine-porte est le centre,
prévaut; de là la constitution bilieuse ou atrabilaire qui est propre à l'âge viril, et qui dispose
aux maladies de la bile et des organes destinés à
sa sécrétion.

Le corps n'a pas plutôt atteint son point de
perfection, il n'est pas plutôt parvenu au solstice
de la vie, qu'il commence à déchoir. Le dépérissement est d'abord insensible; les solides s'endurcissent peu à peu, et contractent de la rigidité;
la graisse se consume, la peau se dessèche et se
ride, les cheveux blanchissent, les dents tombent,
le visage se déforme, et le corps se courbe. Les
premières nuances de cet état se font apercevoir

entre quarante-cinq et cinquante ans; elles augmentent par degrés jusqu'à soixante, et dès-lors la vieillesse fait des progrès rapides jusqu'à soixante-dix, époque à laquelle commence ordinairement la décrépitude, que la mort termine à quatre-vingts, quatre-vingt-dix ou cent ans.

Comme les solides ont naturellement plus de mollesse dans les femmes, ils s'endurcissent plus lentement : c'est pour cela qu'elles ont une vieillesse plus longue que les hommes. On a observé que celles qui ont passé l'âge critique, vivaient ensuite très long-temps, et même plus que les hommes. Leur jeunesse est plus courte et plus brillante, mais leur vieillesse est plus longue et plus fâcheuse.

L'âge du dépérissement est l'époque du commencement de la mort : les organes affaiblis ont perdu leur ressort et leur activité; tout s'ossifie en quelque sorte, tout s'affaisse et les humeurs se décomposent; l'action du système veineux prédomine sensiblement; les veines sont constamment plus remplies de sang que dans les autres âges. L'organe extérieur, ayant acquis une certaine rigidité, s'oppose à l'excrétion de l'humeur perspirable qui est retenue dans l'intérieur; cette humeur, naturellement âcre chez les vieillards, acquiert une plus grande acrimonie par sa rétention, et se porte sur les glandes muqueuses des poumons et du nez :

il en résulte des catarrhes qui se guérissent difficilement; et comme l'atrabile se combine aisément avec la pituite, il en naît souvent une constitution mixte, atrabilioso-pituiteuse, qui est très commune chez les vieillards.

La sensibilité n'est presque plus active dans le dernier âge; elle s'exerce à peine dans le cerveau pour le travail de la pensée, de même que dans l'épigastre et les organes des sens extérieurs pour les sensations, qui sont excitées d'autant plus difficilement que la fibre est plus racornie, et le mucus qui l'enduit plus desséché. Le principe sensitif semble s'être retiré presque entièrement dans les organes de la circulation, de la digestion et des sécrétions; encore s'opèrent-elles avec peine, parce que ces organes n'ont plus la flexibilité et la souplesse nécessaires au mouvement. C'est cette rigidité qui, dans la vieillesse, rend les sens obtus, les fonctions lentes et pénibles, les maladies embarrassées et les crises difficiles. A cette époque de la vie, les passions n'ont plus d'empire, l'âme est sans jouissances; et cette dégradation lente, qui conduit l'homme au tombeau, est un effet nécessaire de la vie, qui, ainsi que le soleil, après avoir eu son aurore, son midi et son couchant, s'éteint enfin, mais en apparence, pour aller renaître dans un autre hémisphère.

CHAPITRE V.

Du Sexe.

QUELQUES philosophes, ennemis nés des grâces et de la beauté, austères et sauvages par tempérament, ont avancé que le sexe n'était que le produit du développement imparfait du germe humain. Ainsi, en accusant de faiblesse la nature, ils ont calomnié le plus beau de ses ouvrages. Cette opinion, aussi absurde que ridicule, n'a besoin pour être réfutée que de la simple considération des qualités propres à l'homme et à la femme : on ne trouve en effet rien d'absolu ; tout est relatif, tout est arrangé de la manière la plus avantageuse pour leur réunion. Ils sont deux moitiés d'un même tout, que leur organisation particulière, de douces sympathies, une sorte d'attraction morale, font sans cesse tendre l'une vers l'autre pour la propagation de l'espèce et pour leur félicité mutuelle, et dont l'une a la force et la dureté en partage, et l'autre la faiblesse et la douceur.

La femme est plus petite, moins forte et moins capable des longs travaux du corps et de l'esprit que l'homme. Ses os ont moins de volume et de dureté ; les différences les plus remarquables qu'ils présentent se trouvent dans ceux qui composent la partie inférieure du tronc, et dans les clavicules qui en terminent la partie supérieure. Parmi les premiers, ceux appelés *innominés*, et qui forment le bassin conjointement avec le *sacrum* et le *coccix*, sont, dans la femme, plus convexes en dehors, et contribuent par une plus grande courbure à lui donner plus de capacité. Les os du *pubis*, qui en forment la partie antérieure, se touchent par un moindre nombre de points, et fuient obliquement en dehors, pour agrandir l'espace qui est entre eux et le *coccix*.

La convexité des os *innominés* fait que les os des cuisses sont plus éloignés l'un de l'autre; ce qui augmente la largeur des hanches. Il en résulte que les muscles qui appuient sur ces os se trouvent par là moins comprimés par leur contact réciproque, et peuvent s'étendre plus librement : ainsi, toutes choses d'ailleurs étant égales, les cuisses des hommes sont plus grêles que celles des femmes.

Les clavicules sont plus droites et moins courbes dans les femmes, de manière que la poitrine est moins large et moins évasée, et le sternum est plus court.

Les parties molles ont aussi plus de mollesse et de flaccidité dans la femme que dans l'homme ; les chairs sont moins fermes et moins compactes,

et le sang plus séreux ; les parties sont généralement plus grêles, plus petites, plus déliées et
plus souples, les membres sont plus arrondis, les
formes plus élégantes, les traits plus adoucis, les
mouvemens plus légers et les sensations plus vives.
On voit donc que l'organisation de l'homme diffère sensiblement de celle de la femme, et que les
organes de celle-ci sont absolument des organes
de plaisir. Telles sont en général les qualités physiques qui caractérisent le sexe aimable que la
nature a destiné à être le dépositaire du genre
humain, et de qui Thomas a dit avec raison que
« sans lui les deux extrémités de la vie seraient
» sans secours, et le milieu sans plaisirs. »

La sensibilité vive dont jouissent les femmes
est le principe de leurs qualités morales ; la faiblesse, la mobilité et l'inconstance de ce sexe,
duquel La Bruyere a dit que « le caprice était
» tout proche de la beauté, pour être son contre-
» poison », tiennent à cette vive sensibilité qui
est due elle-même à la mollesse du tissu cellulaire :
celle-ci rend la fibre nerveuse plus mobile sous
l'action des *stimulus* physiques et moraux, et
permet des oscillations plus libres et plus nombreuses. On observe encore que le tissu des
viscères et des muscles dans la femme est plus
lâche et plus expansible ; et c'est pourquoi ses
mouvemens sont plus vifs et plus prompts, mais

moins durables. Dans l'homme, au contraire, la substance cellulaire est plus ferme et moins spongieuse; ses couches sont plus denses et plus compactes ; les fibres nerveuses et musculaires moins souples et moins flexibles : c'est pourquoi il faut de plus fortes irritations pour les ébranler ; mais aussi elles se meuvent plus fortement et plus long-temps. On voit d'après cela, que l'homme est bien moins disposé que la femme aux affections spasmodiques, à moins que par des mœurs semblables, et par un renversement de l'ordre naturel, il ne contracte la constitution de ce sexe. L'expérience montre combien le défaut d'exercice, l'oisiveté et la mollesse conservent au tissu cellulaire sa laxité primitive, et aux fibres nerveuses la sensibilité de l'enfance. Les gens de lettres, et les autres hommes que leur genre de vie assujettit à une multitude de maux de nerfs, en sont un exemple frappant.

Cet état de mollesse de l'organe cellulaire, la vive sensibilité de la fibre et son extrême mobilité, rapprochent la constitution de la femme de celle de l'enfance : ajoutez que, de même que dans le premier âge, les forces sont dans le sexe peu susceptibles de concentration, et circulent avec la plus grande rapidité du dehors au dedans et du dedans au dehors; les impressions physiques et morales frappent vivement l'épigastre, le resserrent et en gênent le jeu ; mais il ne retient pas long-temps l'action , et il la réfléchit bientôt aux autres parties. Cet antagonisme de l'épigastre et des autres organes, mais particulièrement de l'organe extérieur , plus actif et plus marqué dans les femmes que dans les hommes , était absolument nécessaire aux premières , qui devaient éprouver des révolutions plus fortes et marquées par les dangers les plus grands.

Il s'établit à l'âge de puberté chez la femme un nouvel ordre de fonctions qui ont la plus grande influence sur la machine , et qui changent entièrement son état physique et moral. La matrice , qui jusqu'alors avait sommeillé , s'éveille , et devient un nouveau foyer de sensibilité, un nouveau centre d'action , qui irradie vers le cerveau , et y décide des passions analogues à la nature de ses fonctions : les oscillations et les humeurs se dirigent vers elle ; elle s'imbibe d'un sang superflu, se gonfle, le laisse échapper , et il s'établit un flux périodique qui continue jusqu'au moment où la grossesse ou l'âge le suppriment. Dans la première circonstance, l'effort se partage entre la matrice et les mamelles , vers lesquelles afflue l'humeur laiteuse; et comme les règles se rétablissent quand l'allaitement est fini , pour se supprimer dans les grossesses suivantes et se rétablir ensuite de nouveau, on voit que ce n'est qu'en marchant de révolutions en révolutions que les femmes parviennent à cette dernière, non moins dangereuse, qui, dès qu'elle est entièrement achevée, leur assure une vie longue et tranquille. On voit, d'après cette légère esquisse des vicissitudes de la vie du sexe, que rien ne pouvait les lui faciliter et en diminuer les dangers qu'une constitution plus sensible et moins forte que celle de l'homme (1).

L'extrême sensibilité dont jouit le sexe, et qui l'expose à une multitude d'impressions vives, mais de peu de durée, explique pourquoi l'imagination des femmes est vive et non forte, et pourquoi leurs écrits, plus brillans que profonds, sont rarement marqués au coin du génie; c'est que leur cerveau est ébranlé vivement, mais non fortement, et que d'ailleurs l'épigastre n'est point chez elles susceptible de ce degré de tension

____

(1) « L'être faible est nécessairement timide, parce qu'il se voit ex
» posé à des dangers qu'il ne peut éviter par sa résistance, et sa timidité
» augmente encore sa faiblesse. L'effet physique de la peur étant d'attirer
» les forces au dedans, elle empêche qu'il n'en reste assez au dehors pour
» repousser la cause qui l'a fait naître : aussi les femmes sont-elles sai
» sies d'émotions vives, tombent-elles en défaillance, au moindre péril
» qui les menace. Heureusement que la même constitution des fibres
» qui dispose leur âme à la crainte, dispose leur esprit à la finesse ou
» à la dissimulation, qui n'est que l'art de cacher cette crainte. Cette
» qualité naît en elles du sentiment de leurs besoins, uni à celui de
» leur faiblesse : elle supplée au courage d'organisation qui ne leur a
» pas été donné, et les fait échapper par l'adresse à l'action des causes
» offensives que nous évitons par la force. » DESERE, pages 218
» et 314.

qu'exigent les grands travaux de l'âme et les profondes méditations; tension que n'éprouveraient pas sans danger leurs viscères faibles et délicats; elle dégénérerait bientôt en un spasme qui produirait d'autant plus aisément des empâtemens et des embarras, que leur tissu est très poreux, et s'imbiberait par conséquent d'une grande quantité d'humeurs qui suivent toujours les courans des oscillations, et qu'y entraînerait le refoulement d'action.

Mais si la nature, ô femmes ! sexe enchanteur, vous a refusé le génie, combien n'en êtes-vous pas amplement dédommagées par les agrémens du corps et de l'esprit ? N'avez-vous pas les droits les plus beaux et les plus légitimes à notre amour et à notre reconnaissance, et ne régnez-vous pas en souveraines sur nos cœurs ? Le charme que vous répandez sur notre vie, les douces illusions que vous faites naître dans nos âmes, toutes les sensations délicieuses, et la perfection de la faculté de les sentir, voilà votre ouvrage, et c'est là le moindre de vos titres à nos hommages ; nous vous devons encore les vertus. Sans vous, nous n'aurions de notre caractère que l'âpreté sans l'énergie ; l'humanité serait foulée aux pieds ; la pitié trouverait nos cœurs cuirassés d'un triple airain. C'est vous qui placez sur notre poitrine l'égide du courage, qui ennoblissez nos actions , et qui nous formez **au** bonheur et à la gloire.

La mollesse du tissu cellulaire, et la vive sensibilité qui en est le résultat, diminuent avec l'âge ; les organes perdent insensiblement leur souplesse et acquièrent plus de dureté , et les forces se détournent vers l'épigastre : dès que les règles sont une fois cessées, une portion de ces forces, qui se dirigeait vers la matrice , se concentre dans l'intérieur, aux dépens de cet organe qui n'a plus de vie propre. Ainsi la grande mobilité des fibres diminue, les mouvemens sont moins fréquens, mais plus forts , et ils ne sont plus réfléchis avec autant de facilité du dedans au dehors qu'auparavant. Mais comme l'endurcissement des solides se fait plus lentement chez les femmes que chez les hommes , les progrès de la dégradation lente qui amène le terme fatal, sont aussi bien moins prompts et moins rapides , et elles parviennent à un **plus** grand âge.

CHAPITRE VI.

Des Constitutions.

CHAQUE individu a une manière d'être qui lui est propre, et qui, ainsi que l'a dit Bordeu, lorsqu'elle tourne à son avantage, établit sa santé. C'est cette manière d'être qu'on a appelée *constitution*, et dont il existe présque autant d'espèces qu'il y a d'individus.

Les constitutions, considérées en général du côté des solides, se réduisent au nombre de quatre : le *robur*, ou la vigueur réunie à la sensibilité, comme dans les hommes bien constitués ; le *robur* joint à peu de sensibilité, comme dans la plupart des gens de la campagne, les manouvriers, etc. ; la faiblesse jointe à peu de sensibilité, comme dans les personnes d'un tempérament très pituiteux ; et enfin la faiblesse combinée avec une vive sensibilité, comme dans les femmes hystériques, donnent les quatre constitutions élémentaires et primordiales, mais qui éprouvent une foule de modifications, et qui sont sans cesse renforcées ou affaiblies par une multitude de causes inévitables, telles que le climat, le régime, l'éducation, les passions, les saisons, etc. On conçoit que les degrés de force et de sensibilité variant dans les divers sujets, chacune de ces constitutions présente un grand nombre de nuances, et que plusieurs hommes jouissant de la même doivent différer plus ou moins entre eux. Maintenant, si on fait attention que les forces affectent une direction particulière dans les différentes phases de la vie et les saisons de l'année, et que chaque individu a son *idiosincrasie*, c'est-à-dire, une disposition particulière de tel ou tel organe à dominer sur les autres, on donnera facilement la raison des *diathèses* humorales connues des anciens sous le nom de *tempéramens*, et qui sont au nombre de quatre : le pituiteux, le sanguin, le bilieux et l'atrabilaire. Cette distinction est fondée sur la nature même. En effet, puisque les diathèses sont le produit du *robur* de la fibre, de la sensibilité, de la direction des forces et de la dominance d'action d'un ou de plusieurs organes, diversement combinés, les constitutions ne peuvent être mieux caractérisées que par la diathèse qui est propre à chacune d'elles. Hippocrate avait déjà dit : « L'homme est composé de sang, » de bile jaune, de bile noire et de pituite (1). » On pourrait néanmoins réduire ces tempéramens à trois, car celui atrabilaire n'est que l'extrême du tempérament bilieux. Observez que l'on ne trouve

---

(1) Livre de la Nature de l'homme.

pas toujours les tempéramens dans l'état de simplicité que nous allons décrire, mais souvent dans celui mixte ; dans ce dernier cas, il en est toujours un dont le caractère est plus saillant, et que désigne l'humeur dominante à laquelle il a donné naissance.

Le tempérament pituiteux ou flegmatique, *temperamentum frigidum et humidum*, est caractérisé par la mollesse, la laxité, et le peu d'action de la fibre, qui est abreuvée d'une sérosité surabondante. Les hommes de ce tempérament ont les chairs très molles et lâches, le tissu cellulaire rempli de graisse et souvent de gélatine, et le sang très séreux. La plupart ont la taille avantageuse, la peau blanche et froide au toucher, et principalement celle des extrémités, surtout en hiver, les cheveux et les poils blonds ou châtains et tardifs ; ils ne deviennent jamais chauves ; le visage est pâle et quelquefois bouffi ; les yeux sont peu expressifs, et le regard est languissant. Les femmes de ce tempérament ont, pour l'ordinaire, beaucoup de gorge, mais elle ne se soutient pas long-temps. Les fonctions sont lentes et embarrassées dans les pituiteux ; ils ont le pouls lent, petit et mou, et les veines étroites ; la respiration est lente, et ils sont sujets aux oppressions ; ils ont peu d'appétit, soutiennent bien la diète, et digèrent péniblement. Ils éprouvent rarement le sentiment de la soif; leurs sens sont très obtus, les mouvemens difficiles, mais durables; ils sont peu enclins aux plaisirs de l'amour, et parviennent plus tard que les autres à la puberté. Ils excrètent par le nez et la bouche beaucoup de matières visqueuses et insipides; leurs excrémens sont blancs et muqueux; les urines sont troubles avec un sédiment épais : les règles et les lochies, chez les femmes pituiteuses, sont pâles.

Les fonctions de l'esprit s'exercent chez les pituiteux d'une manière faible et languissante; ils ont l'imagination froide et presque pas de mémoire; ils sont très portés au sommeil, se mettent difficilement en colère, et s'apaisent aisément. Ils ne sont guère plus propres aux travaux de l'esprit qu'à ceux du corps, à moins qu'on ne les y habitue par degrés. L'habitude est leur loi; ils ont le jugement droit et sûr, le caractère doux, affable et paisible, et l'état d'apathie semble être celui dans lequel ils trouvent uniquement le bonheur.

Le tempérament sanguin, qu'on peut considérer comme faisant la nuance entre le pituiteux et le bilieux, est le produit de la dominance d'un sang visqueux, et abondant en partie rouge et en gluten : c'est le *temperamentum calidum et humidum* des anciens. Il est caractérisé par une physionomie animée, un teint rouge et vermeil : les cheveux sont, pour l'ordinaire, blonds ou châtains, et se régénèrent facilement; les membres sont souples et agiles, les veines bleues et d'un diamètre médiocre; le pouls est grand, vif et réglé; l'habitude du corps est chaude et molle au toucher, et les chairs fermes et compactes.

Les personnes de ce tempérament n'éprouvent qu'un appétit et une soif médiocres. Elles sont sujettes aux hémorragies, transpirent beaucoup, et rendent abondamment des urines d'une couleur et d'une consistance louables; les excrémens sont roussâtres et d'une consistance médiocre. Les sanguins dorment profondément, moins cependant que les pituiteux, et font ordinairement des rêves agréables.

L'homme de ce tempérament fait généralement assez bien toutes ses fonctions. Il est bon, franc, courageux, vif, doux et enjoué; sa mémoire est heureuse, et son imagination vive et brillante. Il est très enclin aux plaisirs; il aime la table, les femmes, le luxe; mais il a plutôt des goûts que des passions. Il est très sensible, s'emporte aisément, et se calme de même. Il est étourdi, léger, inconstant et spirituel; mais rarement il acquiert de l'érudition. Il a la conception facile, néanmoins il est incapable de se livrer à de profondes méditations; c'est pourquoi les sciences abstraites, et généralement tout ce qui exige un travail assidu et opiniâtre, ne peuvent lui plaire, ni fixer son attention; mais aussi il cultive avec succès la poésie, la peinture, la musique et tous les arts agréables qui exigent de la vivacité dans l'imagination.

Le tempérament bilieux, *temperamentum calidum et siccum*, est celui dans lequel la bile domine. L'homme qui jouit de cette constitution n'a pas ordinairement une taille avantageuse, ni de l'embonpoint; mais il est fort, nerveux et bien musclé; ses os sont gros, ses chairs fermes et compactes. L'habitude du corps est grêle et maigre; la peau aride, sèche et peu perspirable, avec une chaleur âcre et mordicante, surtout celle des mains; le teint et les yeux sont pâles et jaunâtres. Presque toujours les cheveux et les poils sont noirs, crépus, et tombent de bonne heure. Toutes les fonctions, et surtout celles de la digestion, se font avec rapidité chez les bilieux; ils ont ordinairement un appétit vorace, et éprouvent fréquemment le sentiment de la soif. Leur pouls est prompt, élastique, sec et roide, et les veines sont très amples. Les bilieux parviennent promptement au terme de leur accroissement, et vieillissent de bonne heure. Ils sont sujets aux vomissemens de matières bilieuses; leurs excrémens sont très jaunes, la cire des oreilles très abondante, et les urines jaunes ou rouges, âcres et copieuses. Les évacuations utérines, chez les femmes de ce tempérament, sont jaunâtres ou citrines.

Le bilieux est très enclin aux plaisirs de l'amour:
il aime passionnément et avec fureur. Il est fort,
et conserve long-temps sa vigueur. Il porte les passions à l'excès, et elles sont l'effet de sa grande
sensibilité : il est très jaloux, constant, ferme,
inexorable, très colérique, et porté à la vengeance.
Non seulement il a beaucoup d'imagination, mais
encore un jugement solide et réfléchi; il a plus
de génie que d'esprit, et est très propre aux sciences
abstraites. Mais à tant de qualités précieuses il
mêle presque toujours de la dureté; il est entêté,
opiniâtre, et souvent misanthrope. Il dort peu et
d'un sommeil léger; il veille la plus grande partie
de la vie. Ce tempérament se convertit fréquemment en celui atrabilaire, vers l'âge de quarante ou
cinquante ans.

Le tempérament atrabilaire ou mélancolique,
temperamentum siccum et frigidum des anciens,
est celui dans lequel domine une bile d'un jaune
brunâtre et noirâtre, et qui déprave de sa couleur
l'habitude du corps, et surtout la face. On peut
le considérer comme le *maximum* du tempérament bilieux ; l'atrabile ne me paraît être autre
chose que la bile elle-même oxidée dans un haut
degré.

Les mélancoliques ont ordinairement beaucoup
de cheveux noirs ou bruns (1), les joues sucées;

____

(1) Les Anglais sont, en général, mélancoliques, et ont néanmoins

le corps grêle et maigre, la peau sèche, froide, dure, âpre, jaune, brune ou noirâtre ; leur pouls est fréquent, sec, élastique, petit, enfoncé, et souvent inégal, et leurs veines étroites. Ils sont voraces, et ont rarement soif. Ils croissent lentement, et vieillissent de bonne heure. Ils dorment peu, et leur sommeil est agité par des songes terribles. Les fonctions du ventre sont irrégulières ; les urines sont abondantes, claires, peu colorées. Ils sont sujets à des vomissemens de matières noires, aux hémorroïdes, et rejettent beaucoup de salive. Le ventre est fréquemment constipé, dur, et les excrémens sont noirâtres. Les sueurs qui se manifestent chez eux sont plutôt d'expression que des sueurs utiles.

Le mélancolique jouit d'une grande sensibilité ; aussi a-t-il l'imagination vive et exaltée : le plus petit revers, la plus légère douleur, le jettent dans l'abattement et le désespoir ; son âme se repaît de chimères, qui le troublent et le rendent malheureux par la crainte de le devenir. Cette constitution est celle des grands hommes, des héros, des ambitieux et des grands scélérats. Les entreprises qui paraissent supérieures aux forces humaines, les conquêtes, les crimes atroces, les sectes, les fac-

____

les yeux bleus, les cheveux blonds et le visage coloré ; c'est que le climat modifie à son gré l'habitude extérieure : or, celui d'Angleterre, qui est froid et humide, conjointement avec d'autres causes locales, favorise la constitution pituitoso-atrabilaire.

tions, les révolutions des empires, ont été fréquemment l'ouvrage des mélancoliques.

Le caractère du mélancolique est sombre, rêveur, difficile, inquiet, méfiant et chagrin. Il est implacable dans la haine et la vengeance. Il en est dont les passions fougueuses entraînent tout ce qui leur résiste; d'autres ont le cœur bon et sensible. Quelques uns ont une crainte outrée de la mort; d'autres la recherchent ou se la donnent. Le mélancolique est très exigeant, et sa sensibilité se tourne souvent en fureur quand on lui manque. Presque tous sont bons amis, mais amans jaloux et portés au désespoir.

Chaque âge a sa constitution propre, et qui dépend, entre autres causes, de la dominance d'action d'un ou de plusieurs organes. La constitution pituiteuse appartient spécialement à l'enfance : elle est due à l'excès d'action relative des systèmes cellulaire, glanduleux et lymphatique.

Toutes les parties sont d'une mollesse extrême dans l'enfance : le tissu cellulaire est dans un état d'expansion plus grand que dans les âges suivans; il est pénétré d'une quantité considérable d'humeur muqueuse légèrement colorée en rouge. C'est cet épanouissement de l'organe cellulaire qui donne lieu à la pléthore et aux congestions si familières aux enfans. Les vaisseaux lymphatiques appartiennent à ce tissu. Ils sont généralement plus développés, surtout les vaisseaux lactés du premier ordre ; leur diamètre diminue considérablement dans la vieillesse. Les glandes jouissent de même d'une action plus grande dans les premiers temps : elles sécrètent une bien plus grande quantité de mucus, et en sont constamment gorgées ; c'est pourquoi elles sont très volumineuses. Mais les glandes, très développées dans l'enfance, diminuent à mesure que la vie fait des progrès : il en est même qui s'effacent entièrement et de très bonne heure, comme le thymus : d'autres ne s'oblitèrent que par degrés, et ne sont complétement desséchées que dans la vieillesse ; telles sont les glandes du mésentère.

Cette dominance d'action des systèmes cellulaire, glanduleux et lymphatique, n'a lieu que durant les premières années de la vie : elle décroît insensiblement, à mesure que l'homme s'éloigne de la naissance. Aussi les maladies de l'enfance sont-elles communément muqueuses, et ont leur siége dans ces organes.

Une circonstance qu'il est important de remarquer, c'est que la tête des enfans est très volumineuse, et que, dans tous les âges de la vie, ceux qui ont la tête fort grosse ont le tissu spongieux très lâche, et acquièrent ordinairement beaucoup d'embonpoint ; les vaisseaux sanguins sont chez eux très peu développés ; ils sont sujets aux maladies pituiteuses et spasmodiques ; ils ont un appétit vorace, et supportent difficilement l'abstinence. En un mot, ils réunissent la plupart des qualités qui caractérisent l'enfance. Ceux, au contraire, qui ont la tête peu volumineuse, sont ordinairement maigres ; ils ont les vaisseaux sanguins très développés ; résistent aisément à la faim et aux évacuations de sang, et sont très disposés aux maladies inflammatoires.

Une autre circonstance, non moins essentielle par rapport à la distribution des forces organiques dans l'enfance, c'est qu'elles se dirigent, non seulement du centre à la circonférence, mais encore vers la tête. Cette tendance était nécessaire par rapport à la pousse des dents, à l'exercice et au développement des organes des sens, qui ont la plupart leur siége dans la tête : cette même tendance habituelle des mouvemens organiques vers la tête était encore utile pour prévenir la trop grande pituitescence, et donner la quantité d'action nécessaire à la membrane pituitaire, afin qu'elle pût sécréter une portion suffisante de sucs muqueux et pituiteux (1).

---

(1) Cette direction des mouvemens vers la tête, dans l'enfance, prévient un grand nombre de maux auxquels cet age est exposé. La nature purge les enfans par différentes excrétions séreuses de la tête, telles que des écoulemens par le nez, les yeux, les oreilles, des gales, etc. Hippocrate redoutait, non sans raison, les affections convulsives chez ceux qui n'éprouvaient pas ces évacuations salutaires.

Ces sucs sont sécrétés abondamment aussi par l'estomac et les intestins, dont le tissu est alors plus mou, plus spongieux et plus expansible que dans les autres temps de la vie. Cette identité de fonctions de la membrane pituitaire et des intestins établit entre la tête et le bas-ventre une sympathie très marquée, dans les enfans spécialement, et explique pourquoi les affections de la tête intéressent fréquemment chez eux les viscères du bas-ventre, *et vice versâ*.

Les causes qui favorisent la constitution pituiteuse, ou qui la renforcent, sont l'abus des alimens froids et humides, des farineux, et surtout de ceux qui n'ont pas fermenté; celui des substances grasses, flatulentes et difficiles à digérer; l'usage trop fréquent des poissons, du laitage; les excès dans le régime, l'abus des boissons aqueuses; la vie oisive et casanière; celle exempte de soucis, d'inquiétudes; l'inertie de l'âme, les passions tristes et soutenues; l'usage habituel des vins pesans et grossiers; l'habitude des bains après le repas, ainsi que l'avait déjà fort bien remarqué Alexandre de Tralles; le sommeil trop prolongé; l'hiver; le séjour des pays froids et humides, des endroits situés dans le voisinage des marais, des lacs, des étangs, des rivières, des fleuves (1); de ceux exposés

***

(1) Les habitans du Phase, au rapport d'Hippocrate, qui vivaient dans une atmosphère épaisse et humide, avaient la figure pâle, livide, bouffie,

à la neige, aux pluies et au nord (1) : en un mot, toutes les causes énervantes qui, en affaiblissant le système, font dominer l'action de l'organe cellulaire. Ces mêmes causes, soutenues à un certain degré pendant quelque temps, décident les écrouelles ou le rachitis : ces deux affections dépendent de l'extrême pituitescence, et doivent être regardées comme le produit de la constitution de l'enfance portée à l'excès.

La constitution pituiteuse paraît être au premier coup d'œil celle des vieillards : mais ils ne sont pas réellement pituiteux, et, pour me servir des termes de Galien , ils ne le sont qu'en apparence, par rapport aux excrétions qui ont lieu chez eux par le nez et par la poitrine, car leur constitution est froide et sèche. Il faut observer d'ailleurs que les excrétions séreuses des vieillards sont le produit du desséchement de l'organe extérieur, et du refoulement des forces dans l'intérieur, qu'ont amenés par degrés les progrès de la vie : ces deux causes font refluer les humeurs pituiteuses et perspirables, et les glandes muqueuses du nez et des poumons leur servent de voie de décharge. La pituite est au contraire dans l'enfance l'effet de la dominance d'action des systèmes cellulaire , lym-

-----

la voix grave et étouffée , les articulations peu apparentes , et étaient inhabiles aux exercices et aux travaux.

(1) C'est pourquoi les Allemands sont presque tous pituiteux.

phatique et glanduleux, qui, à proprement parler,
n'en font qu'un, et celui de l'expansion des forces.
Elle est, chez les enfans, consistante, douce, mu-
cilagineuse et acescente; dans l'âge avancé, elle est
ténue, et porte, ainsi que les autres humeurs, l'empreinte de l'acrimonie dont est frappé tout le système sénil.

Ce que je viens de dire est le résultat des observations déjà faites par les anciens. « Il y a
» plusieurs espèces de pituite, dit Galien ; une
» douce et blanche; l'autre acide , et une autre
» salée. » La première est celle des enfans dans
l'état naturel ; la seconde est encore celle de
l'enfance, mais dégénérée; et la dernière, enfin ,
celle de l'âge du dépérissement ; ce que les anciens appelaient *salé* , est précisément ce que
nous entendons par le mot *âcre*. Cette acrimonie
de la pituite sénile est souvent renforcée par l'atrabile, et beaucoup de vieillards jouissent d'une
constitution mixte qui est le résultat de ce
mélange.

La constitution pituiteuse contenue dans de
justes bornes, et qui se soutient jusqu'à un certain
point dans les autres âges , est la plus favorable
à la durée de la vie. Les pituiteux vivent plus
long-temps que les autres : l'endurcissement, le
racornissement des organes , et le refoulement
des forces vers l'intérieur , qu'amène nécessai-

rement la succession des âges, s'opèrent bien plus lentement, et font des progrès bien moins rapides que dans les autres constitutions. C'est pourquoi Galien a dit : « Ceux qui sont natu-» rellement humides vivent très long-temps, et » jouissent de la meilleure santé dès que le corps » a acquis de la force, et plus que les autres » du même âge; et ils la conservent jusque dans » l'extrême vieillesse (1). »

A l'âge pituiteux de l'enfance succède la constitution sanguine de la jeunesse. La puberté, qui commence ce second période de la vie, diminue par degrés la mollesse et la laxité des solides, et par conséquent la pituitescence; les forces s'exercent alors avec plus d'activité sur les systèmes pulmonaire et artériel, et la constitution devient sanguine. Ce changement est le produit du développement de l'action dans les organes sexuels; dès qu'ils s'éveillent, il s'y établit un centre de sensibilité qui n'existait pas auparavant, qui jette des irradiations dans tout le système, et qui détermine un nouvel état dans le physique et le moral de l'homme. L'influence des testicules dans les mâles est si générale et si puissante qu'outre la production de la barbe et des poils, et la mue de la voix, auxquelles elle donne lieu, chaque

____

(1) *De sanitate tuendâ.*

partie acquiert un nouveau *robur*, les solides plus de dureté, les fluides plus de densité, enfin une exubérance de vie, marquée par l'impatience du plaisir, et qui porte l'homme à rechercher le commerce des femmes.

La puberté ne produit pas des changemens aussi marqués dans les femmes que dans les hommes, à part néanmoins les désirs vénériens, qu'elles éprouvent peut-être plus vivement, mais que la pudeur leur fait dissimuler. Leur constitution retient presque toujours quelque chose de la faiblesse et de la mollesse du premier âge, et les forces affectent plus long-temps la direction du centre à la circonférence.

Mais c'est spécialement sur le système artériel que se dirige l'influence des organes de la génération à l'âge de puberté : il acquiert alors un état de pléthore et d'orgasme qu'il n'avait pas auparavant, tandis que dans l'âge avancé, cet état a plus particulièrement lieu dans les veines. Glisson Wintringham, ayant comparé les artères et les veines dans les différens âges, s'est assuré que la densité relative des veines était plus grande dans la jeunesse, et qu'elle diminuait insensiblement, en sorte que dans la jeunesse la densité de la veine cave comparée à celle de l'aorte est comme 26 sont à 25, et dans la vieillesse comme 139 sont à 140 : différence qui dépend de ce que les veines, plus gorgées de sang dans le dernier période de la vie, doivent nécessairement perdre de leur épaisseur, et s'amincir. Cette observation est parfaitement d'accord avec les expériences de Haller, desquelles il résulte que la densité des parois des vaisseaux diminue à mesure qu'ils se remplissent de sang. Une multitude de faits prouve, d'ailleurs, que la constitution sanguine est étroitement liée avec l'accroissement des forces qui s'exercent sur le système artériel, et qui tendent puissamment à le développer. C'est alors aussi que le sang abonde le plus en partie rouge et en gluten.

On doit regarder les poumons, non seulement comme le centre du système artériel, mais encore comme le principal atelier où la nature travaille à la sanguification; c'est là que le sang charrié par les veines se convertit en sang artériel : mais à l'époque de la puberté, l'organe pulmonaire complète son développement, et augmente d'action. Il n'est donc pas étonnant que dès-lors il se forme une plus grande quantité de sang qu'auparavant. Les actes de la respiration s'exercent d'une manière plus étendue et plus énergique; l'hydrogène et le carbone, se dégageant du sang pulmonaire en plus grande quantité, font dominer relativement l'azote qui, en conséquence, augmente la proportion du gluten dont il est le principe essentiel; l'oxigène atmosphérique, absorbé aussi en plus grande quantité par le sang, oxide davantage le fer qui y est contenu, et augmente ainsi la partie rouge. On conçoit aisément dans cette théorie, pourquoi les jeunes gens sont plus sujets aux maladies inflammatoires et aux crachemens de sang que les autres.

Le tempérament sanguin est produit ou renforcé par l'usage des alimens très nourrissans, et surtout de la chair des animaux, par les exercices modérés, la suppression des évacuations périodiques de sang et la grossesse chez les femmes, par la joie, la gaieté, le séjour des régions tempérées, et par les saisons analogues au printemps. Cette constitution est celle dans laquelle on jouit de la meilleure santé, et qui contribue le plus aux agrémens et au bonheur de la vie; mais elle expose aux inflammations, aux hémorragies, et autres maladies de sang, surtout dans les temps froids et secs; lorsque le mercure se soutient quelque temps très élevé dans le baromètre, et que le vent souffle du nord ou de l'est.

La virilité, ou l'âge moyen, qui amène la bilescence, suit immédiatement la jeunesse. A cette époque les solides n'ont plus cette ductilité et cette souplesse qui caractérisent le printemps de la vie. Elles ont déjà acquis un certain degré de consistance et de densité; l'organe extérieur n'a plus la même activité, et les forces commencent à se retirer vers l'épigastre : le système de la veine-porte en reçoit un surcroît d'action, et il se forme une plus grande quantité de bile. Néanmoins la bilification, à laquelle tend naturellement le système humoral, et qui a spécialement lieu à cet âge, ne reconnaît pas cette seule cause : elle est aussi le produit de la dégénération du sang, qui a ordinairement lieu dans ce période de la vie.

C'est le système veineux, dont la veine-porte est le centre, qui domine dans le tempérament bilieux. Nous remarquerons, à cette occasion, que ce système a la plus grande influence sur le système nutritif. « Ceux qui ont des veines » étroites et peu de sang, ne peuvent supporter » une longue abstinence : ceux, au contraire, » dont les veines sont larges et remplies de sang, » la supportent mieux. (1) » On voit ce rapport bien établi chez les enfans et les vieillards. Les premiers ont les veines étroites et peu de sang ; ils ne peuvent s'abstenir long-temps : mais les vieillards, dont les vaisseaux veineux sont très remplis, peuvent résister à une longue privation d'alimens.

La constitution bilieuse est un produit de la

---

(1) GALEN., lib. II, *de temperamentis*.

vie, qui a le plus ordinairement lieu dans l'âge viril : elle peut néanmoins être décidée dans les autres âges par l'action de certaines causes, telles que l'habitation dans les pays chauds et secs, les saisons analogues, les travaux du corps et de l'âme portés à l'excès, les passions fortes, l'abus du vin et des liqueurs, la nourriture échauffante et animale, l'habitude des substances douces et sucrées et notamment du miel, les forts assaisonnemens, l'excès de sobriété et l'abstinence trop long-temps soutenue, les veilles excessives ; la suppression des évacuations habituelles par le ventre, les vomissemens, les urines ou les sueurs ; l'usage soutenu des terres absorbantes, des sels alcalins, du mercure et des antimoniaux ; la morsure de certains animaux vénimeux, tels que le serpent à sonnette, la vipère et l'aspic.

Les sucs bilieux se forment et se développent naturellement dans le système humoral, surtout lorsque la diathèse sanguine a fait des progrès ; car le fer contenu dans le sang, étant alors plus oxidé, prend la couleur jaune, et l'azote devient de plus en plus dominant. Ils sont aussi, en partie, le résultat des progrès de la fermentation animale qui se soutient habituellement dans les humeurs, et d'une augmentation d'action de la veine-porte, dont l'irradiation se propage dans l'âge viril sur tout le système veineux. Dans l'état naturel, les sucs bilieux sont excrétés à mesure qu'ils se forment ; de cette manière la bilescence est en-rayée, et les maladies bilieuses sont prévenues.

Le tempérament atrabilaire est le tempérament bilieux renforcé ou poussé à l'extrême ; il appartient au moyen âge et à la vieillesse. En général les vieillards sont secs et froids, et par conséquent atrabilaires ; car, comme le remarque Galien, « les vieillards ne sont humides que par rapport » aux excrétions qui ont lieu par les parties supé-» rieures. » Souvent aussi leur constitution est, ainsi que je l'ai déjà dit, un mélange de la pitui-teuse et de l'atrabilaire. On peut distinguer en général deux sortes d'atrabile, l'une naturelle, et l'autre morbifique. « L'une, dit Galien d'après » Hippocrate, est le sédiment, la lie du sang, » qui est très-épaisse et semblable à la lie du » vin : l'autre est ténue, et paraît acide à ceux » qui la vomissent ou qui l'odorent ; elle fait » effervescence avec la terre. La première ne pos-» sède aucune de ces qualités ; c'est pourquoi, » à mon avis, elle est mieux appelée sang ou » suc mélancolique qu'atrabile. » Il dit dans un autre endroit : « La vraie atrabile est celle qui est » acide ; elle est la plus dangereuse, et ses effets » sont terribles. » On voit d'après cela que la seconde espèce, ou plutôt l'atrabile proprement dite, ne diffère de la première, ou du suc mélancolique, que par une plus grande oxigénation qui la fait passer à l'état d'acide, dont elle possède toutes les qualités. Les mêmes causes qui produisent la constitution bilieuse donnent également naissance à celle atrabilaire ou mélancolique, lorsqu'elles sont plus intenses, ou que leur action s'est soutenue plus long - temps ; mais de toutes ces causes il n'en est point de plus puissantes que les chagrins longs et cuisans, les soucis, les inquiétudes, et les excès dans les plaisirs de l'amour et de la table. Les maladies dépendantes de cette constitution ne diffèrent de celles bilieuses que par une tendance plus grande et plus rapide à la putridité et à la gangrène.

« Les personnes molles, blanches et grasses,
» dit Galien, ne sont pas sujettes à la mélancolie :
» mais ceux-là y sont exposés qui sont rubi-
» conds, jaunes, noirs, maigres, velus, qui ont
» des veines larges, surtout s'ils veillent beaucoup,
» s'ils se livrent assidûment à des travaux forts
» et pénibles ; s'ils éprouvent des inquiétudes,
» s'ils observent un régime ténu, s'ils ont des
» hémorroïdes ou d'autres évacuations de sang
» qui soient supprimées, et s'ils usent d'alimens
» qui se convertissent en sucs mélancoliques, tels
» que les chairs de chèvre, de bœuf, et plus
» encore de bouc, de taureau, d'âne, de cha-
» meau, de renard et de chien. La chair de

» lièvre, et principalement celle de sanglier, de
» limaçon, engendre les sucs mélancoliques lors-
» qu'on en fait un fréquent usage. Outre cela,
» toutes les chairs d'animaux terrestres, celles qui
» sont salées et celles des animaux aquatiques,
» comme du thon, du dauphin; les choux, les
» lentilles, le pain de son, celui fait de grains
» altérés; les vins grossiers et noirs, les vieux
» fromages, donnent naissance à l'humeur mé-
» lancolique. Il en est chez lesquels elle est le
» produit de la fièvre; mais rien ne contribue
» plus à sa génération que la saison, la consti-
» tution, l'âge, et le pays qu'on habite. (1) »

Nous devons conclure de tout ce que nous
venons de dire par rapport aux constitutions des
âges, que le corps de l'homme présente trois systèmes, dont chacun a une action dominante dans
les différentes époques de la vie. Le système cellulaire, qui comprend les vaisseaux lymphatiques
et les glandes, agit spécialement dans l'enfance,
et établit la constitution pituiteuse : le système
artériel, dont les poumons sont le centre, agit
dans le second âge; le développement des forces
qui se portent spécialement sur ce système, lequel
fait dominer le sang, est décidé par l'irradiation
sympathique des organes générateurs, dont la vie

____

(1) GALEN. lib. III, *de locis affectis.*

propre commence à l'époque de la puberté : enfin
le système veineux, dont le centre est dans le bas-
ventre, augmente d'action dans les âges subséquens, et amène la constitution bilieuse et mélancolique. Cette succession des âges et des constitutions
est un effet nécessaire des différentes déterminations
des forces organiques qui accompagnent les différens périodes de la vie.

CHAPITRE VII.

De la durée de la vie.

Tous les êtres organisés, après avoir parcouru
les trois périodes d'accroissement, de consistance
et de dépérissement, laissent exhaler de leurs corps
épuisés le feu qui les animait. La mort est donc
une véritable fonction de la vie, qui consume l'aliment nécessaire à son entretien. Chaque espèce
vivante a un terme désigné par la nature, au-delà
duquel elle cesse d'exister : c'est dans la connaissance des moyens qui peuvent prolonger ce terme,
en prévenant la trop prompte consomption de la
flamme vitale, que consiste la médecine conserva-
trice. Jetons d'abord un coup d'œil rapide sur la
durée des différentes classes du monde organisé,
en commençant par les plantes, avant que d'en
venir à ce dernier période où l'âme humaine, se

dégageant des entraves de la matière, va se réunir à son auteur. Ce que j'en dirai, mettra le lecteur en état d'apprécier dans la suite les circonstances les plus importantes qui influent sur la prolongation ou la diminution du terme de sa vie.

Les différentes espèces de plantes, que les botanistes, d'après les dernières découvertes, portent au nombre de quarante mille, peuvent être divisées, en général, en trois classes principales, savoir, les *annuelles* ou d'un an et même de six mois, car elles naissent pour la plupart au printemps et meurent en automne; les *bisannuelles*, qui meurent au bout de deux ans; enfin les *vivaces*, qui vivent depuis quatre jusqu'à mille ans.

Les plantes succulentes et aqueuses, dont les organes sont délicats, ne vivent qu'un an ou deux au plus; celles qui sont plus robustes et dont les sucs sont plus consistans, durent davantage; mais elles ne peuvent, sans bois, vivre bien long-temps. On remarque des différences très-sensibles dans les plantes qui ne vivent qu'un ou deux ans; celles qui sont inodores et insipides vivent généralement moins que les plantes aromatiques et sapides.

Les arbrisseaux et les arbres de la petite espèce peuvent durer jusqu'à soixante et même cent ans; de ce nombre sont entre autres la vigne et le romarin. Les arbres qui vivent le plus sont les plus grands et les plus forts, tels que le chêne, le tilleul, le hêtre, etc. : le baobab, dont le tronc acquiert vingt-cinq pieds d'épaisseur, est un des *nestors* du règne végétal. Adanson trouva, vers le milieu de ce siècle, les noms des navigateurs des 15e et 16e siècles, sur des baobabs qui n'avaient encore que six pieds d'épaisseur, et les incisions n'avaient pas encore beaucoup d'étendue. Il y a eu des cèdres du Liban et des chênes qui ont vécu plus de mille ans.

Tous les arbres dont la crue se fait rapidement, tels que le pin, le bouleau, etc., ont un bois bien moins fort, et qui dure moins : le chêne, qui croît le plus lentement, a aussi le bois le plus dur, et vit très long-temps.

Les végétaux de la petite espèce ont en général une vie plus courte que ceux qui sont très-grands et d'une certaine grosseur. Ceux qui ont le bois le plus dur, ne sont pas ceux qui vivent le plus long-temps ; le buis, le cyprès, le genevrier, le noyer et le pommier, ne durent pas autant que le tilleul, dont le bois est néanmoins plus tendre. En général, ceux qui donnent des fruits mous, succulens, et perfectionnés par l'art, durent moins que les autres et que ceux qui n'en portent que de mauvais. Parmi ces derniers, ceux qui portent des noix ou des glands ont une vie plus longue que ceux dont les fruits sont à noyau, ou des grains. On observe qu'en général ceux dont

le feuillage et les fruits viennent et passent lentement, vivent plus long-temps que les autres. Les
arbres domestiques vivent moins aussi que les sauvages ; et ceux dont les fruits sont aigres et âpres
durent davantage que ceux qui en portent de
doux.

La culture, les irrigations et les engrais fréquens
font pousser et fructifier davantage les arbres ; mais
ces moyens abrégent leur vie. Une chose remarquable, c'est qu'en coupant souvent les branches ,
on prolonge considérablement la vie des végétaux,
et en remuant la terre autour des racines des vieux
arbres auxquels on n'a pas touché depuis long-
temps , on leur procure une sorte de rajeunisse-
ment, un feuillage plus abondant et plus vert.

Enfin, il résulte des expériences faites sur les
végétaux, que, pour vivre long-temps, il faut ,
1°. que leur accroissement soit lent; 2°. qu'ils ne
se propagent que lentement et tard; 3°. qu'ils
aient un certain degré de solidité , mais non excessif, assez de bois, et que leurs sucs aient de la
consistance ; 4°. qu'ils ne soient pas trop grands,
mais qu'ils aient néanmoins une certaine étendue;
5°. qu'ils soient en plein air; 6°. qu'on ne remue
pas souvent la terre qui est autour d'eux, que les
irrigations ne soient pas trop fréquentes, non plus
que les engrais. Toutes les conditions contraires
sont défavorables aux végétaux , et abrégent leur

vie, en consumant rapidement le principe vital qui les anime.

Passons maintenant au règne animal, qui renferme une infinité d'espèces. Depuis l'insecte éphémère qui vit tout au plus l'espace d'un jour, et qui, dans la vingtième heure de son âge, se trouve comme un centenaire, au milieu d'une nombreuse postérité, jusqu'à l'éléphant qui vit deux cents ans, quelle multitude innombrable d'animaux de forme, de grandeur, d'organisation et de durée différentes! Je n'essaierai pas d'embrasser un sujet si vaste, qui m'éloignerait de celui que je me propose de traiter; je rassemblerai seulement quelques particularités qui pourront servir à expliquer d'où dépend la durée de la vie.

La classe la plus imparfaite des animaux, et qui est voisine de la famille des végétaux, est celle des vers. Comme ils sont d'une constitution très-faible, ils est très-facile de les détruire; mais, de même que les plantes, ils ont une faculté reproductive extraordinaire, et qui est telle qu'ils continuent de vivre et de reproduire les parties qui leur manquent; ce qui fait qu'il est très-difficile de dire quelque chose de certain sur la durée de leur vie. Il est dans cette même classe des espèces qui semblent indestructibles; tels sont entre autres les vers filiformes et les vibrions. Fontana fit sécher au soleil le plus ardent, et ensuite au four,

plusieurs de ces animaux, et il parvint à les ranimer six mois après, en les mettant dans l'eau
tiéde.

Les insectes, dont l'organisation est moins imparfaite, et qui occupent un rang plus élevé dans
l'échelle animale, ne jouissent pas d'une faculté
reproductive aussi grande; mais leur existence se
prolonge d'une manière prodigieuse par les mé-
tamorphoses diverses qu'ils subissent. L'insecte vit
plusieurs années sous la forme de larve, de vers,
puis passe à l'état de chrysalide; il existe encore
quelque temps dans cet état de mort apparente,
duquel il ne sort que sous la forme de papillon.
C'est alors seulement qu'il peut propager son espèce; mais ce temps est court, et il meurt bientôt après.

Les amphibies parviennent à un âge très-avancé.
Ils ne sont sans doute redevables de leur longévité,
ainsi que tous les autres animaux qui en jouissent,
qu'à l'intime union du principe vital à la substance
médullaire nerveuse. Il est des exemples presque
incroyables de la ténacité de la vie dans ces animaux. On a vu des tortues vivre pendant quelque
temps sans tête, et des grenouilles sauter après
leur avoir arraché le cœur. On a trouvé des cra-
pauds vivans renfermés dans des pierres et même
dans des blocs de marbre. D'après l'observation,
la tortue et le crocodile sont de tous les amphi-

bics ceux qui vivent le plus long-temps. La tortue, paresseuse et flegmatique, croît si lentement que, dans ses vingt premières années, on remarque à peine en elle une différence de quelques pouces; elle vit au-delà de cent ans. Le crocodile vit aussi un grand nombre d'années, et croît jusqu'à la mort.

Il est des poissons qui parviennent à une grande vieillesse. La lamproie vit soixante ans; le brochet et la carpe, cent cinquante. Le saumon croît vite et vit peu : la perche, dont la crue est lente, a une vie beaucoup plus longue. Remarquons en passant que la mort naturelle est plus rare parmi les poissons que dans les autres classes d'animaux, parce qu'ils se dévorent entre eux, et que le plus faible devient la proie du plus fort. Cette destruction continuelle, au moyen de laquelle la vie se soutient dans l'empire des eaux, était absolument nécessaire pour prévenir la putréfaction et les exhalaisons nuisibles qui en sont l'effet inévitable.

Il est aussi des espèces d'oiseaux qui vivent très-long-temps. Le grand aigle, l'ossifrague qui est grand et fort, et dont les fibres sont très-dures, parviennent à un âge très-avancé; on en a vu, dans des ménageries, qui ont outrepassé cent ans. On rapporte la même chose de l'épervier, du faucon, du corbeau et du cygne. Le perroquet vit, dans l'état de domesticité, au-delà de soixante ans, et le paon, vingt. Le coq, le plus lascif des oiseaux, ne vit pas autant. Les petites espèces vivent encore moins, excepté cependant le merle et le chardonneret, qui peuvent atteindre la vingtième année.

Parmi les quadrupèdes à mamelles, l'éléphant est celui qui pousse le plus loin sa carrière; il croît jusqu'à l'âge de trente ans, et vit l'espace de deux siècles. On ne peut déterminer la durée de la vie du lion; il est néanmoins présumable qu'elle est longue, car on en a trouvé qui n'avaient plus de dents. L'ours ne vit pas beaucoup. Il n'en est pas de même du chameau, qui va à cinquante et même à cent ans. Le cheval et l'âne ne passent guère trente ans; mais le mulet vit plus long-temps. Ce que l'on a dit du grand âge des cerfs n'est qu'une fable : ils ne vont guère au-delà de trente-cinq à quarante ans. Le taureau, malgré sa grandeur et sa force, n'atteint que la quinzième ou la vingtième année au plus. La plupart des quadrupèdes plus petits, tels que la brebis, la chèvre, le renard, le lièvre, ne vivent que huit à dix ans, excepté le chien et le cochon, qui vont à quinze et même à vingt ans.

Les observations nous conduisent aux résultats suivans :

1°. La durée de la vie est en raison directe de la longueur du temps que l'animal reste dans le sein de sa mère ou dans l'œuf : l'éléphant, dont la femelle porte près de trois ans, est l'animal qui vit le plus long-temps ; le cerf, le taureau, le chien, etc., qui ne restent que quelques mois dans le ventre de leurs mères, vivent moins.

2°. La durée de la vie est en raison de la lenteur de l'accroissement, et en raison inverse de la promptitude avec laquelle il se propage. Le cheval, l'âne, le taureau sont pubères et peuvent se reproduire à trois ou quatre ans; les deux premiers ne parviennent qu'à la vingt-cinquième ou à la trentième année, et l'autre à la quinzième ou à la vingtième : la brebis peut être mère à deux ans, et ne vit au plus que deux lustres.

3°. Toutes les bêtes à cornes vivent en général moins long-temps que celles qui n'en ont pas.

4°. Les animaux qui ont la chair noire, vivent davantage que ceux qui l'ont blanche.

5°. Ceux qui sont paisibles et timides, n'ont pas une vie aussi longue que les animaux courageux et irascibles.

6°. Les animaux qui sont très couverts, tels que les oiseaux, vivent le plus long-temps. Il en est de même de l'éléphant, du rhinocéros et du crocodile, qui ont la peau très dure, et des poissons à écailles.

7°. L'espèce de mouvement que prennent les animaux, paraît avoir aussi quelque influence sur leur vie : la course ne semble pas lui être favorable;

mais la natation et le vol sont au contraire très avantageux à sa durée.

8°. La ténacité de la vie est en raison de la simplicité de l'organisation ; les zoophites, qui sont tout estomac, sont en quelque sorte indestructibles.

9°. Les animaux à sang froid ont plus de ténacité vitale que ceux qui ont le sang chaud. En général, les animaux aquatiques vivent plus que ceux qui respirent.

10°. Les animaux dans lesquels existe la faculté de reproduire de nouveaux organes, vivent plus que les autres : les zoophites, les vers, les amphibies, en un mot tous les animaux à sang froid et sans cartilages, en fournissent une multitude prodigieuse d'exemples. Le changement d'écailles dans les poissons, de peau dans les serpens, les grenouilles, les crocodiles, etc., de plumes et de bec dans les oiseaux, leur procurent le même avantage. Plus ce renouvellement est parfait, plus la vie est longue à proportion.

Les deux premiers résultats énoncés plus haut souffrent peu d'exceptions, et sont en général applicables à toutes les espèces d'animaux, même à l'homme. Celui-ci reste neuf mois dans le sein de sa mère, et son accroissement dure vingt-un à vingt-trois ans ; aussi ne vit-il que la moitié de la vie de l'éléphant, qui reste trois ans dans les flancs maternels, et qui croît durant trente années après en être sorti.

Le terme ordinaire de la vie humaine est à quatre-vingt-dix ou cent ans. Cependant, sans remonter à ces temps où la vie de nos pères était de plusieurs siècles, nous avons des exemples récens qui font penser qu'il est dans l'homme une source de vie plus longue que la vie ordinaire. On a vu dans ce siècle des vieillards de cent vingt, cent cinquante, et même de cent quatre-vingt-cinq ans; et si cela arrive rarement, il faut bien moins en accuser la décrépitude de la nature que nos mœurs dépravées.

L'homme peut parvenir à un âge très avancé dans tous les climats, sous la zone torride comme dans les régions glaciales. La seule différence est qu'il y a un plus grand nombre de vieillards dans certains pays que dans d'autres, et que le terme de la vie y est plus ou moins reculé. Dans ceux même où la mortalité est en général plus considérable, on rencontre des individus qui vivent plus que dans d'autres où elle est moindre. Elle n'est pas grande, par exemple, dans les climats les plus chauds de l'Orient; de là vient que la population y est excessive : néanmoins on y trouve, toutes choses égales d'ailleurs, moins d'hommes très-avancés en âge que dans les contrées situées plus au nord, où la mortalité est prodigieuse.

C'est dans les lieux élevés que l'on rencontre le plus grand nombre de vieillards. Cependant il ne faudrait pas admettre en principe que, plus un lieu est élevé, plus il favorise la longévité; car l'observation y est manifestement contradictoire : les montagnes de la Suisse fournissent un bien moindre nombre d'hommes avancés en âge que celles d'Écosse.

L'espèce humaine vit plus long-temps dans les pays froids que dans les pays chauds; mais il est un terme moyen pour le froid comme pour la chaleur : les habitans du Groenland, de la nouvelle Zemble, etc., ne vivent pas beaucoup. Ce qui contribue le plus à la longévité, c'est l'égalité et la douceur de la température : les pays sujets aux variations grandes et subites de l'atmosphère ne sont pas favorables à la durée de la vie; les hommes n'y parviennent pas à une extrême vieillesse.

L'excès de sécheresse et d'humidité nuit à la vie. L'air le plus favorable est celui qui tient en dissolution une légère quantité d'eau : les îles et les presqu'îles ont été dans tous les temps le séjour de la vieillesse. Le sol influe aussi sur la durée des jours; celui calcaire est le moins salutaire.

Les observations prouvent que la Norwège, le Danemarck, la Suède, l'Angleterre, la France et la Suisse, sont les pays de l'Europe où l'homme vieillit le plus, parce qu'ils réunissent toutes les qualités énoncées plus haut. Au contraire, l'Abys-

sinie, Surinam et quelques contrées de l'Amérique, sont ceux où la vie humaine est la plus
courte.

Observons que la plupart des hommes qui sont
parvenus à un très-grand âge avaient été mariés,
et qu'on ne cite qu'un très-petit nombre de céli-
bataires qui aient vécu long-temps. Observons
encore que, quoiqu'il y ait plus de femmes que
d'hommes qui vieillissent, il n'y a cependant que
ces derniers qui atteignent l'âge le plus avancé, et
que le séjour des campagnes ou des petites villes
est plus favorable à la longévité que celui des
grandes villes, qui lui est au contraire très préjudiciable.

Enfin, l'homme vit plus ou moins long-temps
sous toutes les latitudes, selon qu'il est plus ou
moins fidèle et soumis aux lois de la nature. On
a vu les habitans d'un même pays vivre plus d'un
siècle, tant qu'ils menaient la vie frugale et sobre
des bergers et des agricoles, et les générations suivantes terminer plus vite leur carrière dès qu'elles
furent plus avancées dans la civilisation, et qu'elles
commencèrent à se livrer à l'oisiveté, au luxe et à
la débauche.

Je terminerai ce chapitre par un court exposé
d'arithmétique politique, établie d'après les observations les plus récentes et les plus fidèles.

Si on suppose, ce qui est très-probable, que la terre soit peuplée d'environ mille millions d'hommes, et si on établit qu'il faille trente-trois ans pour une génération, il en meurt dans cet espace de temps un même nombre, et par conséquent celui des morts est :

Chaque année, de. . . 30,000,000;

Chaque jour, de. . . . 82,008;

Chaque heure, de. . . 3,400;

Chaque minute, de . . 60;

Chaque seconde, de. . 1.

D'une autre part, vu que le nombre des morts est à celui des naissances comme 10 sont à 12, il naît :

Chaque année 36,000,000;

Chaque jour. 98,000;

Chaque heure 4,080;

Chaque minute 72;

Chaque seconde . . . . $1 \frac{12}{72}$.

De tous les habitans d'un pays, un quart demeure ordinairement dans les villes, et les trois autres quarts dans les campagnes. Dans celles-ci il en meurt 1 sur 40; dans les petites villes, 1 sur 32; dans les villes moyennes, 1 sur 28; dans les plus grandes villes, 1 sur 24 à 25; dans tout un pays, 1 sur 36 : de sorte que de 1000 personnes en vie, il en meurt par an 28.

La quantité d'habitans d'un pays ou d'une ville

est renouvelée à peu près tous les trente ans ; par conséquent, dans un siècle, le genre humain se renouvelle trois fois, plus un tiers.

De 100,000 esclaves, il en mourait ci-devant, dans la Martinique, 20,000 par an.

De 1000 enfans nouveau-nés, il en reste au bout d'un an 740 ; de 2, 620 ; de 5, 600 ; de 4, 596 ; de 5, 584 ; de 6, 574 ; de 7, 564 ; de 8, 554 ; de 9, 546 ; de 10, 540 ; de 15, 518 ; de 20, 496 ; de 25, 471 ; de 50, 446 ; de 35, 420 ; de 40, 385 ; de 45, 350 ; de 50, 315 ; de 55, 271 ; de 60, 226 ; de 65, 180 ; de 70, 130 ; de 75, 85 ; de 80, 49 ; de 85, 24 ; de 90, 11 ; de 95, 5 ; de 97, 1.

Parmi 100 enfans morts dans l'espace d'un an, il y en a, en général, trois venus morts au monde. Cette proportion varie néanmoins dans les différens lieux : à Dresde, parmi 16 enfans nés dans l'année, il en vient un mort au monde ; à Berlin, c'en est 1 sur 30, et en Suède, 1 sur 50.

De 200 enfans qui naissent, il n'en périt pas tout-à-fait un dans le travail de l'accouchement. Sur 100 qui naissent, on ne peut pas en compter un qui meure durant les couches de la mère.

De 1000 enfans allaités par le sein maternel, il en meurt 300 au plus ; mais de 1000 confiés à des nourrices, il en meurt 500.

De 115 femmes qui sont accouchées, on en

compte une morte en couche, et parmi 400, une seule morte dans l'enfantement.

La petite vérole emporte ordinairement huit personnes de dix qui en sont attaquées, et plus de filles que de garçons.

D'après un calcul fait en Angleterre, il s'est trouvé, parmi un million d'hommes morts, 7 de l'âge de 100 ans; 5 de 101 à 102; 4 de 105; 2 de 104; 4 de 105; 2 de 106; 1 de 107; 7 de 108; 5 de 109; 4 de 110; 3 de 111; 5 de 112; 5 de 116; 2 de 118. D'après cela, il ne se trouve qu'un homme de 100 ans parmi 5125 morts.

Il est constaté par l'observation que, de 100 personnes qui vivent dans de grandes villes, il n'y a, dans le courant de l'année, que 12 malades d'un mois, ou 24 de 15 jours.

L'âge de 7 ans est celui où l'on peut espérer de vivre le plus grand nombre d'années. A celui de 12 ou 13 ans, on a fait le quart de sa vie; à celui de 28 ou 29, on en est à la moitié; et à celui de 50, on en a fait les trois quarts. Il est dans l'âge viril une époque, celle de 40 ans, où l'on est plus assuré de vivre, et où l'on peut, plus qu'auparavant, espérer de passer un certain terme. Il en est aussi où les probabilités de la vie restent les mêmes pendant quelques années. Buffon observe qu'à 80 ans on peut espérer trois ans de vie;

qu'à 90 ans on a encore la probabilité de vivre trois ans; et au-delà de cet âge, toujours trois ans.

En prenant la totalité des morts dans un pays, on trouve que le nombre des mâles morts dans l'année est, à celui des femmes, comme 27 sont à 25.

D'après des observations faites durant l'espace de 50 ans, on a trouvé que la plus grande mortalité a constamment eu lieu vers la fin d'avril et le commencement de mai, et ensuite aux mois de septembre et d'octobre; et la plus petite, aux mois de décembre et janvier.

Le mois, et surtout le premier jour de la naissance, sont marqués par le plus grand nombre de morts : de 2735 enfans qui ont péri en bas âge, 1292 ont perdu la vie dès le premier jour, et 164 dans le premier mois.

Le nombre des morts est à celui des naissances comme 10 sont à 12 ou à 13, de sorte qu'il naît, dans un lieu quelconque, deux ou trois dixièmes d'hommes de plus qu'il n'en meurt.

La totalité des vivans étant divisée en deux parts, la moitié en est de l'âge de 27 ans ou au-dessus; et l'autre moitié, un peu plus forte, est au-dessous de cet âge.

Les femmes mariées sont à tout le sexe d'un

pays comme 1 est à 5, et les hommes mariés sont à tous les garçons comme 5 à 5.

Les garçons au-dessus de 15 ans sont aux habitans d'un pays comme 4 à 55, et les filles au-dessus de 15 ans, sont aux mêmes habitans comme 5 sont à 25.

Les filles, ainsi que les garçons au-dessus de 15 ans, sont à tous les habitans d'un pays comme 1 à 8.

Le plus grand nombre des naissances tombe aux mois de mars et d'avril.

Le nombre des garçons qui naissent est à celui des filles comme 21 à 20, ou 104 à 100; mais comme, dans l'enfance, il meurt deux vingt-cinquièmes de garçons de plus que de filles, le nombre des hommes et celui des femmes sont à peu près égaux vers l'âge nubile.

Le nombre des jumeaux est à celui des enfans qui naissent comme 1 est à 65 ou 70 ; de sorte que parmi 65 ou 70 naissances, il ne se rencontre qu'une fois des enfans jumeaux.

Le nombre des enfans est à celui des familles de tout un pays, comme 10 sont à 66; de manière qu'il y a 66 familles pour 10 enfans nés dans l'année.

Le nombre des vivans est ordinairement à celui des enfans nés dans l'année, comme 26 ou 27 ou 28 sont à 1.

Le nombre des mariages est à celui des habitans d'un pays, comme 175 sont à 1000. Actuellement le nombre des mariages doit être considérablement diminué par rapport à la guerre, et aux funestes effets du luxe et du libertinage.

Dans tout un pays, chaque mariage, l'un portant l'autre, ne peut donner que 4 enfans; dans les villes, il n'y a que 35 enfans pour 10 mariages.

Les hommes en état de porter les armes, font le quart des habitans de tout un pays.

Le nombre des veuves est ordinairement à celui des veufs, comme 3 sont à 1; celui des veuves qui convolent en d'autres noces, est à celui des veufs qui se remarient, comme 4 sont à 5.

Le nombre des veufs, dans un pays, est à celui de tous les habitans, comme 1 à 51; celui des veuves est à ces mêmes habitans, comme 1 est à 15.

Les veufs et les veuves sont aux gens mariés d'un pays comme 3 à 7. Le nombre des veufs est à celui des mariages comme 1 à 10, et celui des veuves comme 3 à 7.

CHAPITRE VIII.

Histoire naturelle de l'homme dans les différens climats.

L'HOMME est cosmopolite ; il est l'habitant de tous les pays et de tous les climats ; il peut vivre et se perpétuer sous les latitudes les plus opposées. Il n'en est pas de même des animaux, qui, pour la plupart, dégénèrent bientôt et s'abâtardissent, ou ne se perpétuent point, mais s'éteignent lentement hors des lieux qui les ont vus naître. Il paraît que c'est à la grande sensibilité dont jouit l'espèce humaine, qu'elle est redevable de la force de résistance qu'elle oppose aux agens extérieurs qui altèrent l'organisation des animaux, dont le ton fixe de sensibilité ne peut tenir contre l'action des causes offensives que présente la différence des climats. Néanmoins l'homme, pour en changer, n'est pas à l'abri des maladies : souvent il contracte celles qui sont propres aux indigènes, ou il en éprouve d'autres qui sont décidées par la nature même, qui fait d'utiles efforts pour mettre en équilibre le système organique du nouveau colon avec le nouvel ordre de choses. L'expérience nous apprend aussi que les habitans des contrées chaudes s'acclimatent plus aisément, et sont moins exposés aux maladies dans les pays froids, que ceux des pays froids, transplantés dans les contrées chaudes.

Le climat, par sa température et ses productions, exerce la plus grande influence, non seulement sur le physique de l'homme, mais encore sur ses facultés mentales ; le gouvernement et la religion modifient puissamment aussi son existence ; en sorte que son caractère, ses mœurs, ses opinions, ses préjugés, sa physionomie, sa couleur et sa taille sont dans une dépendance étroite de ces causes, et spécialement du lieu qu'il habite. Et, en effet, on rencontre souvent des différences très marquées dans les peuples limitrophes : un bois, une rivière, une montagne, établissent souvent une ligne de démarcation qui rend deux bourgades presque entièrement différentes.

Tout est soumis aux lois physiques, et les animaux éprouvent, ainsi que l'homme, les influences du ciel et de la terre. C'est principalement par la nourriture que l'homme reçoit l'influence de la terre ; celle de l'air et du ciel agit plus superficiellement ; et tandis qu'elle altère l'organe extérieur, les alimens agissent sur la forme intérieure par des propriétés qui sont constamment relatives à celles de la terre qui les produit. Il résulte de là, ainsi que l'a très bien observé Buffon, que les mêmes causes qui ont modifié l'homme dans nos climats, ont influé aussi sur toutes les espèces d'animaux. Le loup, qui dans notre zone tempérée est peut-être l'animal le plus féroce, ne l'est pas à beaucoup près autant que le tigre, la panthère, le lion, de la zone torride, ou l'ours blanc, le loup-cervier et l'hyène de la zone glacée. Bien plus, on remarque non seulement que le climat est fait pour les espèces, ou les espèces pour le climat, mais encore on trouve dans chaque espèce en particulier le climat fait pour les mœurs, et les mœurs relatives au climat. Les animaux féroces de l'Afrique sont bien moins redoutables en Amérique. Ils ont dégénéré dans le nouveau continent, parce qu'ils y ont éprouvé l'influence d'un climat plus doux, et y sont devenus conformes à sa nature.

Les végétaux ne participent pas moins que les animaux à la nature du climat ; chaque contrée, chaque degré de température, a ses plantes particulières. Ce sont les climats excessifs qui donnent naissance à celles dont les qualités sont extrêmes ; les pays tempérés ne produisent au contraire que des substances tempérées, les herbes les plus douces, les légumes les plus sains, les fruits les plus agréables. Ce n'est que là que l'on rencontre des animaux paisibles, et des peuples dont les mœurs sont douces et innocentes. Partout les êtres organisés ont des rapports directs avec les climats. Il suffira pour s'en convaincre de jeter un coup d'œil rapide sur les principales contrées du globe, en commençant par le nord.

Le Spitzberg est le pays le plus septentrional que nous connaissions; il est aussi le plus froid, et l'air y est très vif : durant l'été le soleil y reste plus de quarante jours sur l'horizon; mais ses rayons ont si peu de force que l'âpreté du froid n'en est que très peu diminuée. Ce pays n'est habité que par des ours blancs à pieds palmés, d'une grosseur et d'une force considérable, par des renards gris et des rennes, surchargés d'une graisse qui a la funeste propriété de donner la dyssenterie à ceux qui en mangent, et par des canards de différentes couleurs. Le sol ne produit ni arbres ni arbrisseaux. Ce pays n'est point habité par l'homme.

La nouvelle Zemble, grande île au nord de l'Asie, dans la mer Glaciale, est le plus misérable pays de l'univers; il est rempli de montagnes, et presque entièrement couvert de neige. Cette île n'est point habitée, mais fréquentée par les Samoïèdes, qui y passent vers le milieu de mai, et qui s'y occupent tout l'été à la pêche et à la chasse. Les Hollandais qui abordèrent sur la côte orientale de cette île, en 1596, cessèrent de voir le soleil depuis le 4 novembre jusqu'au 26 janvier 1597; ils ne devaient l'apercevoir que quatorze jours plus tard d'après les règles de l'astronomie : ce que ces navigateurs prirent pour le soleil durant ces quatorze jours, n'était sans doute qu'un parélie , ainsi que l'a prouvé Cassini le père.

Le Groenland, grande presqu'île au nord-est de l'Amérique septentrionale, ne produit aucun arbre, si ce n'est vers le sud ; et les seuls qui y croissent sont des saules, des bouleaux, des aunes, quelques buissons de genièvre , de groseiller et de ronces, qui ne portent que de mauvais fruits. Mais les lichens y sont en quantité ; ils sont très nourrissans, surtout le *lichen islandicus* ; ils engraissent en peu de temps les animaux qui s'en nourrissent. On y rencontre quelques quadrupèdes , mais beaucoup de poissons ; la baleine , le hareng et la morue y abondent. Il n'y a au Groenland aucun serpent ni reptile venimeux, non plus que dans le Spitzberg et l'Islande , en un mot, dans les pays où il fait un froid extraordinaire.

Le froid est excessif dans ce pays : il fait geler les liqueurs les plus fortes , même dans les appartemens les plus échauffés. Il augmente d'année en année, et cette île , où l'on semait autrefois du blé , et qui était couverte de forêts , ne produit plus de blé aujourd'hui , et il n'y croît que quelques arbrisseaux rabougris. Depuis le commencement de juin jusqu'au commencement d'août, le soleil est chaud , très brillant, et ne quitte point l'horizon, de sorte que les Groenlandais n'ont pas de nuit. A la fin d'octobre jusqu'en janvier, il ne paraît pas du tout, ou seulement deux ou trois heures. Un crépuscule de plusieurs heures répand une clarté qui dédommage de l'absence du soleil, et l'aurore boréale succède chaque jour au crépuscule. Elle brille tout l'hiver, et jette une lueur qui surpasse le plus beau clair de lune.

Les Groenlandais ne diffèrent en rien des Esquimaux qui sont au nord de l'Amérique septentrionale ; ils constituent ensemble un même peuple et une même race d'hommes, dont l'idiome, les mœurs, les usages et la figure sont parfaitement semblables. Ils sont petits, ramassés, et ont à peine quatre pieds de hauteur ; ils ont la tête grosse, le visage large et plat, les joues élevées, le nez camus et écrasé, les lèvres grosses et relevées, la peau couleur d'olive foncée. Les femmes sont aussi laides que les hommes, et leur ressemblent tellement qu'on ne peut les distinguer ; elles sont encore plus petites, ont les pieds et les mains très courtes, les mamelles longues et molles. Elles mettent rarement au monde plus de trois ou quatre enfans, et arrivent à un âge avancé. Mais peu d'hommes atteignent le terme de cinquante ans.

Ces peuples sont lestes, adroits et infatigables à la chasse et à la pêche ; les femmes le leur disputent aussi en force et en adresse. Ils sont peu prévoyans, et n'ont aucun souci du lendemain ; ils ne vivent que de viande et de poisson, et supportent la faim avec une fermeté incroyable. L'eau pure et l'huile de poisson forment toute leur boisson.

Les Groenlandais, ainsi que les Esquimaux, ne sont soumis à aucune puissance, et vivent entre eux dans une parfaite égalité. Ils n'ont aucun culte, ni aucune idée de Dieu, et vivent, dès leur enfance, libres et indépendans, sans éducation, sans magistrats et sans gêne; le père seul jouit de quelque autorité sur sa famille. Il règne parmi eux beaucoup d'union et d'harmonie. La polygamie y est tolérée, et les exemples de répudiation y sont assez fréquens. Ces peuples ne connaissent qu'un très petit nombre de maux; le scorbut est, pour ainsi dire, la seule maladie du pays; mais ici, comme partout ailleurs, la nature bienfaisante a placé le remède à côté du mal; le cochléaria et d'autres plantes anti-scorbutiques y croissent très abondamment.

Les environs de la baie d'Hudson, la plus considérable de celles de l'Amérique septentrionale, présente le coup d'œil le plus affreux. De quelque côté qu'on porte ses regards, on n'aperçoit que des terres incultes et stériles, des rochers escarpés qui s'élèvent jusqu'aux nues, enfin des ravines profondes, et des vallées toujours couvertes de neiges et de glaçons.

Dans ces contrées, le soleil ne se lève ni ne se

couche jamais sans un grand cône de lumière.
L'aurore boréale succède à ce phénomène, et répand un éclat qui n'est pas même effacé par la
pleine lune ; néanmoins le ciel y est rarement serein. Quoique les chaleurs de l'été soient assez
vives pendant un mois et demi ou deux, le tonnerre et les éclairs s'y manifestent rarement. Les
aurores boréales allument quelquefois des exhalaisons inflammables qui brûlent les écorces des arbres sans en attaquer le corps.

Les habitans de ces malheureux pays ne diffèrent pas des Groenlandais. Tout s'y ressent de la
stérilité de la nature ; on n'y voit de toute part
que l'effet d'une faiblesse d'organisation, et d'un
froid qui resserre et contraint le développement
des organes.

Quoique dans le voisinage des pôles le froid semble arrêter les progrès de la vie végétale et animale, la nature n'y est pourtant inanimée qu'en
apparence, et la mer y a reçu en compensation ce
qui manquait à la terre ; elle y dépense autant de
forces à animer les baleines, les phoques, les innombrables essaims de harengs, de morues, et ces
nuées d'oiseaux aquatiques qui obscurcissent la surface de l'océan glacial, qu'elle en emploie ailleurs
pour organiser les plantes, les arbres, et une variété prodigieuse d'êtres vivans. On rencontre
partout la même tendance à l'organisation ; il

circule tout autour du globe une égale portion de l'esprit vital, dont les températures extrêmes ne peuvent arrêter la puissance et l'activité vivifiante : partout la quantité de vie est la même.

L'île d'Islande, située dans la mer du Nord près du pôle, éprouve constamment des froids excessifs et de fréquens tremblemens de terre. Les volcans qui produisent ces derniers, empêchent que cette île ne soit bien peuplée. Ajoutez à cela qu'elle ne produit ni blé ni fruits; que les habitans ne vivent que de pain, de poisson et de viande pourrie, et ne boivent que de l'eau et du petit lait.

L'Islande ne fournit ni gibier ni bêtes féroces, parce qu'elle est fort éloignée du continent; quelquefois cependant on y voit arriver des ours sur de gros glaçons poussés par le vent du côté de l'île. Il y a dans ce pays une quantité prodigieuse de moutons qui restent toujours en pleine campagne.

Au nord de l'Islande, on voit continuellement le soleil depuis la mi-juin jusqu'à la fin d'août; mais on est privé de sa lumière depuis la fin de novembre jusqu'à la fin de janvier. Durant cette longue nuit, les Islandais jouissent de la clarté des aurores boréales, qui paraissent dès que les jours commencent à diminuer, et dont l'éclat augmente à mesure qu'ils deviennent plus courts.

Le climat de l'Islande est fort sain, et les habitans mènent une vie dure et laborieuse dès la plus tendre jeunesse. Les enfans ne tettent que huit jours ; on les couche ensuite par terre, et on place à côté d'eux un petit vase rempli de lait ; lorsqu'ils ont envie de boire, on les tourne vers le vase, et ils sucent le lait au moyen d'une canule qui tient au vase, et qu'on leur met dans la bouche. Dès qu'un enfant est parvenu à l'âge de neuf mois, il mange de tout. On ne sait dans ce pays ce que c'est que de l'emmaillotter, de le bercer et de le garder : à peine a-t-il quinze jours, qu'on le met en culotte et en veste. On le laisse se rouler par terre jusqu'à ce qu'il se lève de lui-même, et qu'il apprenne à marcher. Les Islandais sont très mal-propres, et si poltrons qu'on n'a jamais pu les accoutumer à tirer un coup de fusil. Il n'y a point de défauts auxquels ils ne soient sujets ; mais l'ivro-gnerie est leur passion dominante, et ils vendent tout ce qu'ils possèdent pour avoir de l'eau-de-vie, qui est l'âme de toutes leurs assemblées et de toutes leurs fêtes.

On trouve dans la Laponie, qui est au nord de l'Europe, et sur les côtes septentrionales de la Tartarie, des hommes semblables aux Groënlan-dais, tant au physique que par rapport aux mœurs. Dès que leurs enfans sont nés, ils ont l'habitude de les plonger dans l'eau froide. En général, tous les peuples du Nord se ressemblent à l'extérieur,

et ont à peu près les mêmes inclinations et les
mêmes usages. Ils paraissent être des Tartares
plus ou moins dégénérés. Rarement ces peuples
quittent les lieux qui les ont vus naître. Ils sont
très lâches , et inhabiles au métier des armes ;
néanmoins ils sont infatigables à la chasse et à la
pêche.

Lorsqu'on veut trouver les Lapons , de même
que les autres peuples septentrionaux dont je viens
de parler, il faut les chercher sous terre, ou dans
des cabanes presque entièrement enterrées , et dont
les toits sont construits d'écorces d'arbres ou d'os
de poissons. C'est dans ces tristes lieux qu'ils passent une nuit de plusieurs mois , durant lesquels
ils entretiennent continuellement du feu. L'été
même ils sont obligés d'y avoir toujours une fumée
épaisse , pour n'être pas incommodés des insectes
dont fourmille leur pays. Ils sont peu sujets aux
maladies ; mais ils deviennent aveugles, parce qu'ils
sont toujours éblouis par l'éclat de la neige et par
la fumée. Ils ne vivent pas long-temps , et les
femmes y sont peu fécondes. Il n'en est pas de
même en Suède et dans les pays situés à peu près
au même degré de latitude ; il n'est pas rare d'y
voir des femmes qui ont eu jusqu'à trente enfans.
Une coutume bizarre qu'ont tous les peuples septentrionaux, est celle d'offrir aux étrangers leurs
femmes, et d'être très flattés qu'on veuille bien

les accepter : ils trouvent sans doute moins laides celles que les étrangers n'ont pas dédaignées. On retrouve encore cet usage chez les Tartares de Crimée, les Calmoucks et plusieurs autres peuples de Sibérie et de Tartarie, qui sont presque aussi laids que ceux du Nord; au lieu que dans toutes les nations voisines, comme à la Chine, en Perse, où les femmes sont belles, les hommes sont jaloux à l'excès.

Les peuples qui habitent l'extrémité de la zone tempérée en-deçà du cercle polaire, ont pour la plupart les cheveux blonds, l'iris de l'œil bleu, le teint blanc et la taille haute. Ils sont forts, courageux, guerriers et inquiets. Ils ont un penchant naturel à s'expatrier ; on les a vus se déborder jusqu'en Afrique, et il n'y a pas de nations parmi nous qui ne tirent leur origine du Nord, ou qui ne soient mêlées avec des races septentrionales. On voit que ces peuples sont entièrement différens de ceux situés sous le cercle polaire, ou qui sont dans son voisinage; cette différence est très sensible, soit par rapport à leurs qualités extérieures, soit par rapport à leurs mœurs et à leurs inclinations.

La nation tartare, prise en général, occupe des pays immenses en Asie. Les hommes de cette race sont fort laids, ont le teint basané et olivâtre, peu de barbe, et par petits épis comme celle des Chinois; les cuisses grosses et les jambes courtes; ils sont de stature médiocre, mais très forts et très robustes. Les peuples les plus hideux et les plus difformes sont les Calmoucks. Ces hommes robustes, voleurs, et en même temps très hospitaliers, sont voisins de la mer Caspienne, et placés entre les Moscovites et les Grands-Tartares. Leur visage est si large, qu'il y a au moins cinq à six doigts de distance entre les yeux, qui sont très petits; ils ont le nez si court et si plat, qu'en place de narines on n'y aperçoit que deux trous. Ils ont les genoux tournés en dehors, et les pieds en dedans.

Quoique le sang tartare se soit mêlé avec celui des Chinois et des Russes orientaux, cependant les traits de cette race se sont conservés; beaucoup de Moscovites ont la physionomie des Tartares, et, comme ces derniers, le corps carré, les cuisses grosses et les jambes courtes.

En avançant vers l'orient de la Tartarie indépendante, on trouve un peu de radoucissement dans les traits. Les Chinois approchent encore plus des Tartares par la physionomie que les Moscovites; il est même probable qu'ils sont de la même race; et en effet leur figure et leurs traits comparés ne laissent aucun doute à cet égard. Les Chinois, le plus ancien peuple connu et le plus anciennement civilisé, qui habitent l'extrémité orientale du continent de l'Asie, sont presque sans barbe, ont le teint basané, et diffèrent peu des Japonais qui sont plus bruns, parce que leur climat est plus méridional, en sorte qu'on peut regarder ces deux peuples comme ne faisant qu'une seule et même race d'hommes. Les Chinois et les Japonais, quoique robustes, le sont moins que les Européens. Ils ont les yeux oblongs, enfoncés, clignotans, la prunelle brune ou noire, et les sourcils placés très haut; leur regard est très perçant. Ils ont la tête grosse et le col court, les cheveux noirs, épais et luisans; leur nez est applati, gros et épaté. Leur caractère est un mélange de curiosité, de soumission, de patience, de justice, de bravoure, de crédulité et d'orgueil. Au surplus, ces deux peuples ont le même naturel, les mêmes mœurs et les mêmes usages. Il règne chez eux une mode bizarre, c'est qu'une femme ne serait pas aimable si elle n'avait pas les pieds assez petits pour entrer dans la pantoufle d'un enfant de six ans. C'est pourquoi ils sont dans l'usage de serrer fortement les pieds des filles dès le bas âge, pour les empêcher de prendre tout leur accroissement. Un autre usage non moins absurde dans la Chine, et qu'on trouve établi aussi en Tartarie et même chez les Hottentots, c'est celui d'écraser le nez des enfans encore au berceau; l'éducation d'une fille serait manquée si, à l'approche du mariage, elle n'avait pas le nez camus. Un nez proéminent est une difformité dans ces pays.

On trouve un usage contraire sur les côtes de Malabar, chez les insulaires du golfe Persique et dans la Californie, tant sont différentes les idées que chaque peuple se fait de la beauté. On y perce la cloison du nez aux filles, pour y passer des anneaux, des épingles d'or, et des colifichets de cristal. Les sauvages du Brésil ajoutent à ces usages celui de faire une ouverture à la lèvre inférieure pour y adapter une pierre verte et un petit cylindre d'ivoire.

Les Corésiens sont originaires de la Chine; ils en ont conservé le langage, les mœurs et le gouvernement. Ils habitent une presqu'île de l'Asie, appelée Corée, qui est située entre la Chine et le Japon.

On remarque chez les Cochinchinois, les Tunquinois, les Siamois, les Péguans, les habitans d'Aracan, de Laos et d'autres pays voisins, à peu près les mêmes traits que chez les Chinois. La seule différence est la couleur plus ou moins foncée, selon qu'ils habitent des pays montueux ou des vallées situées au midi ou au nord. Les longues oreilles sont très estimées de ces peuples. Les uns parviennent à se les alonger en les tirant; d'autres les percent et y pratiquent une ouverture si considérable qu'on pourrait y introduire le poing, et leurs oreilles tombent presque jusque sur les épaules, surtout celles des habitans de Laos. Les Siamois font consister la beauté des dents dans leur noirceur, et ils les teignent d'une sorte de vernis qui léur donne cette couleur, et qu'ils renouvellent tous les ans.

Les habitans de Java ressemblent beaucoup aussi aux Tartares et aux Chinois, au lieu que les Malais et les peuples de Sumatra et des petites îles voisines en diffèrent par les traits, par la forme du corps et par la couleur, aussi bien que par la proportion des membres; ce qui fait penser que ces îles, ainsi que toutes celles de l'archipel Indien, ont été peuplées par différentes nations des continens voisins, et même par les Européens; aussi y trouve-t-on une grande variété d'hommes.

En remontant vers le nord, on trouve les îles Manilles et Philippines, dont les peuples sont de tous ceux du globe les plus mêlés, par rapport aux alliances qu'ils ont contractées depuis long-temps, et qu'ils continuent de faire avec les Espagnols, les Indiens, les Chinois, les Malabarais et les noirs. Il faut observer relativement à ces derniers, que ceux qui habitent les rochers et les bois de ces îles, ne ressemblent en rien aux autres. Il en est parmi eux qui, de même que les nègres d'Angola, ont les cheveux crépus; il en est d'autres qui les ont longs. Les voyageurs rapportent à leur occasion plusieurs faits qui sont trop extraordinaires pour qu'on puisse y ajouter foi.

Les Papous et les autres habitans de la Nouvelle-

Guinée, sont de vrais noirs, et ressemblent à ceux d'Afrique, quoiqu'ils en soient séparés par un intervalle de plus de deux mille deux cents lieues. Ils se déforment avec une espèce de cheville de la grosseur du doigt et de la longueur d'environ quatre pouces, qu'ils font passer dans leurs narines ; ils se font aussi de grandes ouvertures aux oreilles pour y passer de longues chevilles. Au reste, chez presque tous les peuples les femmes se les percent pour y suspendre des parures de pure fantaisie. Dans la Nouvelle-Guinée, les femmes ont des mamelles fort longues et pendantes sur le nombril, le ventre très gros, les jambes et les bras très grêles.

Les habitans de la Nouvelle-Hollande ressemblent aux Hottentots. Ils sont grands, droits, effilés, et ont les paupières à demifermées, pour garantir leurs yeux des moucherons dont ils sont sans cesse incommodés. Ces peuples sont très misérables, et approchent par leurs mœurs de la condition des brutes ; ils vivent pêle-mêle, hommes et femmes, par troupes de quinze à trente ; ils n'ont ni maisons ni lits ; une écorce d'arbre dont ils se ceignent la moitié du corps, est leur seul vêtement, et ils n'ont d'autre nourriture que de petits poissons, qu'ils prennent en pratiquant des espèces de réservoirs de pierre dans de petits bras de mer.

Les Mogols , les Marattes , les Guzarates et les
différens peuples qui habitent la presqu'île des
Indes , ont la taille et les traits assez ressemblans
à ceux des Européens. Les deux sexes sont de
couleur olivâtre. Les femmes mogoles ont les extrémités inférieures fort longues , et le corps court.
Si l'on en croit Tavernier , dès qu'on a passé Lahor
et le royaume de Cachemire , toutes les femmes
sont dénuées de poils dans toutes les parties , et les
hommes n'ont que très-peu de barbe. Au royaume
de Décan et à la côte de Malabar , on marie les
garçons à dix ans , et les filles à huit ; et souvent
ils ont des enfans à cet âge : mais aussi ces femmes
précoces cessent de concevoir avant trente ans.
Beaucoup de femmes mogoles se découpent la
peau en fleurs , et la peignent de diverses couleurs
avec des jus de racines ; ce qui la rend semblable
à une étoffe de fleurs.

Les Bengalais ont le teint plus jaune que les
Mogols , et leurs femmes sont les plus lascives de
l'Inde. Le grand commerce de ce pays est celui
des esclaves mâles et femelles , et des eunuques.
Ces peuples sont beaux et bien faits , et ont des
mœurs douces. Les Coromandelais et les Malabarais
ont le teint très noir ; ils sont moins civilisés que
les Bengalais ; les gens du peuple vont presque nus.
Les Banians ne mangent rien de ce qui a eu vie ;
ils ont une telle horreur du meurtre , qu'ils crai-

gnent de tuer même le moindre insecte. Les Calicutiens ont le teint olivâtre. Il leur est défendu d'avoir plus d'une femme ; mais il est permis aux femmes nobles d'avoir plusieurs maris. Il n'est pas rare non plus de voir dans ce pays les mères prostituer leurs filles encore en bas âge. On rencontre parmi les Calicutiens des familles entières dont les jambes sont aussi grosses que le corps d'un homme, et dont la peau est dure, rude et comme verruqueuse ; ce qui néanmoins ne les empêche pas d'être dispos. Les grosses jambes sont surtout très communes parmi les naïres, c'est-à-dire les nobles du pays. On trouve aussi cette difformité, mais non aussi fréquemment, parmi les habitans de Ceylan.

L'île de Ceylan, très peuplée, renferme dans son sein deux nations différentes par les mœurs, le gouvernement et la religion. Les Bedas (espèce de sauvages) sont établis dans la partie septentrionale de l'île, et dans le pays le moins fertile. Ils sont d'un blanc pâle, et ont les cheveux roux. On ne les découvre que difficilement, tant ils ont soin de se cacher dans les bois les plus épais. Ils sont partagés en tribus qui obéissent à un chef; ils sont en petit nombre, presque nus, et ont à peu près les mêmes mœurs et le même gouvernement que les montagnards d'Écosse. Ils ne font jamais cuire la chair des animaux qu'ils tuent à la flèche ; mais ils la confisent dans du miel , qu'ils ont en abondance. Il est vraisemblable que les Bedas , de même que les Chacretas de Java , sont de race européenne. Les Chingulais forment une nation plus nombreuse et plus puissante. Ils habitent la partie méridionale de Ceylan ; ils sont noirs , mal formés ; ils portent des habits , et obéissent à des despotes : ils sont plus civilisés que les premiers, mais fourbes , intéressés et adulateurs , comme tous les peuples esclaves.

Les Maldivois ressemblent assez aux Européens ; ils sont bien faits et bien proportionnés , et n'en diffèrent que par le teint olivâtre. Cependant, comme le sang des Maldivois est mêlé avec celui de toutes les nations , on y rencontre un grand nombre de femmes très-blanches , et qui sont excessivement libertines ; elles sont indiscrètes , infidèles et tellement lascives qu'elles ne trouvent pas d'hommes assez vigoureux. Elles font un fréquent usage du bétel, et ne mangent rien qui ne soit fortement assaisonné. Le peuple maldivois est poli, spirituel , industrieux , et porté à la culture des arts , même des sciences, qu'il estime beaucoup , particulièrement l'astronomie. Les Maldivois sont courageux, adroits aux armes , et amis de l'ordre et de la police.

L'éducation des enfans est un des principaux objets de la législation dans toutes les îles Maldives. Les mères de toutes les classes, même les reines, sont obligées de nourrir leurs enfans; on ne les enveloppe d'aucuns langes, et on n'en voit pas de contrefaits. Dès l'âge de neuf mois, ils commencent à marcher; ils reçoivent la circoncision mahométane à sept ans; à neuf, on les applique aux études et aux exercices du pays.

Goa est le principal établissement des Portugais dans les Indes. Il s'y faisait autrefois un grand commerce d'esclaves; on y achetait des femmes de tous les pays indiens, qui savaient jouer des instrumens, coudre et broder, parmi lesquelles il s'en trouvait de blanches, d'olivâtres, de basanées, en un mot, de toutes couleurs. Les Indiens sont très portés aux plaisirs de l'amour; ils préfèrent les filles cafres et les mosambiques, qui sont noires. La sueur de ces peuples n'a aucune mauvaise odeur, et ils diffèrent en cela des nègres d'Afrique, dont l'odeur est semblable à celle des porreaux verts, surtout lorsqu'ils sont échauffés. Les Indiennes préfèrent les Européens aux naturels du pays.

La principale religion de l'Inde est celle de Brama. Il est vraisemblable que c'est dans ce pays (où le double empire du bien et du mal n'est séparé en quelque sorte que par un rempart de montagnes, et d'où l'insulaire de Ceylan, les yeux tournés vers l'équateur, aux deux saisons de l'équinoxe, voit alternativement la mer agitée par les tempêtes à sa droite, et un calme parfait à sa gauche) qu'est né le dogme des deux principes du bien et du mal, d'Oromaze et d'Arimane : telle est la connexion des lois physiques et morales, que le climat a jeté partout les premiers fondemens des systèmes sur les objets importans au bonheur.

La polygamie est permise par toutes les religions de l'Asie, et la pluralité des maris, tolérée en quelques endroits. Dans les royaumes de Boutan et de Thibet, une seule femme est souvent commune à toute la famille, sans qu'il en résulte de jalousie ni de troubles domestiques. Ici la religion et les lois sont en rapport avec le climat, car il y naît plus de filles que de garçons : c'est le contraire dans les pays froids de l'Asie.

L'Inde est le climat le plus favorisé de la nature; mais on n'y aperçoit que des peuples paresseux et avilis par l'esclavage, qui, sans élévation d'âme, végètent sous le plus beau ciel, et dont la puissance ne peut soutenir l'effort d'une poignée d'Européens. Les Indiens n'ont aucune force de caractère; ils n'ont que l'esprit de commerce; ils aiment l'argent, mais sans avoir le courage de le défendre. Courbés sous le poids de l'esclavage, et abrutis par le despotisme le plus humiliant, ils sont les peuples les plus vils et les plus méprisables.

Les peuples les plus voisins des Mogols sont les Persans ; aussi ne remarque-t-on pas entre eux une

grande différence, surtout du côté du midi; néanmoins leur sang s'est mélangé avec le sang géor-
gien et circassien. C'est principalement dans ces
deux nations que la nature a pris plaisir à former
les plus belles personnes. Presque tous les hommes
de qualité de Perse sont nés d'une mère géorgienne
ou circassienne; sans cela, originaires de Tartarie,
ils seraient les hommes les plus laids. Les mar-
chands amènent en Perse une multitude de belles
femmes de toutes couleurs ; ils tirent les blanches
de la Pologne, de la Moscovie, de la Circassie, de
la Géorgie et des frontières de la grande Tartarie;
les basanées, des terres du grand Mogol, des
royaumes de Golconde et de Visapour; et les noires, des côtes de Mélinde et de la mer Rouge.

Les Persans sont d'une belle stature, et ont en
général beaucoup d'embonpoint. Leur teint est d'un
blanc olivâtre ; cependant les Schirassiens, les habitans de Candahar, et tous ceux qui sont voisins
de l'Inde, tirent sur le noirâtre. Ils ont les
cheveux et les sourcils noirs, le front élevé et
saillant, les yeux noirs ou bleus, le nez aquilin,
les joues pleines, un grand menton, et le visage
alongé. Ils ont les oreilles pendantes ; ce que
l'on doit attribuer à la pesanteur de leurs tur-
bans qu'ils ne quittent jamais. Ils ont tous les
jambes plus ou moins arquées, ce qui vient de
leur manière de s'asseoir ; leur usage à cet égard

est de s'accroupir par terre, en faisant porter tout le poids de leur corps sur leurs jambes, qu'ils replient de façon que leurs talons viennent se joindre au derrière.

La Perse présente le spectacle le plus attristant pour l'ami des hommes ; on y voit des habitans épars dans de vastes régions infestées de brigands, et quelques tyrans qui, le fer en main, se disputent des villes en cendres et les champs qu'ils ont ravagés.

Les Persans sont néanmoins polis, mais vains, adulateurs et hypocrites. Ils ont naturellement de la force, de la vigueur, et sont belliqueux ; ils jouissent d'une bonne santé, et, malgré leur vie turbulente et dissolue, ils parviennent à un âge très avancé Les habitans du Ghilan et du Mazandran, qui demeurent dans un terrain bas et plat, sont sujets aux fièvres intermittentes, à la surdité, aux vertiges et aux enflures. Presque tous les Persans ont à combattre, durant la plus grande partie de leur vie, les maux d'yeux et même la cataracte ; ils sont aussi très sujets aux hémorroïdes, aux fièvres bilieuses, et à la jaunisse, qui peut être regardée comme une maladie endémique de la Perse. Du reste, il n'y règne jamais aucune maladie extraordinaire.

On peut considérer les peuples de la Perse, de la Turquie, de l'Arabie, de l'Égypte et de la Barbarie, comme une seule et même nation, depuis que Mahomet et ses successeurs ont envahi leur territoire. Ces peuples mélangés, soumis au même gouvernement, et exerçant le même culte, se ressemblent par les traits et les mœurs. Les princesses et les dames arabes, qui sont presque toujours dans leurs appartemens, sont blanches, très belles et bien faites; mais les femmes du peuple, qui sont brûlées par l'ardeur du soleil, sont noires ou basanées, et se peignent la peau de diverses couleurs.

La plupart de ces nations offrent l'exemple de la dégradation la plus grande dont l'espèce humaine soit susceptible, et des outrages faits à la nature dans les organes qui servent à la reproduction : leur jalousie sombre et inquiète leur ôte toute confiance en la vertu des femmes; elle les met sous la garde et la surveillance de ces êtres sans sexe dont le nom seul fait horreur. Le luxe a fait commettre le même crime dans l'Italie moderne; et plus d'un musicien n'y acquérait autrefois une voix contre nature qu'au détriment de la population.

L'infibulation est en usage au Pégu et dans quelques contrées asiatiques, de même qu'en Éthiopie. On s'y assure de la continence du sexe au moyen d'un anneau : on ne peut ôter celui des filles que par une opération cruelle; celui des femmes a une serrure dont le mari a la clef. Les Italiens pratiquent aussi l'infibulation, d'une manière moins barbare à la vérité, mais non moins injurieuse au sexe.

On rencontre dans quelques endroits de l'Asie des santons, des faquirs et des bonzes, qui s'infibulent, pour étaler au peuple une orgueilleuse et inutile continence. Ils chargent le membre viril d'un cercle de fer large et pesant, et se privent ainsi de la faculté de donner la vie, pour acquérir le droit de tyranniser et de persécuter leurs concitoyens. Quelques Indiens s'infibulent aussi avec un ruban d'écorce, sans doute pour plaire à leurs prêtres, et participer à leur fausse gloire.

La circoncision est chez la plupart de ces nations, ainsi que chez les Juifs, un acte de religion. Elle a pris naissance indubitablement entre l'équateur et le trentième degré de latitude septentrionale; aussi cette vaste portion du globe contient-elle encore aujourd'hui plus de peuples circoncis que le reste de la terre habitée. Il n'y a guère que les Siamois, les Tunquinois, les Péguans et les Chinois répandus dans ces latitudes, qui soient restés incirconcis. En Éthiopie, dans quelques contrées de l'Inde, mais surtout en Égypte, les femmes subissent vers l'âge de trente ans une sorte de circoncision, l'excision des nymphes, opération barbare, inventée par la superstition, et qui souvent donne la mort. Une coutume non moins atroce est celle établie dans l'île Formose : les femmes ne peuvent mettre au monde des enfans à terme avant l'âge de trente-cinq ans ; lorsqu'elles deviennent enceintes avant ce temps, fixé par les ministres du culte, une prêtresse les conduit au temple, où elle les foule aux pieds, et les fait avorter ; et ce n'est qu'après de semblables meurtres répétés, qu'il leur est permis de devenir mères.

On ne remarque pas en général une bien grande différence dans les peuples, depuis le vingtième jusqu'au trente-cinquième degré de latitude nord de l'ancien continent. Ils sont plus ou moins bruns ou basanés, assez beaux et bien faits. Les variétés qu'on y rencontre dépendent de la température du climat, et du croisement de ces peuples avec d'autres plus avancés vers le nord. Ceux qui habitent un pays tempéré, tels que ceux des provinces septentrionales du Mogol et de la Perse, comme les Arméniens, les Turcs, les Géorgiens, les Mingréliens, les Circassiens, les Grecs et différens peuples d'Europe, sont les hommes les plus beaux, les plus blancs et les mieux proportionnés de la terre. Les Géorgiens l'emportent beaucoup pour la beauté sur les habitans de Cachemire; les femmes y joignent les grâces à la beauté. Les hommes n'y sont pas moins beaux; ils sont spirituels, mais très ivrognes et libertins. Les rois et les grands choisissent leurs concubines parmi les Géorgiennes ; et il est défendu d'en trafiquer, si ce n'est en Perse, que pour le sérail ottoman. Les nobles exercent dans la Géorgie le métier infâme de bourreau , et le titre le plus fastueux pour les familles de ce pays , est l'impudicité des filles.

Les Circassiennes sont très belles et très blanches; mais elles n'ont que très peu de sourcils. Durant l'été, les femmes du peuple ne portent qu'une simple chemise de couleur , ouverte jusqu'à mi-corps. Elles ont la gorge très belle , et sont fort libres avec les étrangers.

Les peuples de la Mingrélie , autrefois la Colchide , ne sont pas moins beaux que les Géorgiens et les Circassiens : ces trois nations paraissent n'en être qu'une. Les Mingréliens croient aux songes ; ils tiennent cette superstition des Égyptiens , desquels ils descendent, au rapport de Diodore de Sicile. Ils ont envers leurs parens malades une charité barbare : lorsque ceux - ci sont à l'extrémité , ils leur retirent tout ce qui peut leur soutenir la tête , qui reste pendante, de manière que l'étouffement suit de près. Une autre atrocité que commettent les veuves enceintes de leur premier mari , c'est d'ensevelir vivant l'enfant qui en provient. Les indigens exercent cette cruauté lorsqu'ils sont dans l'impossibilité de donner du pain à leurs enfans. Les Mingréliennes sont très bien faites ; elles ont un air majestueux , des traits charmans , une taille admirable , et le regard très engageant. Elles caressent tous ceux qui jettent les yeux sur elles, et cherchent à leur inspirer des désirs pour les satisfaire. Les maris ne sont ni incommodes ni jaloux : lorsqu'un mari surprend sa femme en flagrant délit, il n'en tire d'autre vengeance que celle de faire payer au galant un cochon , qu'ils mangent ensemble avec l'épouse. Ils ont plusieurs femmes et concubines , et peuvent vendre et échanger les enfans qu'ils en ont.

Les Turcs sont un peuple mélangé. Ils sont généralement très robustes, et les deux sexes sont beaux et bien proportionnés ; mais les femmes grecques l'emportent sur celles de la Turquie pour la beauté et la vivacité ; elles jouissent aussi d'une plus grande liberté.

Les Grecs , les Napolitains , les Siciliens , les Corses , les Sardes et les Espagnols, diffèrent peu entre eux; ils sont placés à peu près sous la même parallèle. Ils sont plus basanés que les Français , les Anglais et les autres peuples moins méridionaux. Lorsqu'on va de France en Espagne, on n'est pas plutôt arrivé à Bayonne , qu'on s'aperçoit d'une grande différence dans la couleur ; le teint y est plus brun , et les femmes y ont les yeux plus brillans.

L'Afrique est peuplée de nations nombreuses , de différente origine , et dont les qualités extérieures sont tout-à-fait dissemblables. Parmi ces peuples et ceux de l'Asie , il en est deux entr'autres , les Égyptiens et les Syriens , qui , mieux connus depuis les savans Savary et Volney , méritent de fixer l'attention du philosophe , vu que c'est de leurs contrées que sont sorties la plupart des opinions que la plus grande partie de l'Europe a embrassées , ainsi que les idées religieuses qui ont influé si puissamment sur notre morale , nos lois et notre état social.

Le climat de l'Égypte est très chaud : le thermomètre de Réaumur s'y soutient depuis la fin de juillet jusqu'au commencement de septembre , dans les appartemens les plus tempérés , à vingt-quatre et vingt - cinq degrés au - dessus de zéro. Cette excessive chaleur n'est pas seulement due à la forte action du soleil, puisque d'autres pays sous la même latitude sont moins chauds , mais à ce que le terrain est peu élevé au-dessus de la mer : aussi les Égyptiens sont-ils en été dans un état presque continuel de sueur. Avec de semblables chaleurs et l'état marécageux du sol , qui dure trois mois , on pourrait croire que l'Égypte est un pays malsain ; mais l'expérience prouve le contraire , et les Égyptiens vivent fort long-temps.

« Les émanations des eaux stagnantes, dit Vol-
» ney (1), si meurtrières en Chypre et à Alexan-
» drie, n'ont point cet effet en Égypte. La raison
» m'en paraît due à la siccité habituelle de l'air,
» établie et par le voisinage de l'Afrique et de l'Ara-
» bie, qui aspirent sans cesse l'humidité, et par
» les courans habituels des vents, qui passent sans
» obstacle. Cette siccité est telle que les viandes
» exposées même en été au vent du nord, ne se
» putréfient point, mais se dessèchent et se dur-
» cissent à l'égal du bois. Les déserts offrent des
» cadavres ainsi desséchés, qui sont devenus si
» légers qu'un homme soulève aisément d'une main
» la carcasse entière d'un chameau. »

Néanmoins l'air sur la côte est infiniment moins
sec qu'en remontant dans les terres : on ne peut
laisser à Alexandrie et à Rosette, du fer exposé
vingt-quatre heures à l'air, qu'il ne soit tout rouillé.
Le natron est très abondant en Égypte; les pierres
en sont rongées, et on en trouve dans les lieux
humides, de longues aiguilles cristallisées. La végétation y a une activité incroyable, et le développement des plantes s'y fait avec une prodigieuse
rapidité; mais les plantes étrangères y dégénèrent
très vite. Les animaux y sont très féconds, et les
femmes, qui sont excessivement portées aux plaisirs

---

(1) Voyage en Syrie et en Égypte, tome I, pages 63 et 64.

de l'amour , y font fréquemment deux enfans à la fois.

Le Nil traverse l'Égypte du sud au nord , et fertilise ce pays par le limon qu'y laisse son débordement régulier et annuel. L'Égypte a cela de commun avec toutes les contrées arrosées par de grands fleuves sujets aux débordemens , tels que le Gange, l'Indus, etc. Celui du Nil a lieu vers la fin de juin , et dure jusqu'à la fin de septembre. L'année s'annonce bien quand il s'élève jusqu'à vingt-quatre pieds ; les habitans alors se réjouissent : lorsqu'il dépasse cette hauteur , l'année est mauvaise , parce que les eaux , séjournant trop long-temps sur les terres , et employant trop de temps à s'écouler , n'en laissent point assez pour les semailles et la récolte. Si elles ne s'élèvent qu'à seize pieds , il y a disette encore , parce qu'elles ne couvrent pas une assez grande étendue de pays et laissent une partie des terres sans engrais ; alors les Égyptiens sont exempts d'impôts. Les débordemens périodiques du Nil ont leur cause dans les vents réguliers et constans qui , soufflant du nord au sud , accumulent les vapeurs de la Méditerranée , converties en nuages , sur les montagnes de la Lune aux environs de la ligne , et dans l'Abissinie , où elles se résolvent en pluies abondantes.

On peut distinguer la population de l'Egypte en quatre races principales d'habitans. La première et la plus considérable est celle des Arabes, qu'on peut diviser en deux classes, les Arabes agricoles, et les Arabes Bédouins, peuple nomade et voleur. Ils viennent les uns et les autres des diverses parties de l'Arabie, et ont conservé leur physionomie originelle : ils sont d'une haute stature, ont le corps musculeux, robuste ; leur peau, halée par le soleil, est presque noire, mais leur visage n'a rien de choquant.

La seconde race est celle des Cophtes ; ceux-ci descendent des anciens Egyptiens. Ils ont la peau jaunâtre et fumeuse, le visage bouffi, l'œil gonflé, le nez écrasé, la lèvre grosse, en un mot, une vraie figure de mulâtre ; or, les anciens Egyptiens, au rapport d'Hérodote, avaient la peau noire, et les cheveux crépus, c'est-à-dire, qu'ils étaient de vrais nègres de l'espèce de tous les naturels d'Afrique. Ceci explique comment ces peuples, alliés depuis plusieurs siècles aux Romains et aux Grecs, ont perdu l'intensité de leur couleur primitive, en conservant l'empreinte du moule originel. C'est ainsi qu'un espace de neuf siècles n'a pu effacer la nuance qui distinguait les habitans des Gaules, de ces hommes du nord qui, sous Charles le Gros, vinrent occuper la ci-devant Normandie. On est étonné de la ressemblance fraternelle des habitans de ce pays avec les Danois, conservée malgré la distance des temps et des lieux.

Une troisième race d'habitans en Egypte, est celle des Turcs, connus autrefois des Grecs sous les noms de Parthes, de Massagètes et même de Scythes, dont l'esprit moderne, comme l'a très bien dit Volney, est de ruiner les travaux du passé et l'espoir de l'avenir, parce que dans la barbarie d'un despotisme ignorant il n'y a point de lendemain.

Enfin, la quatrième race est celle des Mamlouks, originaires d'Asie, dont les Tartares composèrent une milice vers l'an 1250, qu'ils introduisirent en Egypte, et qui, d'esclaves devenus despotes depuis plusieurs siècles, gouvernent arbitrairement tout le pays. Les Mamlouks, de même que les Ottomans, ne se perpétuent pas long-temps : il n'en existe pas une famille à la seconde génération; tous leurs enfans périssent dans le premier ou le second âge. Les Ottomans ne parviennent à se perpétuer qu'en épousant des femmes indigènes; ce que les Mamlouks ont toujours dédaigné : leurs femmes sont, comme eux, des esclaves transportées de Géorgie, de Mingrélie, etc.

Les Égyptiens sont fréquemment affectés de maux d'yeux, et la cécité y est si commune que, sur cent personnes, on rencontre vingt aveugles, dix borgnes, et vingt autres dont les yeux sont rouges, purulens ou tachés. Presque tous portent des bandeaux, indice d'une ophtalmie naissante ou sur sa fin. Cette affection, qui y est endémique, frappe particulièrement le peuple : elle est moins répandue en Syrie; les habitans de la côte de la mer y sont seuls sujets. Il paraît qu'elle reconnaît pour cause principale la qualité irritante de l'air de ces pays, qui porte spécialement son action sur l'organe de la vue.

Beaucoup de cécités en Égypte sont aussi les suites de la petite vérole, qui y est très meurtrière, et que l'on y traite mal. L'inoculation y est néanmoins connue; mais on y en fait peu d'usage.

Une maladie très commune au Caire est la vérole, qui y guérit difficilement : le traitement par le mercure échoue pour l'ordinaire; les végétaux sudorifiques ont plus de succès, sans être infaillibles. Mais le virus est peu actif, à raison de la transpiration qui est excessive, et l'on voit, comme en Espagne, des vieillards le porter jusqu'à quatre-vingts ans; néanmoins il est funeste aux enfans qui en naissent infectés, et à ceux qui le rapportent dans les pays froids. En Syrie, à Damas et dans les montagnes, il est plus dangereux, parce que l'hiver y est plus rigoureux.

Une incommodité particulière à l'Égypte, est une éruption de boutons rouges, cuisans, dont tout le corps se couvre en juillet et août, et que l'on croit être due à la mauvaise qualité des eaux du Nil, qui se corrompent vers la fin de mai dans le lit du fleuve , et dont les habitans s'abreuvent. Cette éruption est une dépuration toujours salutaire.

Une autre affection encore très répandue au Caire, est une enflure des testicules , qui souvent dégénère en une énorme hydrocèle ; elle attaque de préférence les Grecs et les Cophtes , et paraît dépendre de l'usage immodéré de l'huile et des bains chauds. Durant le printemps , qui , dans l'Egypte , est l'été de nos climats , il règne des fièvres bilieuses rémittentes, qui deviennent quelquefois épidémiques. Les moyens les plus propres à les combattre, sont le quina donné dans les rémissions à la dose de deux ou trois onces , les acides , les alimens végétaux , l'abstinence de la viande, du poisson, et surtout des œufs, qui sont une espèce de poison dans ce pays. La saignée y est presque toujours nuisible, ainsi que dans tous les pays chauds, où le tempérament, ainsi que les maladies, sont généralement bilieux.

La peste n'est point originaire d'Égypte, ainsi qu'on l'a assuré : son véritable foyer est à Constantinople, où elle se perpétue par l'aveugle négligence des Turcs, et de là se propage en Égypte, où elle fait des ravages affreux tous les quatre ou cinq ans. Elle règne en été à Constantinople , parce que la chaleur y est humide, et cesse en hiver, parce que le froid y est rigoureux. C'est le contraire en Égypte : l'hiver y fomente la peste, parce qu'il est humide et doux ; et l'été la détruit, parce qu'il est chaud et sec. Elle est plus rare en Syrie. Le fanatisme et la barbarie du gouvernement ont empêché jusqu'ici les Turcs de prendre des précautions contre ce fléau meurtrier, dont il serait possible d'étouffer entièrement le germe.

La Syrie, située en Asie, confine à l'Égypte, dont elle est séparée par l'isthme de Suez. Ce pays n'est, en quelque sorte, qu'une chaîne de montagnes, dont la plus élevée est le Liban. Le midi de la Syrie, c'est-à-dire le bassin du Jourdain, est une contrée de volcans dont les éruptions ont cessé, mais qui donnent encore quelquefois lieu à des tremblemens de terre. Les sources bitumineuses et soufrées du lac Asphaltite, les laves, les pierres ponces jetées sur ses bords, et le bain chaud de Tabarié, prouvent que cette vallée a été le foyer d'un feu qui n'est pas encore éteint. Il s'échappe souvent du lac des tourbillons de fumée, et il se fait chaque jour de nouvelles crevasses sur ses rivages.

La Syrie partage avec l'Égypte, la Perse et presque tout le midi de l'Asie, un fléau redoutable, des nuées de sauterelles qui obscurcissent le ciel, et qui, lorsqu'elles s'abattent, couvrent la terre sur un espace de plusieurs lieues. Heureusement que ce fléau ne se répète pas bien souvent, car il amène des maladies pestilentielles qui dévastent le pays. On remarque que les sauterelles n'ont lieu qu'à la suite des hivers trop doux, et qu'elles viennent toujours du désert d'Arabie. Les habitans cherchent à s'en préserver, en leur opposant des torrens de fumée; mais il est deux agens plus efficaces contre ces insectes, ce sont les vents du sud et du sud-est, qui les chassent sur la Méditerranée, et l'oiseau appelé *samarmar*, qui leur fait une guerre éternelle.

Il y a en Syrie deux climats généraux; l'un très chaud, et qui est celui de la côte des plaines intérieures; et l'autre, tempéré et semblable au nôtre, qui est dans les montagnes. Les Syriens ont, ainsi que les Égyptiens, subi des révolutions qui ont mélangé les races. On peut en faire trois classes principales : 1°. la postérité du peuple conquis par les Grecs du bas-empire; 2°. celle des Arabes conquérans; 3°. le peuple aujourd'hui dominant, les Turcs ottomans. Toutes les races se naturalisent également bien en Syrie, et s'y conservent sans autres altérations que celles qui résultent de la nature du climat : ainsi les habitans des plaines du midi sont plus basanés que ceux du nord, et ceux-là beaucoup plus que les monticoles. Dans le Liban et le pays des Druses, le teint est le même que celui des habitans des départemens méridionaux de France. On vante les femmes de Damas et de Tripoli pour la blancheur et la régularité des traits.

Les Syriens sont en général de moyenne stature ; on ne rencontre dans les deux sexes que peu de personnes bossues et contrefaites. Ils n'ont de maladie particulière que le bouton d'Alep ; les autres maladies sont les dyssenteries, les fièvres bilieuses continues, rémittentes, et les intermittentes. La petite vérole y est quelquefois très meurtrière. La saignée est rarement utile dans ces maladies ; mais les vomitifs et les purgatifs doux et acides, comme les tamarins, le tartride acidule de potasse, sont d'un usage fréquent et avantageux.

Maintenant, si nous parcourons la Barbarie, nous verrons que les monticoles sont blancs, tandis que ceux qui habitent les côtes maritimes et les plaines, sont basanés et bruns ; c'est que les hauteurs produisent le même effet que plusieurs degrés de latitude. Si nous observons les habitans de l'Afrique au delà du tropique, nous rencontrerons depuis la mer Rouge jusqu'à l'Océan, des espèces de Maures si noirs qu'on les prendrait pour des nègres. Les premiers occupent le nord du fleuve Sénégal, et les nègres le midi. On ne voit presque que des mulâtres dans les îles du cap

Vert; ce qui vient probablement des premiers Portugais qui s'y sont établis, et qui se sont mêlés avec les nègres. On leur a donné le nom de *Nègres couleur de cuivre*, parce qu'ils sont jaunâtres, et qu'ils ont conservé les traits des nègres.

Les nègres du Sénégal qui habitent près la rivière de Gambie, sont très noirs, beaux et bien faits : leurs femmes sont très belles aussi, et aiment beaucoup les blancs; elles ont toujours la pipe à la bouche, et leur sueur est un peu fétide. Les nègres de l'île de Gorée et de la côte du cap Vert sont d'un noir très foncé; ils sont très bien proportionnés, et ont autant de mépris pour les autres nègres qui ne sont pas aussi noirs, que nous en avons pour les basanés. Ils aiment passionnément l'eau-de-vie, dont ils s'enivrent souvent; et pour en avoir, ils vendent leurs enfans, leurs parens, et jusqu'à leur propre personne. Ces nègres sont dans l'usage de graver sur leurs corps, avec un caillou tranchant, des figures de fleurs et d'animaux de leur pays. Cette mode a lieu dans un grand nombre de pays : on l'a trouvée établie dans l'Indostan, Sierra-Léona, dans l'île Formose et dans la Floride. Encore aujourd'hui un grand nombre d'Arabes brodent et teignent leur peau, dans laquelle ils font pénétrer les couleurs au moyen d'une aiguille; les femmes de Tunis y gravent des chiffres avec la pointe d'une lancette et du vitriol.

Les nègres de Guinée, malgré une bonne santé, parviennent rarement à une grande vieillesse ; ils sont décrépits à l'âge de quarante ans. Ce qui abrége leur vie, c'est l'usage prématuré des femmes : il est rare d'y trouver des filles qui puissent se souvenir du temps où elles ont cessé de l'être.

Les nègres ont une figure qui leur est propre, et qui représente cet état de contraction que prend le visage lorsqu'il est frappé par une vive lumière et une forte réverbération de chaleur ; dans ces circonstances, les sourcils se froncent, la pomme des joues s'élève, la paupière se serre, la bouche fait la *moue*. Les traits des blancs sont, au contraire, allongés, les yeux plus à fleur de tête, et toute la figure plus épanouie. Les nègres ont les yeux ronds, le nez épaté, les traits grossiers, les lèvres épaisses, et de la laine au lieu de cheveux ; leur crâne est double de celui des blancs en épaisseur ; leurs os sont plus solides, et leurs chairs plus denses ; ils ont le nombril très gros, et multiplient prodigieusement. Leur intelligence est très bornée, et il ne paraît pas que leur esprit soit susceptible d'une grande culture.

Les nègres sont une race d'hommes peu répandus : on n'en rencontre que dans les pays excessivement chauds ; il n'y'en a point hors des bornes de la zone torride, et ils ne font pas la douzième partie de l'espèce humaine : leur nombre est à celui des hommes blancs et bruns, à peu près comme 1 est à 25.

Les négrillons qui viennent de naître, sont presque entièrement blancs, si ce n'est qu'on aperçoit à l'extrémité des ongles un filet noirâtre, et au scrotum ou au bout du gland, une petite tache noire. Ils restent blancs les huit premiers jours ; ce n'est qu'à cette époque que la peau commence à brunir.

La nature observe l'ordre suivant dans les quatre générations mêlées : 1°. d'un nègre et d'une blanche naît le mulâtre, à demi-noir et à longs cheveux ; 2°. du mulâtre et de la blanche résulte le quarteron basané à longs cheveux ; 3°. du quarteron et d'une blanche sort l'octavon, moins basané que le père ; 4°. de l'octavon et d'une blanche vient un enfant parfaitement blanc.

Il faut quatre filiations en sens inverse, pour noircir les blancs : 1°. d'un blanc et d'une négresse sort le mulâtre à longs cheveux ; 2°. du mulâtre et de la négresse vient le quarteron, qui est noir aux trois quarts ; 3°. de ce quarteron et d'une négresse provient l'octavon, qui est noir aux sept huitièmes ; 4°. enfin, de cet octavon et de la négresse naît le vrai nègre à cheveux crépus.

Il existe aussi des individus issus de parens nègres noirs ou olivâtres, auxquels on a donné le nom d'*albinos*, de *blafards* et celui impropre de *nègres blancs* : ils ne sont ni une race, ni une espèce d'hommes; la couleur *blanc de lait*, dont est teinte leur peau, est due à des causes accidentelles qui ont dérogé momentanément au plan primitif et à la loi commune. On regarde les albinos, dans leur pays, comme des animaux rares et sacrés, et les souverains de l'Afrique et des Indes en entretiennent toujours un certain nombre, avec la plus grande magnificence, dans l'enceinte de leurs palais.

On ne saurait mieux comparer ces êtres infortunés, le rebut de la nature, quant à leurs facultés morales et à leur dégradation, qu'aux nombreux crétins du Valais. Ces derniers sont sourds, muets, idiots, presque insensibles aux coups, et portent des goîtres d'un volume considérable, qui descendent jusqu'à la ceinture : ils ne sont ni furieux, ni malfaisans, et sont absolument ineptes et incapables de penser; ils n'éprouvent que le sentiment des besoins physiques, et se livrent violemment à tous les plaisirs des sens. Les habitans du Valais regardent leurs crétins comme des saints et des anges tutélaires; ceux qui n'en ont pas dans leurs familles, se croient sérieusement brouillés avec le ciel. On en a le plus grand soin, et on satisfait toutes leurs fantaisies ; on ne les contrarie jamais, et on a pour eux un respect particulier qui est fondé sur leur innocence et leur faiblesse. Ils ont la peau très livide ; ils naissent stupides et imbécilles, et restent tels jusqu'à la mort, sans qu'on puisse apporter de remède à leur état physique et moral. Tel est le cas des blafards, dont la stupidité est égale à celle des crétins ; et s'ils ne sont pas entièrement privés du don de la parole, ils sont d'autant plus maltraités quant aux sens de la vue et de l'ouïe. Ces individus sont condamnés par la structure de leurs yeux à fuir la lumière comme les hiboux. Ils sont très faibles ; leur taille excède rarement quatre pieds cinq pouces : leur teint est d'un blanc fade, couleur de linge , ou plutôt de cire blanchie, sans aucune nuance d'incarnat ou de rouge ; on y distingue quelquefois de petites taches lenticulaires grises : ils n'ont ni barbe ni poils ; leurs cheveux sont laineux et frisés en Afrique, longs et traînans en Asie ; les sourcils et les cils sont soyeux, et leurs yeux ont la forme de ceux des perdrix. Ces malheureux terminent leur triste carrière à l'âge de trente ans, sans avoir vécu. On rencontre ces êtres dégradés principalement vers le centre de l'Afrique, à l'extrémité de l'Asie méridionale, dans les îles de la mer du Sud, et au Darien dans le nouveau monde.

Observons que la surdité, ou l'affaiblissement de l'ouïe, n'est dans les albinos que l'effet de la blancheur éclatante qui les distingue. On a remarqué que les chiens très blancs, les chats d'Angola d'une blancheur éclatante, n'entendent presque pas; et il est vraisemblable qu'un jour les naturalistes du Nord s'apercevront que l'ouïe diminue dans les animaux de leurs climats durant les grands froids, temps auquel ils sont le plus blancs.

Il ne faut pas confondre les vrais blafards ou albinos avec les nègres qui deviennent blancs par l'effet de causes accidentelles. Les nègres sont sujets à une maladie qui leur ôte en partie leur noirceur naturelle, et qui est accompagnée de symptômes hideux. C'est une espèce d'ictère blanc dans lequel il leur reste encore quelques traces d'un noir jauni à la naissance des ongles; le corps se gonfle, et on distingue des taches livides sur la peau; l'iris se brouille et devient nébuleux. Quand le mal n'est pas invétéré, ils en guérissent en mangeant des serpens et des couleuvres; alors leur corps reprend sa couleur noire; sinon, ils meurent vers l'âge de trente ans.

On connaît peu les peuples qui habitent les côtes et l'intérieur de l'Afrique, depuis le cap Nègre jusqu'au cap des Voltes. Tout ce qu'on sait sur les Cafres qui habitent une partie de l'Afrique méridionale, c'est qu'ils sont bien moins noirs que les

nègres, et qu'ils forment différentes nations presque toutes cruelles et barbares. On n'a pu jusqu'ici
bien observer que les habitans de la terre de Natal, et
les Hottentots du cap de Bonne-Espérance, ou des
Tempêtes.

Les différens peuples qui habitent la terre de
Natal, laquelle fait partie de la Cafrerie, demeurent ensemble dans de petits villages que gouverne
le plus âgé d'entr'eux. Ils sont affables et hospitaliers. Leur principale occupation est l'agriculture,
et l'entretien des vaches et des chèvres, dont ils
prennent un très grand soin. Ils se nourrissent de
pain et de viande, et font usage de lait un peu aigri
pour leur boisson ordinaire. Ils sont basanés, et ont
les cheveux crépus et frisés.

Les Hottentots sont bien faits et bien proportionnés. Ils sont, comme les nègres, les yeux grands,
le nez plat, les lèvres épaisses, et la chevelure
courte et laineuse ; mais ils sont de la couleur olivâtre. Ces peuples sont robustes, industrieux,
agiles et d'une légèreté surprenante. Ils sont d'une
adresse inconcevable dans le maniement des armes;
avec leurs zagaies (espèce de demi-lance), ils parent les flèches et les pierres. On les a accusés,
avec fondement, de paresse et d'ivrognerie; mais
ils ont des mœurs pures et douces. Les Hottentots
qui avoisinent les Cafres sont errans, malpropres,
et mènent la vie sauvage. Ainsi que les Madé-

casses (1), ils n'ont point de culte, pas la moindre idée de la divinité ; malgré cela ils sont hospitaliers, humains, et ont beaucoup de bonne foi. Les femmes sont beaucoup plus petites que les hommes : il est faux qu'elles aient naturellement un tablier de peau qui descende jusqu'à mi-cuisses.

Les Hottentots sont pour la plupart bergers ou chasseurs ; ils sont souvent en guerre, et traitent, ainsi que les Suisses, avec leurs voisins pour marcher à leur défense. Ces peuples étaient autrefois dans l'usage de se couper une phalange des doigts de la main, quand ils perdaient un de leurs proches, en sorte qu'on pouvait connaître à l'inspection des doigts le nombre des morts d'une famille. Cet usage était établi aussi dans le Paraguai et dans la Californie, il existe encore chez les Guaranis.

Les Hottentots regardent l'action de penser et de réfléchir comme le fléau de la vie. Que de Hottentots parmi nous ! Ces peuples sont très paresseux ; leurs femmes font presque tout ; ils passent la plupart du temps à dormir ou à se reposer dans leurs hamacs. Si on veut acheter leur lit, ils le vendent le matin, sans penser qu'ils en auront besoin le soir.

----

(1) On a observé que les vieillards étaient extrêmement considérés chez les différentes nations qui peuplent l'île de Madagascar. Ce sont eux qui rendent la justice, et qui sont chargés du maintien des lois et des coutumes.

Si nous portons nos regards dans les différentes contrées de l'Amérique, nous y rencontrerons, comme nous l'avons dit, dans les parties les plus septentrionales, des peuples semblables à ceux du Nord de l'Europe et de l'Asie. Les sauvages qui habitent les terres du détroit de Davis, sont d'un teint olivâtre, fort laids, petits, mais très robustes, et ont les jambes courtes et grosses; ils vivent long-temps, et beaucoup atteignent la centième année. Ils ont la couleur, la figure et les mœurs des Lapons. De même qu'on trouve près de ceux-ci les Finnois qui sont blancs, beaux, assez grands et bien faits, on trouve aussi près le détroit de Davis une espèce d'hommes blancs et ressemblans aux Finnois. On rencontre ensuite, dans le voisinage de la baie d'Hudson, des hommes velus semblables aux sauvages d'Iago, et enfin ceux du Canada et de toute la Terre-Ferme, qui ressemblent aux Tartares par tant d'endroits qu'on ne pourrait guère douter qu'ils n'en descendent, si l'on n'était très embarrassé sur la possibilité de la migration.

Si nous nous arrêtons sur les Iroquois et les Hurons, peuples sauvages de l'Amérique septentrionale dans l'intérieur du Canada, nous y trouverons une coutume barbare qui fait frémir la nature, celle de tuer leurs parens trop faibles pour les suivre à la chasse, ou dans leurs expéditions mili-

taires, dans la crainte qu'ils ne meurent de faim
ou sur le bûcher de leurs ennemis : ils croient faire
un acte de piété filiale, en obéissant aux volontés
des auteurs de leurs jours, qui leur demandent la
mort comme une grâce, et ils ne pensent pas pouvoir leur donner une plus honorable sépulture
que dans leurs entrailles. Ces peuples sont d'une
haute stature, olivâtres, polygames, cruels, et
vivent en société.

Les sauvages de la Floride, du Mississipi, et des
autres parties méridionales du continent de l'Amérique septentrionale, sont assez bien faits et plus
basanés que ceux du Canada ; ils ont un teint olivâtre tirant sur le rouge, qui est dû en grande
partie au rocou dont ils se frottent. Ils sont presque
nus et très vaillans, mais féroces ; ils immolent au
soleil, les hommes qu'ils prennent à la guerre, après
quoi ils les dévorent.

Les Natchez, sauvages de la Louisiane, sont
grands et corpulens ; ils ont le nez fort long et le
menton arqué. Lorsqu'une femme noble, qu'on
croit être de la race du soleil, vient à mourir, on
étrangle douze petits enfans et quatorze adultes
qu'on enterre avec elle, et on met dans leur fosse
commune des ustensiles de cuisine, des armes de
guerre, et tout l'attirail d'une toilette.

La Louisiane est un pays très humide et marécageux : les habitans y sont très exposés aux fièvres malignes, rémittentes et intermittentes, qui ne cessent que lorsque les vents du Nord commencent à souffler en novembre. Le tétanos y est très fréquent, surtout chez les nouveau-nés ; les maladies occasionnées par les vers de toute espèce, et même par le ténia y sont aussi très communes, et les personnes de tout âge y sont sujettes. La petite vérole y paraît à certaines périodes, et y fait les plus grands ravages, tant parmi les blancs que parmi les Indiens et les Nègres : les affections de poitrine, telles que les crachemens de sang et la phthisie pulmonaire y sont aussi très fréquentes.

La Californie, péninsule très vaste de l'Amérique septentrionale, présente un climat en général chaud et sec à l'excès : son terrain nu, pierreux, montueux et sablonneux, est très stérile. Parmi le petit nombre d'arbres qui y croissent, le plus utile est le pitahaya, dont les fruits sont la principale nourriture des habitans de ce pays.

Les Californiens sont bien faits et très robustes, mais en général inconstans, pusillanimes, paresseux, stupides et même insensibles : ce sont des enfans en qui la raison n'est pas encore développée. Ils sont plus basanés que les Mexicains, qui sont néanmoins sous la zone torride : cette couleur plus foncée n'est due sans doute qu'aux graisses et aux autres ingrédiens dont ils s'oignent le corps.

Les Caraïbes sont des insulaires des Antilles du vent, qui sont aujourd'hui concentrés à la Dominique et à Saint-Vincent. Ces peuples ont, ainsi que les Omaguas, la tête aplatie d'une manière très difforme : on prétend que les parens sont dans l'usage de comprimer entre deux planches la tête des enfans qui viennent de naître, pour les faire ressembler à la pleine lune. On retrouve ce même usage chez les Omaguas. Les Caraïbes se teignent le corps avec le rocou et l'huile, ce qui leur donne la couleur d'écrevisse cuite. On pense que cette mode établie chez presque tous les peuples sauvages, de se teindre la peau, a pour but de se garantir de la piqûre des insectes dont leur pays fourmille. Les Caraïbes ont les cheveux noirs, mais non crépus ni frisés, et les portent courts; ils n'ont point de barbe, et ne sont point velus. Ils ont les yeux noirs, gros, saillans, et le regard effaré. Ils vont nus, et n'ont pas moins de honte d'un vêtement que l'Européen en aurait de la nudité. Observons que si la plupart des sauvages se couvrent les parties sexuelles, c'est moins en eux l'effet de la pudeur, que de la crainte de blesser des organes délicats et sensibles, en traversant les bois et les halliers. Les Caraïbes sont très puans, et ont l'esprit borné. Les hommes dédaignent de manger avec les femmes, et n'en usent que par besoin. Lorsqu'une femme est accouchée, elle se lève à l'instant même pour vaquer aux soins du ménage ; le mari la remplace, et reste couché dans son lit un mois entier, sans boire ni manger, les dix premiers jours. Au bout du mois, les parens et amis viennent visiter le prétendu malade, lui font des incisions, et le saignent de toutes parts sans qu'il ose s'en plaindre.

Une coutume à peu près semblable a été et est encore en vogue dans le ci-devant Béarn ; c'est ce que les habitans du pays appellent *faire la couvade*. Mais il y a cette différence qu'au lieu de tourmenter le mari, on le soigne, au contraire, très doucement, et on lui fait prendre des alimens restaurans. Il paraît que cet usage bizarre a été puisé en Espagne, où il régnait du temps de Strabon.

Les Caraïbes vivent très long-temps. Ils adorent la lune, sont souvent en guerre, et se servent de flèches empoisonnées par le suc du mancelinier.

L'intérieur de l'Amérique méridionale est peuplé d'une multitude de nations sauvages, cruelles, vindicatives, toujours en guerre entre elles, et presque toutes antropophages. Les Brésiliens passent avec raison pour les plus barbares. Ils ressemblent, pour la taille, aux Européens ; mais ils sont plus robustes, et moins sujets aux maladies ; il y a peu d'estropiés et de contrefaits parmi eux. Ils ont le teint des Espagnols et des Portugais. Ils se teignent la peau de diverses couleurs, et ont le nez plat ; le premier soin des pères, à la naissance de leurs enfans, est de leur rendre ce service. Les deux sexes sont presque toujours nus, à l'exception des jours de fêtes, et des temps où ils sont en guerre. Avec le goût le plus décidé pour la chair humaine, les Brésiliens ne mangent que ceux de leurs ennemis qui tombent vivans entre leurs mains ; mais ils ne touchent pas aux morts ni aux mourans étendus sur le champ de bataille. Ils sont très hospitaliers : quoique polygames, ils ont en horreur l'adultère, et jouissent de la liberté du divorce. Ils vivent de la pêche et de la chasse, et cultivent l'alpy, les patates et le manioc dont les racines leur servent aussi de nourriture, ainsi qu'à la plupart des Américains méridionaux.

De même que la plupart des sauvages, les Brésiliens ne manifestent aucun attachement pour les lieux qui les ont vus naître ; leur vie est errante et vagabonde, et ils ne voient de patrie que là où ils peuvent subsister. L'amour de son pays, qui s'exalte dans les bons gouvernemens, et passe en habitude dans les mauvais; qui conserve à chaque nation son caractère, ses usages, ses goûts; cet amour est un sentiment factice qui naît dans la société, mais inconnu dans l'état de nature. Le cours de la vie morale du sauvage est entièrement opposé à celle de l'homme civilisé : celui-ci ne jouit des bienfaits de la nature que dans le premier âge, l'autre en jouit dans toutes les époques de sa vie. Il trouve également partout à satisfaire ses besoins physiques, les seuls qu'il connaisse, et sa patrie est en tout lieu.

Les Péruviens sont couleur de cuivre, comme es habitans de l'isthme Panama, surtout ceux qui habitent le bord de la mer et les terres basses. Ceux au contraire qui demeurent dans les pays élevés, comme entre les deux chaînes des Cordilières, sont presque aussi blancs que les Européens, tandis que les naturels de la Terre-Ferme, situés près la rivière des Amazones et dans le continent de la Guyane, sont basanés, et de couleur rougeâtre plus ou moins claire et foncée. Ces diverses nuances, ainsi que l'a dit de la Condamine, ont pour cause principale la différente température des pays qu'ils habitent, variée depuis la grande chaleur de la zone torride jusqu'au froid que l'on ressent dans le voisinage des neiges.

C'est cette diversité de température qui rend si

dissemblables les habitans de la partie haute du Pérou et ceux de la partie basse de ce pays. Ceux des contrées les plus élevées sont sujets à l'asthme, aux inflammations de poitrine, et aux rhumatismes. Ces maladies sont dangereuses et même mortelles pour quiconque est déjà affecté de maladies vénériennes, ou qui fait usage de liqueurs fortes. Les autres, qui habitent les montagnes inférieures, sont exposés aux fièvres bilieuses rémittentes et intermittentes, qui y sont très contagieuses. La petite vérole cause aussi dans tout le pays des ravages inexprimables.

Le Pérou est très sujet aux tremblemens de terre, qui y sont presque habituels. Ce terrible fléau est l'effet des volcans qui y sont en grand nombre. La partie haute de cette contrée offre des variations de température, telles qu'on éprouve le même jour, quelquefois à la même heure, et toujours dans un espace très borné, la température des zones les plus opposées. Ceux qui s'y rendent des vallées, ressentent à leur arrivée un froid si vif qu'ils n'en peuvent être garantis ni par le feu ni par les vêtemens; mais il cesse d'être désagréable après un séjour d'environ un mois. Ceux qui y viennent pour la première fois, sont plus ou moins tourmentés du mal de mer, selon qu'ils en auraient eu plus ou moins à souffrir sur l'Océan.

Il règne dans les vallées, quoique près de l'équateur, la plus délicieuse température, et les quatre saisons de l'année s'y font remarquer sensiblement, sans qu'aucune y soit incommode : celle de l'hiver est la plus marquée et la plus constante, quoique sous la zone torride, et il n'y pleut jamais, ou seulement tous les deux ou trois ans.

Les habitans du Paraguai, ainsi appelé du nom d'un grand fleuve qui l'arrose, sont d'une taille avantageuse; ils ont le visage alongé, et la couleur olivàtre. Ils sont sujets à une sorte de lèpre qui leur couvre tout le corps, et y forme des croûtes semblables aux écailles de poisson; mais cette incommodité ne leur cause aucune douleur ni aucun autre dérangement dans la santé.

Le climat du Chili est le plus agréablement tempéré des deux hémisphères; ce pays est situé sous un ciel toujours pur et serein. Son sol est extrêmement productif et fertile. Ses habitans sont d'une couleur basanée tirant sur celle du cuivre rouge, comme celle des Péruviens. En général, dans tout le continent de l'Amérique méridionale, les peuples sont d'un jaune rougeâtre. Les habitans du Chili sont d'une belle taille; ils ont les membres gros, la poitrine large, le visage peu agréable et sans barbe, les yeux petits, les oreilles longues, les cheveux noirs, plats et gros comme des crins. La plupart vont nus, quoique le pays soit froid;

seulement ils portent sur leurs épaules des peaux d'animaux.

C'est à l'extrémité du Chili, vers les terres magellaniques, que l'on prétend avoir rencontré une race d'hommes appelés *Patagons*, et dont la taille gigantesque est de neuf à dix pieds ; mais s'ils existent réellement, ce qui est très incertain, ils sont en petit nombre, et ne constituent pas un peuple particulier, car les habitans près du détroit et des îles voisines, sont des sauvages d'une taille médiocre, qui ressemblent aux autres Américains, par la couleur olivâtre et les cheveux noirs et plats.

On ne trouve, à proprement parler, dans le nouveau monde, qu'une seule race d'hommes, plus ou moins basanés, selon les divers climats qu'ils habitent : si on en excepte le nord de l'Amérique, dont les habitans diffèrent peu des Lapons, et quelques autres à cheveux blonds, et qui ressemblent aux Européens septentrionaux, on ne voit dans tout le reste de ce vaste continent que des hommes presque semblables, tandis que les peuples de l'ancien offrent un très grand nombre de variétés. Cette uniformité vient de ce qu'ils vivent tous de la même manière, de ce que les saisons y sont égales, et la température constamment à peu près au même degré.

Tous les Américains indigènes étaient, lors de la découverte de leur pays, et sont peut-être encore sauvages , si l'on en excepte les Mexicains et les Péruviens, dont la civilisation n'est néanmoins pas encore très avancée. L'origine de tous les peuples d'Amérique est commune ; ils sortent tous de la même souche, et ils conservent encore aujourd'hui presque tous les caractères de leur race primitive.

La nature paraît avoir maltraité les indigènes de ce climat : ils sont peu forts , sans courage et sans poils ; tous sont dégradés dans les organes de la virilité, et peu sensibles aux charmes de l'amour. Les femmes, plus faibles que les hommes , y sont maltraitées autant par la nature que par leurs époux. Ceux-ci ne voient en elles que les instrumens de leurs besoins, et les font moins servir à leurs plaisirs qu'ils ne les sacrifient à leur paresse. Néanmoins , en les chargeant des travaux de l'agriculture, ils se sont réservé , ainsi que partout ailleurs, les périls de la guerre, de la chasse et de la pêche. Cette sorte d'enfance qui est marquée par l'absence des signes de la virilité, et par cette indifférence qu'ils ont pour leurs femmes , semble annoncer qu'ils sont un peuple sorti récemment des mains de la nature ; mais leur origine est incertaine , et il n'existe aucune donnée pour en résoudre le problème.

Ce qui autorise à croire que les Américains sont un peuple nouveau, c'est que leur civilisation est encore à peine ébauchée. Ce vaste continent était très peu peuplé lorsqu'on en fit la découverte; il est encore couvert de marécages immenses qui rendent l'air malsain, quoique l'on ait défriché beaucoup de terrains, et la terre y produit une multitude de poisons. Ce qu'il y a de surprenant, c'est qu'on y rencontre beaucoup d'animaux dont les analogues n'existent point dans notre hémisphère; d'où l'on peut inférer qu'il y a existé de temps immémorial, et peut-être de tout temps, entre l'ancien et le nouveau monde, une barrière insurmontable, qui a empêché les animaux indigènes de passer d'un continent dans l'autre.

Quant aux peuplades des îles découvertes dans ce siècle, dans la mer du Sud et dans les terres du continent austral, Byron dit avoir vu dans les îles de la mer Pacifique, des hommes armés de longues piques qu'ils agitaient d'un air menaçant. Ces hommes sont, dit-il, d'une couleur basanée, vigoureux, bien proportionnés, et extrêmement légers à la course. Dans plusieurs autres îles de cette même mer, et notamment dans celles appelées *îles du Prince de Galles*, il a trouvé des peuplades nombreuses : ces insulaires, selon ce voyageur, ressemblent à ceux dont il vient d'être parlé, pour la taille et la proportion des membres. Leur teint est bronzé , mais clair , et les traits de la figure n'ont rien de désagréable ; ils ont des cheveux noirs et de la barbe.

Dans plusieurs autres îles situées au-delà de l'équateur, dans cette même mer , il existe, dit Carteret, des peuplades nombreuses d'hommes qui ont la plupart la tête laineuse, comme celle des nègres, mais moins noirs que ceux de Guinée , et n'ayant point comme eux le nez plat et les lèvres grosses ; ces derniers poudrent leurs cheveux et même leur barbe, de blanc. Cette mode est en vigueur aussi chez les Papous. Néanmoins il est quelques unes de ces îles habitées par des hommes dont la tête n'est pas laineuse, et qui, au lieu d'être noirs , sont couleur de cuivre , avec peu de barbe, de grands et longs cheveux noirs , et qui ne sont pas entièrement nus, comme les précédens , ce qui indique que leur pays n'est pas aussi chaud que celui des premiers.

Les insulaires d'Otaïti sont très grands et d'une taille bien supérieure à celle des Européens; forts, bien membrés, bien faits, agiles, dispos et d'une belle figure; ils ont le teint basané, et les cheveux noirs, quelquefois bruns et même blonds. Leurs femmes sont très belles, et vendent librement leurs faveurs en public. Les hommes offrent, par civilité ou par récompense leurs sœurs et leurs filles aux étrangers. Les Otaïtiens parviennent à une extrême vieillesse, sans incommodité, et sans perdre la finesse des sens. Le poisson et les végétaux, au rapport de Bougainville, sont leur principale nourriture; ils mangent rarement de la viande, et ne boivent que de l'eau; ils éprouvent de la répugnance pour le vin, les liqueurs fortes, le tabac, les épiceries, et pour toutes les choses fortes. Il semble, dit le capitaine Cook, qu'ils sont d'un caractère brave, sincère, sans soupçon ni perfidie, et sans penchant à la vengeance et à la cruauté; mais ils sont adonnés au vol. Le mariage n'est chez eux qu'une convention entre l'homme et la femme, et ils pratiquent la circoncision, sans autre motif que celui de la propreté.

Les habitans de l'île Huahcine, selon le même, ressemblent pour la figure, le langage, l'habillement et les usages, à ceux d'Otaïti, dont ils ne sont éloignés que de trente lieues. Les hommes paraissent être encore plus vigoureux et d'une stature plus grande; les femmes y sont très belles : ils se nourrissent de végétaux et de viandes, et parlent tous la même langue, qui est aussi celle de toutes les îles de la mer du Sud, jusqu'à la nouvelle Zélande.

Nous ne connaissons que depuis peu les habitans des terres australes : Cook est celui qui les a le mieux vus. Fernand de Quiros, qui y a abordé avant lui, rapporte que les sauvages de l'île de la *Belle-Nation*, ont des mœurs peu différentes de celles des Otaïtiens; ils sont beaux, très bien faits et blancs, quoique dans un climat qui semblerait devoir les noircir. Les femmes y sont très belles, et à demi-vêtues. Le même ajoute avoir rencontré sur la côte orientale de la Nouvelle-Hollande, à laquelle il donne le nom de *terre du Saint-Esprit*, des habitans de trois couleurs; les uns noirs, les autres très blancs à cheveux et à barbe rouge, et les autres mulâtres; ce qui lui fit conjecturer que cette contrée était très étendue : il ne s'était pas trompé, car il résulte des découvertes de Cook, que la Nouvelle-Hollande est aussi étendue que l'Europe entière. Ce dernier dit que ses habitans sont nus, et ne se nourrissent que de poissons. Sur la même côte, à quelque distance, Quiros vit une autre nation de plus haute taille, et d'une couleur plus grisâtre; ils venaient en troupes, armés de flèches qu'ils décochèrent sur les Espagnols, qui ne purent les faire retirer qu'à coups de mousquets.

Abel Tasman a trouvé dans les terres voisines d'une baie dans la Nouvelle-Zélande, des hommes qui avaient la voix rude et la taille grosse; ils étaient d'une couleur jaune-brunâtre, et avaient les cheveux noirs et presque aussi longs et aussi épais que ceux des Japonais, attachés au sommet de la tête avec une plume longue et épaisse au milieu. Les uns avaient le milieu du corps couvert de nattes, et les autres de toile de coton; mais le reste était nu.

Les habitans de la Nouvelle-Zélande, dit Cook, ont une taille en général égale à celle des Européens les plus grands; ils ont les membres charnus, forts et bien proportionnés; mais ils ne sont pas aussi gros que les insulaires oisifs de la mer du Sud. Ils sont alertes, vigoureux et adroits, leur teint est en général brun. Les femmes n'ont pas beaucoup de délicatesse dans les traits; leur voix est d'une très grande douceur, et c'est par là qu'on les distingue des hommes, leurs habillemens étant les mêmes. Les Zélandais ont les cheveux et la barbe noirs, les dents blanches et régulières; ils jouissent d'une santé robuste, et parviennent à un âge très avancé. Leur principale nourriture est le poisson. Ils sont décens et modestes, mais peu propres. Les insulaires de la mer du Sud se fendent le prépuce, pour qu'il ne recouvre pas le gland : les Zélandais, au contraire, le ramènent sur le gland, et en nouent l'extrémité avec un cordon qui est attaché à leur ceinture; le gland est la seule partie qu'ils ne montrent qu'avec une honte extrême. Cet usage, quoique paraissant contraire à la propreté, a cependant l'avantage de maintenir la fraîcheur et la sensibilité de cette partie; ceux en général qui ont le prépuce court, perdent dans la partie qui en est recouverte, la sensibilité, plutôt que les autres hommes.

Il y a de grandes ressemblances entre les habitans de ces pays et ceux des îles de la mer du Sud, par rapport aux usages et à la langue; ce qui prouve que tous ces insulaires ont la même origine. Cook pense qu'ils ne viennent pas de l'Amérique, qui est située à l'est de ces pays; et comme la langue d'O-taïti et des autres îles de la mer Pacifique, ainsi que celle de la Zélande, ont beaucoup de rapport avec les langues de l'Inde méridionale, il est probable que toutes ces peuplades sont originaires de l'archipel indien.

C'est du climat, ainsi que nous l'avons déjà observé, que dépendent en grande partie les qualités physiques et morales des peuples. On remarque en général que, dans les pays chauds, les hommes sont plus petits, plus secs, plus vifs, plus gais et plus spirituels, mais moins vigoureux et moins laborieux; qu'ils sont plus précoces et qu'ils vieillissent plutôt que dans les climats froids. Les femmes y sont moins fécondes, plus jolies, mais moins belles. Une blonde est rare dans ces pays, comme une brune l'est dans le Nord.

La beauté dépend en grande partie de la température du climat. Le froid, en resserrant le tissu extérieur dans le sexe du Nord, ôte à la peau cette mollesse et cette douceur qui sont les indices de la

sensibilité; une atmosphère brûlante, en procurant
d'abondantes sueurs, dessèche et ride la peau,
énerve la constitution, et flétrit la beauté dans son
germe. C'est dans les zones tempérées que l'on
trouve les plus beaux hommes et les plus char-
mantes femmes. Plus on approche de l'équateur
et des pôles, moins la nature est prodigue de ses
faveurs; on y rencontre une multitude d'êtres informes et hideux : dans certaines contrées ce sont
des pygmées, des albinos, en un mot, des peuplades d'hommes entièrement dégradés, et cette
dégradation fatale s'étend même jusqu'aux végétaux, les arbres y sont dégénérés pour la plupart, et les fleurs y périssent avant que de s'épanouir.

Le caractère des peuples a aussi les plus grands
rapports avec les pays qu'ils habitent. Le Caraïbe,
né et vivant dans les bois, ne saurait avoir l'urba-
nité et l'atticisme du Français; l'Africain, énervé
par les chaleurs excessives qu'il endure habituellement, ne peut avoir la force et la vigueur de ces
nations du Nord, qu'on a regardées à juste titre
comme la pépinière du genre humain. Convenons
néanmoins que la chaleur d'un climat n'est pas la
seule cause de l'inertie et de l'indolence de ses
habitans; la fertilité du sol n'y contribue pas
moins. En effet, si le sauvage du Nord est plus
actif que l'Africain et le Caraïbe, c'est que ces

derniers, pour qui la nature a tout fait, n'ont pas besoin d'une aussi grande industrie. L'ignorance et la stupidité coulent de la même source : en Afrique et en Amérique, quels sont les peuples dont les facultés de l'âme sont le moins développées ? ce sont les habitans de ces forêts dont les arbres fournissent sans culture à tous les besoins. N'a-t-on pas vu la prospérité engourdir l'esprit d'une nation, de même que la souffrance l'éclaire, mais l'abrutit quand elle est devenue excessive ? Les passions, de même que le génie, sont dans une étroite dépendance du climat : l'amour, par exemple, est dans les pays chauds, ainsi que l'a fort bien dit De Sèze, un délire, une fièvre brûlante, un cri de la nature : dans les climats tempérés, une passion douce, une affection réfléchie, et souvent un produit de l'éducation ; enfin, dans les pays froids ce n'est plus une passion, mais le sentiment tranquille d'un besoin peu urgent.

C'est dans les climats tempérés que le génie semble avoir fixé son empire : ils ont été le berceau des sciences et des arts nécessaires à la civilisation et à la prospérité des nations. Il n'en est pas de même de la zone torride et des deux glaciales, qui, à en juger par les Nègres et les Lapons, sont le fléau de l'intelligence humaine et le tombeau de la nature. « Jusqu'à présent, a dit Fontenelle, les » sciences n'ont point passé l'Égypte et la Mauri-

» tanie d'un côté, et de l'autre la Suède. Peut-être
» n'a-ce pas été par hasard qu'elles se sont tenues
» entre le mont Atlas et la mer Baltique : on ne
» sait si ce ne sont point là les bornes que la nature
» leur a posées, et si l'on peut espérer de voir
» jamais de grands auteurs nègres ou lapons. »

L'influence du climat est telle qu'elle peut changer entièrement les mœurs d'un peuple. Une co-
lonie prend insensiblement la constitution physique, le régime et le caractère du nouveau pays où
elle a été transplantée : les Tartares conquérans de
la Chine diffèrent peu de la nation qu'ils ont subju-
guée; les Hollandais, actifs et laborieux en Europe,
sont à Batavia mous et voluptueux.

Un fleuve ou une montagne suffit pour établir
une différence très marquée entre deux peuples voisins : l'habitant de Turin n'est pas le même que
celui des Alpes ; les Athéniens différaient des Thé-
bains, quoiqu'ils ne fussent séparés que par le fleuve
Asope. Le climat même est sujet à varier, soit par
quelque grande révolution du globe, soit par
d'autres causes secondaires. Les Scythes, du temps
d'Hippocrate, étaient inhabiles à la génération :
néanmoins ce sont eux qui, sous les noms d'Alains,
de Vandales et d'Hérules, ont inondé l'Europe
et renversé l'empire romain. L'Italie elle-même
a éprouvé des vicissitudes physiques et morales :
son atmosphère est aujourd'hui infectée par les

exhalaisons mortifères des marais Pontins et par des éruptions volcaniques ; on n'y éprouve plus ces hivers rigoureux dont parle Tite - Live ; ses habitans ont perdu l'énergie de leur caractère, et Rome, après avoir enfanté les héros de la liberté, a fini par devenir la vile esclave de la superstition sacerdotale.

Le gouvernement et la religion n'ont pas une moindre puissance sur le caractère et les mœurs des peuples : lorsque l'un est despotique, et l'autre mystérieuse, ils ôtent toute énergie, coupent les ailes au génie, et étouffent la pensée dans les esprits et la vertu dans les âmes. La patrie des Thémistocle, des Socrate, et celle de tant d'autres grands hommes, qui n'offrent plus aujourd'hui que les monumens de la servitude la plus outrageante à l'humanité, en sont une preuve non équivoque.

Le propre des gouvernemens despotiques est d'énerver dans l'homme le mouvement des passions, et d'en affaiblir le ressort. Aussi la consomption est-elle la maladie qui amène la fin de ces états ; aussi les peuples soumis au pouvoir arbitraire, n'ont-ils ni la fermeté d'âme, ni la hardiesse et l'élévation de ceux qui n'obéissent qu'à la loi. Sous le despotisme, l'homme est étranger à l'honneur, à la postérité, et par conséquent à ces efforts héroïques que détermine la vertu ; on n'y aime point l'estime pour l'estime même, mais pour les avantages qui sont

attachés à la puissance; le mérite et la probité y
sont des meubles inutiles. Il n'en est pas de même
d'une nation libre, que l'amour de la gloire stimule
continuellement, parce qu'elle y est le prix des
grandes actions et des vertus patriotiques. Le pouvoir arbitraire est un germe de calamités, dont le
développement amène la misère et la dévastation :
l'esclave, privé d'activité et d'énergie, est essentiellement vicieux et ignorant; son âme est atteinte
d'une gangrène morale qui en corrompt les facultés; des mains serviles ne sauraient fertiliser les
champs, ni des esprits abrutis acquérir des talens.
Un peuple serf est lâche, perfide, délateur et cruel;
égoïste à l'excès, il ne tourne jamais les yeux vers
l'intérêt général. Un peuple libre est courageux,
franc et humain. Il honore l'agriculture, enfante et
perfectionne les arts; sans cesse occupé du bonheur
de son pays, son génie crée, ses bras multiplient,
étendent les branches fécondes de l'industrie, et
ouvrent les sources de la prospérité publique.

On observe assez généralement que, lorsque les
lois sociales ne contrarient pas la nature, et qu'elles
ne sont pas en opposition avec le climat, les peuples qui vivent sous un ciel doux et riant, ont des
institutions douces, et que leurs annales ne sont
pas souillées de ces grands crimes qui sont la honte
de l'humanité. D'ailleurs leurs mœurs s'épurent par

le régime de Pithagore, dont la nature leur a donné le goût. Les hommes sont dépravés sous la ligne et près des pôles. Les habitans des plaines brûlantes de la zone torride et des glaces polaires, tourmentés par les feux du soleil, ou consternés de son absence, et ayant sans cesse sous les yeux la nature morte et inanimée, ont le caractère sombre et misanthrope, presque toujours des lois de sang, et une morale corrompue. Leur dieu est méchant et cruel, et pour l'honorer, ils cherchent à lui ressembler. Il en est de même des peuples dont le pays est sujet aux inondations, aux ouragans et aux tremblemens de terre. Si on consulte l'histoire de l'Egypte, du Mexique et du Japon, on y trouve des peuples féroces et cruels, un gouvernement violent et despotique, et un culte barbare et destructeur.

On a observé par toute la terre que les religions avaient la plus grande influence sur l'esprit des nations, et qu'elles portaient la plupart l'empreinte du climat. C'est un grand malheur pour l'humanité quand elles s'établissent par la force. La religion mahométane, qui ne parle que de glaive, agit toujours sur les musulmans avec cet esprit destructeur qui l'a caractérisée dans son institution. C'est bien pis encore quand les prêtres prêchent le dogme de l'intolérance : c'est alors que les flambeaux de la

discorde s'allument, que les plaines se jonchent de
cadavres, que les campagnes s'abreuvent de sang,
et que les villes sont embrasées. Apôtres du mensonge, votre religion consiste-t-elle donc à détruire? le Dieu qui anime la nature, est-il donc un
Dieu de ruines et de tombeaux? demande-t-il la
dévastation et le meurtre pour hommages? exige-
t-il pour hymnes les cris et les larmes du désespoir,
des homicides pour adorateurs, et pour temple un
monde désert et couvert de cendres? Voilà néanmoins, imposteurs sacrés, les fruits amers de vos
odieux mensonges! partout on rencontre les traces
livides et ineffaçables de la destruction que vous
avez ordonnée au nom d'un Dieu bon et clément
par essence, et que vous avez fait semblable à vous.
Ajoutez à cela que vous avez perverti et corrompu
la morale de la nature, abruti l'homme, et brisé
les ressorts de l'âme. Qu'attendre donc des peuples
courbés sous le joug de la superstition sacerdotale?
Sans doute, tant qu'ils ne le secoueront pas, et
qu'ils ne briseront point les chaînes dont les prêtres
d'un faux dieu les ont garottés, ils n'acquerront jamais d'élévation et de dignité; car ce poison stupé-
fiant de l'esprit détruit le sens moral, et tient
comme enchaînées les facultés intellectuelles.

Les dégradations physiques et les coutumes horribles qu'on rencontre chez la plupart des peuples,

naissent de la nécessité où ils sont de se défigurer pour se reconnaître, et des fausses idées qu'ils se sont faites de la beauté; peut-être aussi sont-elles l'effet du culte qu'ils ont adopté.

Un des inconvéniens de la couleur noire, image de la nuit, dit Raynal, c'est de confondre tous les objets. C'est aussi une des causes qui déterminent les noirs à se ciseler le visage et la poitrine, et à se tracer des figures sur la peau avec des sucs différens, pour ne pas se méprendre sur ceux de leurs tribus errantes, et prévenir le mélange et la confusion avec d'autres tribus également vagabondes et dispersées. L'usage dans lequel sont les habitans des pays chauds, de se vernir le corps, a pour but aussi de diminuer la transpiration, qui serait trop abondante sous ces climats, pour des hommes qui n'ont point de vêtemens, et de se défendre de la piqûre des insectes et des reptiles, qui y sont en très grand nombre. Les Américains donnent la préférence aux matières rouges, et les font entrer dans les vernis dont ils usent, soit qu'ils aient pour elles un goût particulier, soit que l'expérience leur ait fait découvrir que cette couleur est la plus propre à écarter les insectes.

Quant aux mutilations qu'exercent diverses nations sur certaines parties, il me paraît vraisemblable qu'elles sont principalement dues à cette

opinion , presque générale , que la nature en or-
ganisant l'homme n'a fait que l'ébaucher , et qu'il
est imparfait. C'est d'après ce principe absurde
que de nouveaux Prométhées l'ont placé dans leur
atelier , et l'ont de nouveau façonné selon leurs
caprices ; mais ils n'ont employé qu'un ciseau destructeur, et ont substitué des difformités à la beauté
simple de la nature. Probablement aussi , comme
le pense l'auteur de la Philosophie de la Nature,
les prêtres , en exposant à la vénération du peuple
grossier et crédule des divinités d'une figure hi-
deuse et bizarre, l'auront déterminé insensiblement
à adopter leurs figures pour se les rendre propices.
Ce qu'il y a de certain , c'est que dans plusieurs
endroits de la terre ils ont eu recours à des opérations barbares pour mener leurs esclaves à leur
but : le prêtre n'est parvenu à donner des fers
aux peuples qu'en mutilant d'abord leur âme , puis
leur corps , et en les transformant ensuite en bêtes
de somme.

Le fanatisme religieux peut seul , à mon avis,
rendre raison de ces blessures profondes faites à
l'espèce humaine : il n'y a que lui qui fasse consister la vertu à répandre le sang de ses frères , et
qui puisse sanctifier le crime ; il n'y a que lui qui,
après avoir paralysé la raison , jette le cœur de
l'homme dans l'égarement et la férocité. O philo-

sophie, divinité des êtres pensans ! descends des cieux ; viens habiter cette terre infortunée, et faisant luire ton flambeau sur tous les hommes, dissipe à jamais les ténèbres épaisses de l'ignorance et du mensonge ! (1)

---

(1) La vraie religion est celle qu'inspirent l'amour et la reconnaissance, celle qui ne coûta jamais un soupir à la nature ni un murmure à la raison, celle enfin qui est fondée sur la croyance en Dieu et en une vie à venir.

SECTION II.

De l'homme dans ses rapports avec les choses qui l'environnent, et celles qui s'appliquent à la surface du corps.

CHAPITRE PREMIER.

Des influences sydérales.

On a révoqué en doute pendant un certain temps l'influence du soleil, de la lune et des autres planètes sur notre globe. Les fables grossières et absurdes, dont on avait surchargé cette matière, avaient justement couvert de ridicule l'opinion des anciens philosophes qui admettaient cette influence; mais depuis qu'on a observé avec exactitude, on a découvert que les végétaux et les animaux éprouvaient réellement des modifications et des altérations plus ou moins sensibles, selon les divers degrés d'action qu'exercent le soleil et les planètes (spécialement la lune) sur notre atmosphère, et que le retour de plusieurs maladies coïncidait avec les diverses phases de ces astres.

14*

Outre que le soleil et les planètes agissent sur l'atmosphère, et par conséquent sur les corps qui y sont plongés, par leur calorique et leur lumière, ils la magnétisent encore, et l'électrisent en un certain sens, en s'électrisant réciproquement entre eux. Une des plus grandes et des plus sublimes idées de Kepler, est, à mon avis, celle qui fait du soleil un foyer magnétique, dont la force retient et dirige les sphères planétaires. Le globe terraqué, d'après la foule de phénomènes magnétiques qu'il présente, est peut-être un aimant d'une très-grande étendue, que magnétise sans cesse le soleil, qui en est magnétisé et électrisé à son tour. Cette idée n'est pas dénuée de vraisemblance quant à la terre, comme le prouvent les oscillations diurnes des aiguilles aimantées, leurs variations ménstruelles, et surtout depuis qu'on a observé que durant l'hiver, à cause du périhélie de la terre, la force magnétique est sigulièrement augmentée ; remarque importante, faite par le docteur Knigth, inventeur des aimans artificiels. Il doit donc se faire une semblable impression sur la terre de la part des autres planètes, à raison de leur distance, de leur masse, de la vitesse de leur mouvement, et de leur lumière. Le flux et le reflux de l'Océan sont des indices sensibles de l'électrisation opérée par le soleil, et principalement par la lune, puisque l'élévation des eaux sous celle-ci représente une

trombe de mer prête à se former. De même que
l'eau dont on a rempli un vase placé à une certaine
distance, sous un fil pendant au conducteur principal d'une machine électrique, se gonfle et s'élève ;
ainsi les eaux de l'Océan se portent et s'élèvent vers
la lune, avec toute l'apparence d'une attraction
électrique ; et l'attraction universelle n'est peut-être
autre chose qu'un effet de l'électricité naturelle.
D'après cela, on pourrait considérer la lune, à
l'égard de la terre, comme une armure de l'aimant
solaire. Mais si ces deux astres magnétisent et électrisent notre planète, il y aura de très-grandes
différences entre l'effet qu'ils produiront lorsqu'ils
agiront ensemble et dans la même direction, comme
dans les syzygies, et celui de leur action séparée
et divisée par des directions différentes, comme
dans les quadratures.

Le soleil a sur tous les corps de la nature une
action qu'on ne saurait contester : nous observe-
rons seulement que lors de son passage par le méridien et l'horizon, l'état du ciel change ; que les
vents, les pluies, la sérénité s'établissent alors,
cessent ou augmentent. A minuit et à midi, le
ciel étant même serein, et l'air tranquille, il se
lève presque toujours un vent léger, ou bien celui
qui règne change de direction ; le matin, en hiver,
il souffle un vent d'est, et le soir, en été, un vent
d'ouest ; en un mot, si on observe assidûment

l'état du ciel , on apercevra toujours quelques variations dans les quatre points cardinaux , le lever et le coucher du soleil , midi et minuit. On en remarque aussi de très sensibles dans les points du mouvement annuel , qui sont les deux solstices et les deux équinoxes.

Une autre observation non moins intéressante , c'est que les accès des maladies correspondent par rapport à l'intensité des symptômes ou leur rémission , aux quatre points cardinaux : c'est dans les heures voisines du coucher du soleil que la plupart des fièvres redoublent ordinairement, et c'est le matin , vers le lever de cet astre , qu'arrivent les rémissions. Ces changemens paraissent dépendre des altérations du mouvement diurne analogues aux marées.

La lune a la plus grande influence, par sa lumière, sur les animaux et sur les végétaux. Si elle agit sur eux par son calorique, ce ne peut être que très faiblement, car ses rayons, reçus sur un miroir ardent, ne produisent aucun changement sensible sur le thermomètre placé au foyer. On sait que la lumière lunaire brunit et altère le teint ; et il est certain que le plus grand accroissement des plantes se fait pendant la nuit, comme l'observe Bernardin de Saint-Pierre ; qu'il y a même plusieurs végétaux qui ne fleurissent qu'aux rayons de cet astre, et que des classes nombreuses d'insectes, d'oiseaux, de quadrupèdes et de poissons, règlent leurs amours, leurs chasses et leurs voyages sur les différentes phases de cette planète.

La lune influe encore sur le globe de la terre, par sa gravitation.

L'attraction universelle de toutes les parties de la matière, est une loi générale, et le principe de la plupart des phénomènes de la nature. Cette attraction est mutuelle ; elle suit la raison directe des masses, et l'inverse du carré des distances. C'est de cette attraction mutuelle qui règne entre les planètes et le soleil, entre les satellites et leurs planètes, combinée avec la force tangentielle, que résulte le mouvement elliptique des planètes autour du soleil, et des satellites autour de leurs planètes. C'est de l'attraction du soleil et de la lune sur les eaux de l'Océan que dépendent le flux et le reflux, et les différens phénomènes qu'on y observe.

L'attraction de la lune force les eaux de la mer à s'élever en même temps dans les deux hémisphères, qui représente alors un sphéroïde alongé, parce que, dans l'hémisphère qui est immédiatement sous cet astre, les eaux sont plus fortement attirées que le centre de la terre qui est plus éloigné, tandis que dans l'hémisphère opposé ce centre est plus attiré que les eaux ; d'où il suit que celles-ci gravitent moins vers lui, et c'est de cette manière qu'il se fait un renflement dans les parties de l'Océan qui sont placées sous la lune de part et d'autre, et un aplatissement dans celles qui sont en quadrature avec elle, à cause de l'obliquité de la force attractive.

L'action du soleil sur les marées est beaucoup moindre que celle de la lune; c'est pourquoi le temps où elles sont les plus considérables, est celui des nouvelles et pleines lunes, et particulièrement aux équinoxes. On a découvert que la lune élevait les eaux de cinq pieds, et le soleil de deux pieds; c'est-à-dire que celui-ci les élève de 22 pouces 0, 7, et la lune $2\frac{1}{7}$ fois davantage.

Mais la cause qui produit les marées de l'Océan, produit nécessairement aussi des effets semblables dans l'atmosphère, parce que l'air est un fluide qui, environnant la terre, est sujet, ainsi que les eaux de la mer et les autres corps, aux lois générales de la gravitation. L'air étant un fluide très élastique, l'action du soleil et de la lune doit produire des marées aériennes bien plus considérables que celles de l'Océan, et elles le sont d'autant plus que la lune est plus ou moins éloignée de la terre; ainsi l'air devient plus ou moins pesant selon qu'elle est périgée ou apogée, et c'est ce que prouvent les observations barométriques. Il est constant, d'après l'examen d'un journal de quarante-huit années, que les hauteurs moyennes du baromètre sont plus grandes lorsque la lune est apogée, que quand elle est périgée.

Il suit de là que les marées aériennes pourraient bien être la cause des vents réglés. Ce qui semble le prouver encore davantage, c'est que, d'après les calculs de D'Alembert, l'attraction combinée du soleil et de la lune produit, sous l'équateur, un vent d'est perpétuel, qui se change en vent d'ouest dans les zones tempérées, à quelque distance des tropiques; ce même vent change ensuite de direction, en raison des localités.

L'observation est ici d'accord avec les calculs; elle prouve que c'est dans les équinoxes que les vents règnent le plus constamment, que les tempêtes arrivent communément dans les syzygies, que dans tous les temps il s'élève un petit vent dans les hautes marées, et qu'un peu après midi et après minuit, l'atmosphère est toujours agitée.

On ne doit pas être surpris que les marées atmosphériques, qui, comme celles de l'Océan, dépendent de l'attraction réunie du soleil et de la lune, soient cependant plus considérables que ces dernières, parce que, l'air étant huit cent cinquante fois moins pesant que l'eau, et son ressort incomparablement plus grand, la force attractive des deux astres doit produire dans l'air une dilatation excessive qui est en raison de la diminution de sa gravitation vers la terre. La mobilité de l'air, plus grande que celle de l'eau, concourt encore à augmenter les marées atmosphériques. De même l'atmosphère terrestre, étant plus près de la lune d'une quatre-vingt-dixième partie d'un rayon de la terre que les eaux de l'Océan, doit être attirée plus fortement dans les parties qui correspondent perpendiculairement à la lune, ce qui contribue encore à l'augmentation des marées aériennes. Il est donc démontré que les forces attractives et combinées du soleil et de la lune sur l'atmosphère, la soulèvent et la dilatent en raison inverse des carrés des distances, et lui font prendre, comme à l'Océan, la forme d'un sphéroïde alongé (1). Mais ces divers changemens dans le poids de l'air ne peuvent avoir lieu sans que les corps sublunaires, et principalement les corps organisés, n'en éprouvent; ainsi le soleil et la lune ont une véritable influence physique sur eux, par leur attraction; et ici l'observation est encore d'accord avec la théorie, comme nous le verrons bientôt.

Il y a dans chaque lunaison dix situations importantes à remarquer: les quatre phases lunaires; le périgée et l'apogée; les deux passages de la lune

______

(1) Cette importante question a été savamment discutée, en 1786, dans un mémoire manuscrit composé par M. Ignace Dormoy, de Besançon, ci-devant membre de plusieurs académies; on espère que l'auteur le publiera incessamment avec d'autres recherches sur différens objets de physique et d'histoire naturelle, qui ne peuvent qu'accroître le domaine des sciences et des arts.

par l'équateur, que l'on pourrait appeler *équinoxe ascendant*, et *équinoxe descendant*; enfin les deux *lunistices*, dont l'un *boréal*, lorsque la lune s'approche de notre zénith, et l'autre *austral*, lorsqu'elle s'en éloigne le plus. La somme des changemens de temps effectués dans ces points lunaires, l'emporte beaucoup sur celle des non-changemens.

TABLE des changemens et des non-changemens survenus dans les points lunaires, par TOALDO.

POINTS LUNAIRES.	CHANGEANS.	Non CHANGEANS.	PROPORTION réduite à de moindres termes.
Nouvelles lunes	950	156	:: 6 : 1.
Pleines lunes	928	174	:: 5 : 1.
Premiers quartiers . . .	796	316	:: $2\frac{1}{2}$: 1.
Derniers quartiers . . .	795	319	:: $2\frac{1}{2}$: 1.
Périgées	1009	169	:: 7 : 1.
Apogées	961	226	:: 4 : 1.
Équinoxes ascendans . .	541	167	:: $3\frac{1}{4}$: 1.
Équinoxes descendans .	519	184	:: $2\frac{3}{4}$: 1.
Lunistices méridionaux.	521	177	:: 3 : 1.
Lunistices boréaux . . .	526	180	:: $2\frac{5}{4}$: 1.

On voit, d'après cette table, que sur 1106 nouvelles lunes il y a eu 950 changemens de temps, et seulement 156 fois où le temps n'a pas changé; il y a donc à parier 950 contre 156, ou, ce qui revient au même, 6 contre un, que la nouvelle lune amènera un changement de temps considérable. Les pleines lunes donnent 5 contre 1; et le point lunaire qui présente le plus grand rapport, est le périgée, qui donne 7 contre 1. Lorsque plusieurs de ces points lunaires se rencontrent ensemble, les probabilités croissent dans une plus grande raison. Ces combinaisons produisent des altérations considérables sur les marées, et ont un effet marqué sur l'atmosphère, par les orages qui ont fréquemment lieu dans ces circonstances.

TABLE des rapports des forces changeantes des syzygies, combinées aux périgées et apogées, par ToALDO.

Nouvelles lunes avec le périgée . . . 168 : 5 :: 33 : 1.
———————— avec l'apogée. . . . 140 : 21 :: 7 : 1.
Pleines lunes avec le périgée. . . . 156 : 15 :: 10 : 1.
———————— avec l'apogée. . • . . 144 : 18 :: 8 : 1.

On a remarqué que les pluies et les inondations extraordinaires qui causèrent tant de désastres dans le midi de la France, les 14, 15 et 16 novembre 1766, eurent lieu dans le concours des trois points lunaires, le périgée, la pleine lune et le lunistice boréal.

Le résultat des observations faites depuis plus d'un siècle, est que les révolutions périodiques de la lune ramènent dans le cours des années correspondantes de la période lunaire, qui est de dix-neuf ans, à peu près les mêmes météores, les mêmes saisons, et une température ordinairement semblable; cela paraît dépendre de ce que la lune se trouve chaque année, à l'égard de la terre, dans les mêmes positions où elle était dix-neuf ans auparavant. Il paraît, d'après les observations de Toaldo, que les révolutions simples ou combinées de l'apogée et du périgée de la lune, ont une très grande influence sur la santé et la vie des hommes. On a remarqué aussi que le nombre des morts croissait d'année en année, sans doute, comme le conjecture Toaldo, par rapport à l'augmentation du froid et de l'humidité, de la pesanteur de l'air, etc. Le nombre des morts va en augmentant ou en diminuant avec la marée, c'est-à-dire, d'après l'ordre que suivent les points lunaires. Les morts subites arrivent fréquemment dans ces positions critiques de la lune, et surtout dans les pleines lunes, principalement lorsque le temps est mauvais ou le ciel couvert. Les vieillards meurent aussi plus fréquemment à ces mêmes époques.

La lune a une influence marquée sur le périodisme des maladies, de même que sur les crises, ainsi que l'avait déjà observé le père de la médecine. Galien avait remarqué aussi que les accès épileptiques avaient de grands rapports avec les différentes phases lunaires. Plusieurs médecins célèbres, et entr'autres Méad, citent divers exemples qui confirment l'observation de Galien. On voit dans l'ouvrage de Bertholon sur *l'électricité du corps humain*, des tables dressées à l'occasion d'un maniaque, durant une année entière, qui prouvent évidemment combien les maladies nerveuses sont soumises au pouvoir de l'astre des nuits. On voit dans ce journal que les nouvelles et pleines lunes sont de tous les points ceux qui ont le plus d'influence. En un mot, l'expérience journalière démontre que toutes les maladies périodiques sont coordonnées aux phases de la lune, et qu'elles se règlent en quelque sorte sur son cours.

Les crises des maladies ont aussi des relations avec les phases lunaires. On observe que, s'il se présente des signes de coction dans la nouvelle ou la pleine lune, la crise a lieu dans le point lunaire suivant, si toutefois la nature n'est pas déconcertée dans ses opérations, et si rien ne s'oppose au développement de ses forces *médicatrices*. Ce n'est pas seulement, dit Méad, la nouvelle ou la pleine lune qui occasionne des changemens dans les corps; cet astre agit aussi sur nous lorsqu'il est au plus haut point du méridien, ou à l'endroit opposé.

L'observation prouve également que les autres planètes produisent, selon leurs différens aspects, différens météores, comme des vents, des tempêtes, en un mot, toute sorte d'altérations dans l'atmosphère, et des maladies.

Lorsque Saturne est en conjonction ou en opposition avec une autre planète, le soleil excepté , et que son aspect est sextile, trine ou quadrat, il souffle des vents froids qui viennent ordinairement du nord. Lorsque cet aspect a lieu en hiver, cette saison est très froide, et la plupart des nuits sont claires et sereines. Dans le printemps et surtout vers le commencement de juin, il occasionne des froids qui , survenant brusquement, causent les plus grands dommages aux productions de la terre. Lorsque Saturne est en conjonction avec Vénus, on doit s'attendre à des pluies froides qu'accompagnent les vents d'ouest et du nord.

Quand Jupiter a avec une autre planète un des aspects dont je viens de parler, et surtout au printemps ou en automne, il se décide des vents violens et impétueux. Vénus détermine la pluie , surtout lorsqu'elle est en conjonction avec Mercure , Saturne ou Jupiter. Les planètes qui réjouissent la nature et donnent la sérénité, sont le Soleil et Mars ; surtout en été, quand ils sont en conjonction. Le même effet a lieu aussi , mais dans un moindre degré , avec Jupiter et Mercure ; ce dernier rend le temps si inconstant, que la pluie et la sérénité se succèdent le plus souvent dans le même jour. Il excite des vents, quand il est en conjonction avec Jupiter, et des pluies , lorsque c'est avec Vénus. Il faut remarquer que les influences de ces planètes varient encore beaucoup selon les diverses positions du soleil, et les saisons; car Saturne cause des froids bien plus vifs en hiver qu'en été : le Soleil et Mars occasionnent des chaleurs bien plus faibles dans la première de ces saisons que dans la seconde : Jupiter et Mercure produisent des vents plus impétueux au printemps et en automne qu'en été.

C'est aux équinoxes que les maladies aiguës se manifestent, deviennent épidémiques, ou acquièrent plus de violence ; et vers les solstices, qu'elles diminuent ou disparaissent. Les premiers sont encore préjudiciables aux personnes affectées de phthisie, d'éthisie et de maladies de langueur.

Les aspects de Saturne et de Jupiter, de Saturne et de Mars, sont les avant-coureurs des maladies épidémiques et contagieuses les plus terribles. Les fièvres meurtrières, qui ont si souvent ravagé l'Europe, en sont une preuve. Celle de 1127 eut lieu après la conjonction de Saturne et de Jupiter. Bocace et Guy de Chaulieu rapportent que l'aspect de Jupiter, de Saturne et de Mars, précéda la fièvre pestilentielle de 1348. Marcile Ficin, un des plus grands philosophes de son siècle, regarde la conjonction de Saturne et de Mars comme la cause principale de celle qui désola le monde en 1478. Gaspard Bartholin, professeur à Tubingue, prédit dans un discours public qu'il prononça en 1628, après la conjonction de Saturne et de Mars qui avait succédé à un automne chaud et un hiver très doux, l'épidémie affreuse qui se manifesta quelque temps après. C'est la conjonction de ces mêmes planètes qui détermina la prédiction de Paul de Sorbact, médecin de l'empereur ; il annonça avec la plus grande exactitude celle qui ravagea Vienne et d'autres lieux. Daniel Sennert prédit la dyssenterie épidémique qui régna en 1624 et en 1637, d'après la position de ces mêmes planètes.

Il est des fièvres stationnaires et des maladies épidémiques qui sont en opposition avec les qualités sensibles de l'air ; peut-être dépendent-elles, comme plusieurs autres, des influences planétaires. (L'attraction me paraît insuffisante pour en rendre raison). Il pourrait bien se faire, comme l'ont pensé quelques anciens que la philosophie moderne a ridiculisés injustement, que les exhalaisons sidérales portées dans notre atmosphère, lui communiquassent des qualités nuisibles aux végétaux et aux animaux, et qu'elles produisissent ces maladies populaires dont on n'aperçoit pas la cause, et que le vulgaire ignorant regarde comme l'effet de la colère de Dieu irrité contre ses créatures.

CHAPITRE II.

De l'air atmosphérique.

DE toutes les choses appelées par les anciens *non naturelles*, l'air tient à juste titre le premier rang. Il est absolument nécessaire à la vie, et selon qu'il recèle des qualités utiles ou nuisibles, il entretient la santé ou cause des maladies.

Il n'y a que deux sortes d'air qui puissent servir à la respiration et à la combustion, l'air vital ou gaz oxigène, et l'air atmosphérique; encore ce dernier ne doit-il cette propriété qu'au gaz oxigène qui entre dans sa composition. C'est de la juste proportion entre ce gaz et le gaz azote, qui sont ses principes constituans, que dépend sa *respirabilité*. Tous les autres airs, tels que les gaz azote, hydrogène, carbonique, etc., sont méphitiques : les animaux qui les aspirent, en sont bientôt asphixiés, et les corps embrasés qu'on y plonge s'y éteignent presque soudain.

L'air atmosphérique est un fluide élastique, diaphane, inodore, insipide, pesant, électrique, capable de raréfaction et de condensation, qui entoure le globe terrestre avec lequel il se meut, et qui est nécessaire à l'entretien de la vie des animaux pourvus de poumons, ainsi qu'à la combustion.

Nous considérerons l'air sous trois points de vue, savoir, sous ses rapports physique, chimique, et par rapport à son électricité.

§ Ier. *De l'air considéré physiquement.*

L'air est un fluide élastique. Son élasticité est due, ainsi que celle des autres gaz, à la présence du calorique, dont la force répulsive est plus grande que l'attraction qu'exercent mutellement ses molécules les unes sur les autres. Quoique l'air soit très fluide, il ne pénètre pas néanmoins tous les corps : les substances vitrifiées, que traverse librement la lumière, sont imperméables à l'air; plusieurs corps dans lesquels s'insinuent facilement l'eau, l'alcohol, les huiles, quelques solutions salines, ne se laissent pas pénétrer par l'air.

L'air est insipide, néanmoins il jouit de quelque causticité. Les muscles, et surtout le cœur des animaux morts depuis peu de temps, entrent en contraction par le simple contact de l'air ; les plaies exposées à son action font éprouver des sensations douloureuses ; on connaît son influence sur le fœtus au moment de la naissance ; enfin c'est à sa qualité stimulante qu'est due la difficulté avec laquelle se cicatrisent les solutions de continuité dans les végétaux et les animaux.

15*

L'air est inodore. Il est néanmoins le véhicule des odeurs et des miasmes qui se dégagent sans cesse de tous les corps, car on peut considérer l'atmosphère comme un laboratoire immense où la nature opère une infinité de décompositions et de combinaisons ; elle est un vaste réservoir où les produits des corps atténués et volatilisés sont reçus, mélangés, agités, dissous, décomposés, et où ils forment de nouveaux composés. C'est un chaos, un mélange d'exhalaisons minérales, de miasmes végétaux et animaux, qui éprouvent constamment l'action du gaz électrique, du calorique et de la lumière.

La pesanteur de l'air est démontrée par les effets que produisent les pompes foulantes et aspirantes, qui élèvent l'eau à trente-deux pieds ; par les variations du baromètre, dans lequel le mercure monte en raison inverse des hauteurs ; par les hémisphères de Magdebourg, et par la pesée à la balance, de laquelle il résulte que le pied cube d'air pèse sept cent quatre-vingt-quinze grains. Enfin, il est démontré que sa pression sur un homme de moyenne taille équivaut à celle d'un poids de vingt-deux mille quatre cents livres : celle d'une colonne d'air est égale à celle d'une colonne de mercure de même base et de vingt-huit pouces de hauteur, et à celle d'une colonne d'eau de même base et de trente-deux pieds d'élévation. Les physiciens ne sont pas d'accord sur la gravité

de l'air comparée à celle de l'eau ; les uns prétendent qu'elle est comme 1 est à 1000, et d'autres
dans la raison de 1 à 850.

La hauteur de l'atmosphère n'est point encore
déterminée. Le baromètre se soutient à vingt-huit
pouces sur le bord de la mer (1), et il diminue
d'une ligne par soixante-treize pieds dans les premiers momens d'élévation ; mais il n'est guère possible d'évaluer ensuite à une certaine hauteur la
dilatation de ses couches, à mesure qu'on s'éloigne
de la terre : ainsi on n'a aucune donnée pour cal-
culer avec justesse sa hauteur. Les réfractions astronomiques donnent dix-huit à vingt lieues; mais
cette estimation n'est pas sûre; car il n'y a point de
réfraction sensible près de la lune, et cependant
elle a une atmosphère, puisqu'on y a aperçu des
volcans.

Une observation importante par rapport aux
variations qu'éprouve la pesanteur de l'air, et aux
effets qui en doivent résulter sur l'économie animale, c'est que le baromètre présente constamment
des variations diurnes régulières. Le mercure commence à s'élever à l'entrée de la nuit, et continue
de monter jusque vers minuit; dès lors il descend
jusqu'à l'approche du jour; puis il remonte jusqu'à

____

(1) En France, la hauteur moyenne du baromètre est de vingt-sept
pouces et demi.

midi, pour baisser ensuite jusqu'au soir, en mettant entre ces variations des intervalles de repos. On remarque de même dans les aiguilles des boussoles une vacillation journalière, qui est telle que l'aiguille tourne à l'ouest depuis deux heures après minuit jusqu'à huit heures du matin, et rétrograde après midi vers l'est. Le pendule vacille de six en six heures du nord au sud. Les plus grandes variations du thermomètre se font remarquer aux mêmes instants que celles du baromètre, et coïncident avec celles du pouls. Bryan-Robinson de Dublin a observé que le pouls était très lent le matin jusqu'à midi, et qu'alors il acquérait plus de fréquence; qu'il baissait de nouveau deux heures après, jusqu'à huit heures du soir, puis se relevait; que le sommeil produisait de la rémission, et enfin qu'il reprenait jusqu'à deux heures après minuit, temps auquel il était à son plus haut degré d'élévation et de fréquence, pour baisser de nouveau jusqu'à sept à huit heures du matin.

C'est dans les mois de décembre, janvier, février et mars, que le baromètre éprouve les plus grandes variations. Celles-ci sont presque nulles sous l'équateur; mais elles croissent à mesure que l'on avance vers les pôles. Les plus considérables annoncent des tempêtes, ou sont la suite des tremblemens de terre, et elles ont lieu en même temps dans une étendue de pays très considérable. Les différentes positions de la lune, ainsi que l'électricité, y ont la plus grande part. C'est surtout dans la zone torride, où la température est uniforme, que les hauteurs du mercure dans le baromètre correspondent aux différentes phases lunaires. La somme de ces hauteurs est constamment plus grande dans les syzygies que dans les quadratures; ce qui prouve que l'action de ce satellite de la terre augmente lorsqu'il est en conjonction ou en opposition avec le soleil.

L'air, par sa gravité, joue un grand rôle dans la nature, et c'est par cette propriété qu'il s'oppose à la dilatation et à la vaporisation. Plusieurs liquides cesseraient de l'être, et passeraient bientôt à l'état de *gaz*, sans la pression de l'atmosphère : tels sont entr'autres les éthers. Si on place sous le récipient de la machine pneumatique une fiole remplie d'éther sulfurique, et couverte d'un cannepin qu'on déchire après avoir fait le vide, l'éther se réduit soudain en vapeurs qui remplissent tout le récipient. Ce liquide prend aussi l'état de gaz à une élévation de quatorze cents toises au-dessus du niveau de la mer, tandis qu'au degré de pression ordinaire, il lui faut, pour se vaporiser, une chaleur égale à celle du corps humain, c'est-à-dire, de trente-un à trente-trois degrés : l'alcohol en exige soixante-deux à soixante-huit, et l'eau quatre vingts, au thermomètre de Réaumur. Ces fluides seraient dans l'état de gaz permanent, s'ils n'éprouvaient pas la pression de l'atmosphère : telle est la raison pour laquelle ils entrent en ébullition dans la machine du vide.

C'est la pression de l'air qui retient les fluides dans les vaisseaux des animaux, et qui les empêche de s'échapper. Lorsque cette pression est considérablement diminuée, comme cela a lieu sur les hautes montagnes, on éprouve des hémorragies, et surtout par les poumons. On observe ces mêmes effets sur les animaux qu'on met sous le récipient de la machine pneumatique dont on pompe l'air; ils finissent par y périr, mais non tous avec la même promptitude. Ceux dont le cœur a deux ventricules y meurent au bout de quelques minutes; les reptiles, les poissons, en un mot, les animaux dont le cœur est *mono-ventriculaire*, peuvent y vivre plusieurs heures, parce qu'ils n'ont pas besoin pour vivre d'une aussi grande quantité de *calorique* que les autres.

Néanmoins l'homme peut vivre dans un air très rare. Celui-ci est encore propre à la végétation à la hauteur de seize cents toises, et la vie se soutient à une plus grande élévation : Cuença et Quito, qui sont à la hauteur de seize cents toises, sont habités et très fertiles. Cependant on observe que les arbres sont moins grands sur les hautes montagnes, et qu'il n'en croît point à la hauteur de deux mille

toises; seulement la terre y porte un gazon fort
clair et pas plus élevé que la mousse. On ne voit
plus aucune plante à deux mille trois cents toises
au-dessus du niveau dé la mer.

Il résulte du calcul de Cassini, qu'aucun animal
ne peut vivre à la hauteur de deux mille quatre
cent quarante-six toises. Il suppose que l'atmosphère est, à cette hauteur, une fois plus dilatée qu'au
niveau de la mer ; or, l'air dilaté une fois plus que
de coutume, tue dans la machine du vide tous
les animaux qu'on soumet à l'expérience. Cependant les Espagnols ont monté dans le Pérou jusqu'au sommet d'une montagne élevée de deux mille
neuf cent trente-cinq toises ; la rareté de l'air ne
leur a néanmoins pas donné la mort, quoiqu'ils
fussent à quatre cent quatre-vingt-neuf toises plus
haut que le point indiqué par Cassini. Bien plus,
les observateurs envoyés pour mesurer la terre sous
l'équateur, ont vécu long-temps sur la crête du
mont Pichincha, qui a deux mille quatre cent
soixante-onze toises et demie de hauteur au-dessus
du niveau de la mer. Ils étaient par conséquent à
vingt-cinq toises et demie au-dessus du point fixé
par Cassini ; et les mêmes observateurs, campés
sur cette montagne, voyaient souvent voler des
vautours qui se soutenaient à deux cents toises
au-dessus de son sommet, c'est-à-dire, dans un air

où le mercure du baromètre ne se serait soutenu qu'à quatorze pouces.

Il faut convenir néanmoins, qu'outre que la plupart des individus qui gravissent les hautes montagnes, éprouvent des vertiges, des nausées, des hémorragies, de la faiblesse et un mal-être universel; l'asthme, l'hémoptysie, la phthisie et les autres affections de poitrine, y sont plus communes et plus fréquentes que partout ailleurs, et qu'ainsi l'air qu'on y respire n'est pas propre à la longévité. Les différentes affections qu'on éprouve sur le sommet des montagnes, ne dépendent pas seulement de la diminution excessive du poids de l'atmosphère, mais encore du défaut de végétation et de la présence du gaz hydrogène qui abonde dans la partie supérieure de l'atmosphère.

L'air le plus salubre est celui qui n'est ni trop pesant, ni trop léger : son excès de pesanteur et sa rareté sont également nuisibles. Lorsqu'il est trop pesant, comme quand l'élévation du mercure dans le baromètre est au-delà de vingt-huit pouces, c'est une forte surcharge pour les poumons, et il ne nuit pas moins à la tête, car la forte compression de l'organe pulmonaire, qui en est l'effet immédiat, fait obstacle au retour du sang du cerveau au cœur. Les personnes nerveuses souffrent aussi de l'excès de gravité de l'air. En 1768 et en 1770, le mer-

cure se soutint long-temps à une grande hauteur,
et il régna des pneumonies épidémiques et meurtrières, dont les crises se faisaient difficilement, et
plutôt par les selles et les sueurs que par les cra-
chats. Ce sont surtout les phthisiques et les asthma-
tiques qui se trouvent mal de l'excès du poids de
l'atmosphère. On voit aussi les hydropiques enfler
ou diminuer de volume, à mesure que le mercure
monte ou baisse dans le baromètre. L'inhalation
et l'exhalation par les voies cutanée et pulmonaire, donnent la raison de ce phénomène. Ces
deux fonctions sont en grande partie dépendantes
de la faculté qu'a l'air de s'assimiler et de dissoudre les vapeurs, et cette faculté est en raison de sa
pesanteur.

L'air est nuisible par sa rareté; il ne résiste pas
assez au sang des poumons : de là vient qu'ils s'en-
gorgent et résistent au sang qui abonde du cerveau
et des autres parties au ventricule droit; les vaisseaux précordiaux, ceux du cerveau, surchargés
de sang, et quelquefois même l'oreillette droite,
se rompent et donnent subitement la mort. Ces
accidens arrivent surtout lorsque le poids de l'air
diminue tout à coup. Duhamel a remarqué qu'au
mois de décembre 1747 les morts subites furent
très fréquentes ; le baromètre baissa dans ce
mois, en moins de deux jours, d'un pouce et
quatre lignes, ce qui dut nécessairement produire

de très grands changemens dans les corps, puisque la variation d'un pouce dans le baromètre fait une différence de plus de mille livres dans le poids de l'air.

L'air est compressible et élastique : il peut être réduit par la compression à la cent vingt-huitième partie de son volume ordinaire. Il résulte des observations de Pringle, que la viande peut se conserver long-temps dans un air comprimé. Sa densité paraît contribuer à la saveur des alimens et des boissons ; le poivre, le gingembre, le sel, l'esprit de vin, sont presque insipides sur les hautes montagnes, comme sur le pic de Ténériffe, où l'air est très rare, parce que leurs molécules ne sont point assez fortement appliquées sur les papilles nerveuses de la langue pour y produire une impression sensible. Le vin des Canaries y affecte néanmoins sensiblement l'organe du goût, sans doute par rapport à sa qualité onctueuse, qui, le faisant adhérer à cet organe, lui en fait percevoir la saveur.

Le calorique est le principe de la chaleur et de la force répulsive antagoniste de l'attraction ; selon qu'il est plus ou moins répandu et réfléchi dans l'atmosphère, celle-ci est plus ou moins raréfiée, et sa température plus ou moins élevée. Les causes principales de ces variations sont les suivantes.

. 1°. *La présence plus ou moins longue du soleil sur l'horizon.* Telle est la raison pour laquelle les hivers des climats situés près le cercle polaire antarctique, sont bien plus rigoureux que les nôtres; et, en effet, le soleil reste huit jours de moins dans le tropique du capricorne que dans celui du cancer. Aussi les navigateurs rapportent avoir rencontré des glaces flottantes et éprouvé un grand froid dans les mers du Sud, à une bien moindre latitude que dans les mers septentrionales.

2°. *L'action perpendiculaire ou oblique du soleil.* Dans l'été, cet astre reste non-seulement plus long-temps sur l'horizon que dans les autres saisons, mais encore son action est perpendiculaire. En hiver, il est plus près de la terre, mais il l'éclaire et l'échauffe moins long-temps, et ses rayons sont lancés obliquement. Il suit de là que ceux-ci tombent en bien plus grande quantité sur notre planète pendant l'été, et ainsi la chaleur doit être augmentée, quoique le soleil soit alors apogée; car la chaleur se compose de la somme de celle actuelle et de celle qui a précédé.

3°. *La nature du sol.* Les terres sablonneuses s'échauffent aisément, et fondent promptement la neige. Les argiles contractent très difficilement la chaleur. Aussi les caves dont le fonds est de sable ou de gravier, et qui sont peu élevées au-dessus de l'eau sont mauvaises; on peut les améliorer en les corroyant, c'est-à-dire, en y mettant un lit épais de terre glaise bien délayée avec de l'eau, et en les pavant ensuite.

En général l'eau n'acquiert jamais la même température que la terre; les eaux des mers, des lacs, des fleuves, etc. sont plus froides que les terres : par conséquent plus un pays est couvert d'eaux, plus il est froid. Une région couverte de forêts, de broussailles, etc. sera aussi, par la même raison, plus froide que celle qui sera découverte, parce que la première est plus humide. Un pays de prairies est dans le même cas; il est toujours plus froid que celui dont le sol est nu, sablonneux ou rocailleux. La couleur du terrain contribue aussi à échauffer l'atmosphère. Ceux qui sont fortement colorés, absorbent les rayons de la lumière et acquièrent beaucoup de chaleur. La neige qui est sur les terrains noirs, fond beaucoup plus vite qu'ailleurs. Les cultivateurs, dans quelques contrées de la Savoie, répandent, au printemps, de la terre noire sur les champs qu'ils veulent cultiver de bonne heure, et la neige y fond quinze ou vingt jours plutôt que dans les autres terrains.

4°. *La position du local.* Un endroit situé au midi, au bas des collines ou des montagnes qui réfléchissent les rayons du soleil, sera extrêmement chaud, tandis que l'autre côté, qui regardera le nord, sera très froid, quoiqu'au niveau du premier.

5°. *L'élévation plus ou moins grande des terres.*
Elle est d'autant plus considérable que le continent
est plus étendu. Ainsi la Sibérie et une partie de
la Tartarie sont fort élevées au-dessus du niveau de
la mer; car, en y allant par la Russie, on monte
presque toujours, et l'on observe que les fleuves et
les rivières qui vont se rendre à la mer, y font des
sauts très fréquens. Ces pays sont très froids, parce
qu'ils sont très élevés et l'air très subtil. C'est une
loi invariable de la nature, qu'à deux mille toises
au-dessus du niveau de la mer, on trouve constamment des neiges et des glaces.

6°. *La figure des montagnes.* Celles qui présentent au soleil un côté concave, font l'effet d'un miroir ardent sur les plaines. Les nues qui sont convexes ou concaves augmentent de même la chaleur,
soit par la réflexion, soit par la réfraction de la
lumière. Cette figure des nuages suffit même pour
allumer des exhalaisons inflammables qui flottent
dans l'atmosphère. La chaleur augmente en proportion du nombre des montagnes et des nues qui
ont la forme dont je viens de parler : les expériences de Mairan prouvent que la lumière solaire,
réfléchie sur le thermomètre par les miroirs concaves, fait monter le mercure, en raison du nombre des miroirs réfléchissans, en sorte que si un
miroir l'élève à trois degrés, deux miroirs l'élè-
veront à six, et trois miroirs à neuf.

7°. *La sérénité du ciel, et les vapeurs aqueuses disséminées dans l'air.* La première de ces causes favorise la chaleur, et la seconde produit du froid. On sait qu'en enveloppant la boule d'un thermomètre d'une liqueur très volatile, telle que l'éther, le mercure descend à plusieurs degrés au-dessous de zéro. Aux Indes, on se procure de la glace au moyen de l'évaporation. On creuse des fosses de trente pieds carrés sur deux de profondeur; on en garnit le fond d'une couche de cannes à sucre, ou de tiges sèches de blé d'Inde, à la hauteur d'environ huit pouces. On y place de petites terrines basses non vernissées, d'un pouce et un quart de profondeur, et d'un quart de pouce d'épaisseur, qu'on remplit d'eau bouillie. Ces terrines sont si poreuses que l'eau pénètre leurs parois d'outre en outre. On les place à l'entrée de la nuit; et le lendemain, avant le lever du soleil, on trouve l'eau convertie en glace. Il est évident que cette congélation est due à la vaporisation. On sait que lorsqu'un corps quitte l'état solide pour passer à celui de liquide, ou l'état liquide pour prendre celui de fluide élastique, il produit du froid, parce qu'il enlève aux corps ambians une certaine quantité de calorique. Telle est la raison pour laquelle la chaleur des pays méridionaux est tempérée, lorsqu'ils avoisinent des mers, des fleuves, des rivières et des forêts.

8°. *Les vents*. Ceux du sud sont chauds dans nos climats, et ceux d'est sont frais. Ils échauffent ou refroidissent l'atmosphère, selon les pays qu'ils traversent, et selon qu'ils se chargent de calorique, d'eau, de molécules de neige et de glace.

L'air ne prend pas ordinairement la température de la surface de la terre : celle-ci conserve sa chaleur durant la nuit, tandis qu'à une petite hauteur au-dessus de cette surface, la chaleur diminue beaucoup plus qu'à une élévation de cinquante pieds ; ce qui est sans doute l'effet de la vaporisation.

9°. Enfin, *les volcans*. Ce sont des feux souterrains qui échauffent continuellement les terres qui les recouvrent et celles qui les avoisinent.

Il paraît, d'après les observations qu'on a faites dans tous les souterrains à la latitude de quarante à cinquante degrés, que la chaleur intérieure des couches, depuis cent pieds de profondeur jusqu'à quatre à cinq cents toises, est environ de dix degrés au-dessus de zéro. Il résulte encore des expériences faites sur la chaleur de l'eau, que sa surface est en été beaucoup plus chaude que son fond, et qu'en hiver, au contraire, sa surface est plus froide que son fond. L'eau, à une certaine profondeur, a une température d'environ quatre degrés à notre latitude. Phipps a trouvé plusieurs degrés au-dessous de zéro à quatre-vingt degrés de latitude nord.

1.   16

Dans les mers entre les tropiques, la chaleur est plus considérable, car Ellis s'est assuré qu'à cent cinquante brasses, le thermomètre marquait neuf degrés au-dessus du terme de la congélation ; mais à une moindre profondeur, la température était plus froide.

Il est maintenant démontré que le *maximum* de la chaleur est le même dans tous les climats, et que le mercure ne s'élève pas à une plus grande hauteur sous la ligne que sous le cercle polaire, durant l'été. Plus on approche de l'équateur, plus les chaleurs sont constantes : c'est leur continuité qui les rend incommodes, et qui les fait paraître excessives. Il est certain, d'après les observations faites et suivies pendant un grand nombre d'années, que le thermomètre de Réaumur s'élève rarement dans ces pays à plus de trente ou trente-quatre degrés. Le Pérou est très chaud, il est situé sous la zone torride, et presque au niveau de la mer ; cependant le mercure ne s'y élève guère au-delà du trentième degré : il en est de même des autres contrées placées entre les tropiques. Au Sénégal, qui est un des pays les plus chauds, le thermomètre marque quelquefois, mais bien rarement, le trente-quatrième ou le trente-cinquième degré ; et il paraît que cet excès de chaleur est dû en grande partie aux sables dont ce pays est couvert.

Il ne faut pas croire que les contrées situées sous l'équateur, soient les plus chaudes du globe; on éprouve, à quelque distance de la zone torride, de plus fortes chaleurs que sous la ligne même. Cet effet paraît devoir être attribué, en grande partie, à la grande quantité de vapeurs que l'air dissout sous la ligne, comme le prouve la rouille qu'y contractent promptement les métaux; cela est d'autant plus vraisemblable qu'on n'y obtient que faiblement des signes d'électricité.

Par la même raison, les plus grandes chaleurs, de même que les froids les plus vifs, ne se manifestent pas aux solstices, mais environ vingt-sept jours après. De même la plus grande chaleur a lieu à peu près aux trois quarts de la journée, d'après les expériences de De Luc, et le plus grand froid se fait sentir vers le lever du soleil, à cause de la chute des vapeurs, et d'un petit vent d'est qui se lève ordinairement avec cet astre. La température moyenne a lieu, d'après ce même physicien, aux deux cinquièmes de la journée.

Le degré de froid le plus grand qu'on ait observé, est le soixante-dixième de Réaumur. D'après le rapport des académiciens envoyés au nord, le mercure se congela sous le cercle polaire. Les pays les plus froids qu'on ait parcourus sont le voisinage de la baie d'Hudson, le Groenland, et le Spitzberg qui s'étend depuis le soixante-dix-huitième degré

16*

de latitude nord jusqu'au quatre-vingtième et même au-delà. La mer y est constamment glacée; mais un phénomène singulier dans la Laponie, c'est que, de même qu'en Suède, on y éprouve durant l'été, qui y est fort court, des chaleurs aussi grandes qu'entre les tropiques. On y a vu le soleil embraser les mousses. Les académiciens rapportent que, le 19 août 1756, les chaleurs furent si fortes que le feu prit dans les forêts d'Horilakero, et y causa un terrible incendie.

Des observations faites en différens lieux de la terre semblent prouver que la chaleur de l'atmosphère et du globe a diminué depuis un certain nombre d'années. Toaldo a remarqué que cette diminution avait été, à Padoue, de quatre degrés et demi, dans le cours de cinquante-cinq ans. Legentil a eu à peu près le même résultat à Paris. Ceci confirmerait l'hypothèse de Buffon sur le refroidissement successif des planètes. Rozier a observé également que le froid augmentait d'année en année, et ses observations sont conformes à celles de la ci-devant académie de Paris ; mais il remarque qu'à mesure que le froid va en croissant, la chaleur augmente aussi dans un sens tel qu'elle est bien plus forte à certains jours·de l'été.

Le calorique a la propriété de dilater les solides et de vaporiser les fluides : il doit cette qualité à la force répulsive dont il jouit dans l'état de liberté, et en vertu de laquelle il écarte les molécules des corps dans lesquelles il est interposé, et diminue la force d'attraction qui les unit. Il dessèche les corps des animaux, augmente la consistance des humeurs, en les dépouillant de leur véhicule, et favorise la tendance naturelle qu'elles ont vers la putréfaction. Il jette dans l'énervation et l'épuisement, non pas, comme on le croit communément, parce qu'il prive les fibres de leur *robur physicum*, mais parce qu'il éparpille les forces et les attire vers l'organe extérieur, qui en devient plus agissant. Le système poreux, exerçant une plus grande action, le centre phrénique résiste moins ; il reçoit les oscillations et ne les retient pas : l'atonie et le spasme se succèdent donc rapidement dans ce centre. C'est pourquoi on est actif et sensible par la chaleur, sans être fort ni constant. Il résulte de cette augmentation d'action du système poreux, qu'on doit transpirer beaucoup, manger peu, et avoir le plus grand penchant à la mollesse et à l'indolence.

Les saisons chaudes sont utiles aux pituiteux, et défavorables aux personnes maigres et dont la fibre est grêle et sèche. Les premières chaleurs du printems produisent assez généralement des maladies. On a constamment observé que les personnes d'une constitution faible et délicate, qui sortent peu pendant l'hiver, et qui respirent constamment l'air chaud de

leurs appartemens , étaient sujettes à diverses incommodités lorsqu'au printemps elles voulaient
jouir des premiers beaux jours. La chaleur attire
tout à coup les humeurs à la tête , les raréfie , et
les parties membraneuses , distendues par cette
cause , donnent souvent lieu à des douleurs lan-
cinantes et à divers autres symptômes. Les vapeurs
que le soleil , dans le commencement de cette saison , élève de la terre jusqu'alors humectée par les
brouillards, les pluies et les neiges , ne contribuent
pas peu à produire les maladies que l'on voit éclore
au printemps , et surtout celles de la poitrine. Il
est donc prudent , pour les gens du monde , les
hommes de lettres , et toutes les personnes qui mènent une vie peu active , de ne pas trop s'exposer aux premiers rayons du soleil, et de né pas céder entièrement au plaisir et à l'attrait des premiers
jours printanniers , durant lesquels la nature travaille à renouveler ses productions.

L'air froid produit des effets contraires ; il resserre et condense ; il donne du ton et de la vigueur
aux solides , et s'oppose à l'évaporation. Il agit sur
les systèmes pulmonaire et cutané , et augmenté la
résistance de celui-ci aux efforts des viscères. Les
fibres , que le froid a condensées, sont moins sensibles aux *stimulus* , et se meuvent plus difficilé-
ment ; il faut de très fortes impressions dans ces circonstances pour exciter un sentiment vif. Les forces,

moins disséminées à l'extérieur, se réunissent dans
l'épigastre qui sert de point d'appui aux mouvemens des muscles que commande la volonté : le
centre phrénique, recevant librement l'action et la
renvoyant de même, n'est point affecté successivement d'atonie et de spasme; il jouit d'une tension
constante ; c'est pourquoi on est fort sans être actif, ou plutôt on a plus de force de résistance que
d'impression. Néanmoins, lorsque par une cause
quelconque il y a déjà une concentration des forces
dans l'épigastre, comme dans les hypocondriaques
et les mélancoliques, le froid peut devenir nuisible,
parce que, ce centre réfléchissant alors vers le cerveau le spasme dont il est frappé, en trouble les
fonctions et pervertit les facultés mentales. C'est
pourquoi le suicide est plus commun en hiver qu'en
toute autre saison, et surtout lorsque le vent
du nord souffle; on l'appelle en Angleterre par
cette raison le *vent des pendus*. On a remarqué
aussi que la plupart des grands crimes se com-
mettaient en hiver, saison dans laquelle l'homme
joint à la dureté le sentiment vif de ses forces. L'histoire offre un exemple mémorable de la puissance
de l'air froid sur le moral. Le duc de Guise était
tellement convaincu que Henri III, qui l'avait eu si
souvent en son pouvoir, n'oserait jamais l'assassi-
ner, qu'il partit pour Blois. Le chancelier Chiver-
ni, apprenant son départ, s'écria qu'il était perdu,
parce que, dit-il, un chemin mène le roi à la mer

en fureur lorsqu'il fait froid. En effet, l'événement justifia sa fatale prédiction, et le duc fut assassiné.

L'air froid repousse donc l'action au dedans, et l'air chaud la détermine au dehors. Ces deux mouvemens, qui se croisent, se succèdent quelquefois brusquement dans la même saison. L'automne, par exemple, offre beaucoup d'inégalités ; on passe subitement du froid au chaud, et du chaud au froid, plusieurs fois dans la journée : c'est ce qui rend cette saison si dangereuse pour les phthisiques, les vieillards, en un mot, pour les personnes faibles et délicates, dont les corps sans vigueur ne peuvent résister à ces fréquentes vicissitudes. Les maladies automnales sont longues ; elles ont un caractère nerval qui s'oppose aux crises, et rarement leur solution est parfaite avant le retour du printemps. Ce qui vient d'être dit doit être appliqué également aux pays qui jouissent de la constitution automnale, et dont la température varie plusieurs fois dans le jour ; on y voit régner des maladies semblables à celles que produit l'automne, et qui se jugent aussi difficilement. Les fièvres du printemps sont au contraire moins graves et moins opiniâtres ; elles ont un caractère humoral qui annonce que l'organe extérieur n'est point gêné dans son action, et que les courans d'oscillation et les efforts que tente la nature, se développent du dedans au dehors ; or, cette direction est la plus avantageuse dans toutes les maladies

L'air est continuellement chargé d'une quantité plus ou moins grande d'humidité; c'est une éponge toujours imbibée d'eau. Le récipient de la machine pneumatique se ternit, à mesure que l'on fait le vide, d'une vapeur que l'air raréfié ne peut plus soutenir. Si, dans un vase bien sec et bien net, on mêle une livre de glace pilée et six onces de muriate de soude, et qu'on le laisse exposé quelque temps dans un lieu où il ne gèle pas, ses parois extérieures se couvriront peu à peu d'une couche épaisse de frimas qui ne sont autre chose que de l'eau d'abord tenue en solution par l'air voisin du vase, et qui s'est condensée ensuite par le froid produit dans cette expérience. Les corps *déliquescens*, exposés à l'air, deviennent plus ou moins humides et pesans, en s'emparant de l'eau contenue dans l'atmosphère. Les hygromètres prouvent la même chose (1), en sorte qu'on peut regarder comme une vérité bien démontrée, que l'air le plus sec en apparence contient néanmoins une certaine quantité d'eau dans l'état de vapeur.

L'eau contenue dans l'air s'y trouve dans trois états différens : 1°. dans celui de dissolution parfaite, 2°. dans celui de précipitation commençante, et

---

(1) Foucher a observé que les plus grands changemens marqués par les hygromètres, avaient lieu, en été, entre sept et huit heures du matin, et durant l'hiver, entre huit et neuf heures.

5°. enfin, dans celui de précipitation complète. Dans le premier état, l'air paraît très sec ; il est pesant, élastique, transparent, et le ciel est serein. Il résulte des expériences de Saussure, qu'un pied cube d'air atmosphérique peut tenir en solution douze grains d'eau. La précipitation commence lorsque la quantité de ce liquide excède le point de saturation ; l'air est, dans cet état, moins pesant, moins élastique, obscurci par des brouillards, et le ciel est nébuleux. Enfin la précipitation est complète lorsque, les vapeurs aqueuses excédant considérablement le point de saturation, les molécules, alors plus rapprochées et devenues plus pesantes que l'air, obéissent aux lois de la pesanteur, et tombent sur la terre, sous forme de pluie, de neige, de grêle, etc., selon les divers. degrés de froid et de chaud, de division, de condensation et d'électricité, qu'elles éprouvent dans les régions plus ou moins hautes de l'atmosphère.

Les observations relatives à l'humidité de l'atmosphère ont donné les résultats suivans : 1°. les endroits montueux et ceux couverts de forêts sont plus fréquemment arrosés par les pluies que les autres, parce que les montagnes et les bois attirent et retiennent les vapeurs contenues dans l'atmosphère, et parce que le feu électrique abandonne ces vapeurs en se déchargeant sur les hauteurs et sur les arbres. Telle est la raison pour laquelle il pleut pendant toute l'année dans les grandes forêts des Cordilières; et l'expérience a appris que, lorsqu'on voulait faire cesser les pluies dans un pays couvert de bois, il suffisait de les défricher : c'est ce qui est arrivé en Suède et en Amérique, où il pleut bien moins depuis qu'on y a abattu une grande partie des forêts. Dès qu'on a eu détruit une partie considérable de bois dans les Alpes, les bas territoires ont été bien plus sujets aux orages et aux inondations, et celles-ci s'élèvent à de plus grandes hauteurs.

On pense communément qu'il tombe des pluies plus abondantes et plus fréquentes dans les lieux voisins de la mer que partout ailleurs; mais l'observation démontre le contraire, et la proximité des mers ne paraît pas y contribuer, au moins pour beaucoup, car il pleut très peu dans les villes de Hollande; et Pétersbourg, presque situé sur la mer, n'est pas plus arrosé par les pluies que Paris, qui en est beaucoup plus éloigné. Les montagnes sont une des causes les plus puissantes de ce météore; elles exercent une force attractive considérable sur les nuages et les brouillards, arrêtent les vents et changent leur direction; c'est pour cela que la Grande-Bretagne, qui est un pays montagneux, abonde en pluies, tandis que les contrées ouvertes, comme la Hollande, l'Ile de France, et les plages maritimes, ne présentant aucun obstacle

au cours des vents , laissent fuir avec ces derniers
les vapeurs , les nues et les brouillards.

2°. En additionnant les quantités de pluies tombées de neuf en neuf ans , on trouve que les sommes
sont presque égales. Toaldo a remarqué que la révolution du périgée de la lune , qui s'accomplit à
peu près en neuf ans moins deux mois , reproduisait ordinairement dans les années correspondantes ,
les mêmes phénomènes , ce qui établit un cercle
de saisons périodiques , et qu'il tombait tous les
neuf ans la même quantité d'eau , en comptant
d'un périgée de la lune au suivant. La quantité
moyenne , pour neuf années , qui est de cent cin-
quante-deux pouces et demi pour l'Italie , n'a jamais donné une différence plus grande que de trois
pouces par année.

3°. Les pluies tombent plus communément le
jour que la nuit , à peu près dans le rapport de
trois à un , d'après les observations de Toaldo.
Messier a remarqué que , depuis 1763 jusqu'en
1772 , il a plu à Paris 1524 fois pendant le jour ,
et 740 fois seulement durant la nuit. Cet effet paraît dépendre de plusieurs causes , savoir : de l'électricité qui est plus forte le jour que la nuit , et
d'une plus grande évaporation occasionée par la
chaleur qui raréfie l'air durant l'espace de temps
que le soleil éclaire l'horizon. Il pleut plus fréquemment aussi dans les heures. de l'après-midi

que le matin ; la raréfaction de l'air, plus grande l'après-midi, permet aux vapeurs aqueuses de se réunir, et celles-ci, devenues plus pesantes qu'un égal volume d'air, sont forcées d'obéir aux lois de la gravitation et de se précipiter sur la terre.

4°. On a observé que les orages et les mauvais temps avaient le plus ordinairement lieu au commencement de la haute ou de la basse marée ; ils durent plus long-temps lorsque la marée monte, et se dissipent plus promptement quand elle baisse; on dirait que les nuages et les vents suivent les mouvemens des eaux de l'Océan.

5°. Les plus grandes sécheresses de l'année n'ont pas ordinairement lieu dans la plus chaude saison, mais en mars et avril ; et les mois les plus pluvieux sont ceux d'été. On a observé aussi que les pluies étaient généralement plus abondantes dans les pays chauds que dans les contrées froides.

6°. Enfin, il paraît d'après les observations nombreuses qu'on a faites sur les pluies, qu'il en tombe à peu près dix-neuf à vingt pouces, chaque année, sur la surface totale de la terre. Vérulam a remarqué aussi que l'eau courante des fleuves et des rivières s'évaporait moins que l'eau stagnante des lacs et des marais.

L'air humide est sursaturé d'eau; il ne peut s'en charger davantage qu'avec la plus grande difficulté : il suit de là que la vaporisation des corps et la

transpiration des végétaux et des animaux, doivent
être notablement diminuées. Ces derniers, loin de
se débarrasser des humeurs excrémentitielles, qui
sont nuisibles lorsqu'elles sont retenues, absorbent au contraire une certaine quantité de vapeurs
aqueuses contenues dans l'atmosphère. Cette absorption se fait au moyen des vaisseaux inhalans
qui s'ouvrent en nombre presque infini dans les
cellules du tissu cellulaire externe. Cet organe,
qui est très poreux, s'en imbibe d'abord et se gonfle;
puis le fluide dont il est pénétré, est repompé par ces
vaisseaux, où il se mêle à la lymphe qu'ils charient,
et de là conflue dans l'Océan du sang qu'il délaie
et rend aqueux, en même temps qu'il relâche les
parties solides. Cette absorption de l'eau atmosphérique est prouvée par une multitude de faits.
Les corps acquièrent dans le bain plus de poids
qu'ils n'en avaient, et on trouve presque toujours
l'eau dans laquelle ils ont été plongés, notablement
diminuée. Les maladies contagieuses, les frictions
avec l'onguent mercuriel ; le tartrite antimonié de
potasse, etc., etc., démontrent également l'absorption (1), et il est peu de physiciens qui ne con-

---

(1) Le mercure contenu dans l'onguent mercuriel pénètre dans le corps,
et produit souvent la salivation ; on a trouvé quelquefois ce métal en
globules réunies dans les vaisseaux et les cavités du corps, à l'ouverture
des cadavres de ceux qui avaient fait usage des frictions d'onguent mercuriel : le tartrite antimonié de potasse, dissous dans l'eau, fait vomir, en
s'en frottant les mains ou une autre partie.

naissent l'expérience faite dans la Caroline méridionale, par Linnings, de laquelle il résulte qu'un
homme acquiert, dans l'espace d'une heure, une
livre de poids, en passant d'un air sec dans une
atmosphère humide, et qu'il perd plus vite encore
cette augmentation de poids, en repassant dans un
air sec.

L'atmosphère humide est électrisée *négativement,* car de tous les conducteurs du gaz électrique il n'en est point de plus puissant que l'eau dans
l'état de vapeurs. Aussi, dans cette constitution, les
forces de la vie sont bien moins énergiques que
dans les constitutions sèches ; les solides sont presque dans l'inertie, la circulation et les sécrétions
languissent, les sensations sont moins vives, parce
que les sens sont obtus ; on se sent lourd, pesant
et aussi peu disposé aux travaux du corps qu'à ceux
de l'esprit.

L'air est en général toujours plus humide le soir
que dans les autres parties de la journée, il est
dangereux de s'y exposer, et surtout en certains
endroits. C'est cette humidité du soir qu'on appelle le *serein,* et qui n'est autre chose qu'une vapeur légère qui se condense et se résout en eau.
L'air du matin n'est point insalubre, il est dégagé
d'une grande partie de son humidité, et la terre est
couverte de *rosée,* qui est aussi l'effet de sa transpiration. Le serein et la rosée changent selon les

temps et les lieux, et produisent par conséquent des effets différens. Il est très dangereux de s'exposer à l'air du soir dans les pays chauds, parce qu'il est chargé d'humidité à proportion de la chaleur qu'on a éprouvée durant la journée. Dans les contrées méridionales de l'Europe, le serein n'est bien sensible et dangereux que vers la fin des mois de juillet jusqu'à la fin de septembre.

Les étrangers en sont surtout les victimes. Dans la plupart des départemens de France, dans tous les pays élevés où le sol est plus sec qu'humide, et même dans beaucoup de plaines, telles que celles des environs de Paris, le serein né consiste qu'en des vapeurs aqueuses nullement chargées de miasmes pernicieux ; mais il n'est pas sans danger quand on s'y expose sans précautions ; on a à craindre les maladies dépendantes de l'humidité unie à la fraîcheur. C'est bien pis lorsque les vapeurs humides sont unies aux miasmes des marais, comme à Rome, et généralement dans tous les pays dont le sol est humide et marécageux : les fièvres dyssentériques, rémittentes et intermittentes malignes, sont les suites ordinaires de cette imprudence. Il convient, pour s'opposer aux funestes effets des miasmes dont l'air abonde surtout la nuit dans ces pays, de prévenir les débordemens des rivières et des fleuves par des digues, de creuser des canaux pour favoriser l'écoulement des eaux, avant que les chaleurs soient assez fortes pour accélérer la putréfaction ; enfin, il faut seconder la nature en établissant des moulins, des machines à feu, etc., lorsque le terrain se trouve trop bas pour que les eaux stagnantes puissent s'écouler par des canaux.

Le temps de la journée durant lequel l'air est le plus pur et le plus salubre, est le matin ; c'est aussi celui où il convient de le faire respirer aux convalescens, aux infirmes et aux valétudinaires.

La constitution humide de l'atmosphère est généralement insalubre et nuisible aux végétaux et aux animaux ; lorsqu'elle se soutient long-temps, les premiers ne parviennent pas à leur vrai point de maturité, et ils ne fournissent, ainsi que la chair des animaux, que des alimens grossiers et malsains ; enfin toutes les productions de la nature vivante portent l'empreinte de cette constitution malsaine, qui favorise la pituitescence et dispose aux maladies pituiteuses. Il est même des végétaux qui acquièrent des qualités vénéneuses. Les fleurs de l'*œgolethron*, ou *laurier-rose* à fleurs jaunes, deviennent des poisons dans les printemps humides, ce qui rend pernicieux le miel que les abeilles en expriment. Dans la fameuse retraite des dix mille, les soldats de l'armée de Xénophon, ayant mangé beaucoup de miel aux environs de Trébisonde, où l'arbuste dont nous parlons était fort commun et devenu plus vénéneux que de coutume par l'effet d'une constitution humide, furent attaqués de violentes évacuations par haut et par bas, avec délire; les uns étaient presque mourans, et les autres furieux et dans un état semblable à l'ivresse. Néanmoins personne n'en mourut; le mal cessa le lendemain, à peu près à la même heure qu'il avait commencé, et ces soldats se levèrent dans un état semblable à celui qui suit une violente purgation. On a observé que la ciguë de nos pays n'a pas de sucs plus actifs que dans les années pluvieuses. Les productions du printemps sont, pour la plupart, âcres, par rapport à l'humidité de cette saison. Les plantes qui végètent dans l'eau sont le plus ordinairement âcres et corrosives (1), et on croit, non sans fondement, que ce sont les brouillards et l'humidité atmosphérique qui causent aux grains la rouille, le charbon, la nielle et l'ergot (2).

Cette constitution est néanmoins favorable à

---

(1) La culture dans un terrain convenable peut leur ôter, au moins en grande partie, ces qualités. Le céleri perd, dans nos jardins, la saveur désagréable qu'il a dans les terres humides : le chervis s'est adouci par la culture, au point de devenir un aliment sain. La chaleur peut encore corriger l'âcreté de certaines plantes : l'ail n'a point en Grèce la saveur et l'odeur désagréables qu'il contracte dans nos pays; on sait que l'o gnon est beaucoup plus doux dans les départemens méridionaux de France que dans ceux au nord.

(2) Quelques physiciens pensent néanmoins que l'ergot est l'effet de la piqûre des insectes qui abondent dans les saisons humides.

quelques individus, à ceux dont la fibre est grêle ; sèche et roide, aux personnes maigres, et dont le sang et les humeurs sont arides et desséchés ; mais il ne faut pas qu'elle continue long-temps, autrement ils en ressentiraient des effets nuisibles. De tous les tempéramens il n'en est point à qui elle soit plus préjudiciable qu'aux pituiteux, aux personnes dont la fibre est molle, inerte, et imbibée d'une grande quantité de sérosité et d'humeurs crues ; c'est aussi durant cet état de l'atmosphère qu'elles se portent le plus mal, et qu'elles éprouvent les maladies pituiteuses.

L'excès d'humidité atmosphérique produit non-seulement des maladies plus graves que les autres constitutions, mais il s'oppose encore aux crises, en privant le système des forces qui lui sont nécessaires pour opérer la coction, et accélère le terme fatal, surtout chez les vieillards. On a constamment observé que ceux-ci, de même que les personnes extrêmement malades, succombaient, toutes choses égales d'ailleurs, bien plus fréquemment et plus vite lorsqu'il survenait des brouillards épais et humides, que dans les autres temps ou dans tout autre changement de temps.

De tous les états de l'atmosphère, il n'en est point de plus salubre que celui de la *sérénité* : l'air est alors translucide, il ne contient qu'une légère quantité d'eau, et jouit d'une gravité et d'une élasticité convenables ; il est électrisé *positi-vement*, et pénétré librement par les rayons so-laires.

L'effet de la sérénité est de retenir l'électricité dans les corps : dans cet état l'air est idio-électrique ; il fait les fonctions d'*isoleur* ou *cohibens*, et empêche le gaz électrique qu'accumulent sans cesse les forces agissantes de la vie dans les animaux, de se dissiper. Dans cette constitution les sensations sont plus vives, toutes les fonctions s'exercent avec plus de liberté et d'aisance, les humeurs excrémentitielles sont évacuées hors du corps, par les voies de la transpiration, des sueurs et des urines ; l'appétit est plus grand, et l'imagination plus vive et plus féconde. Les végétaux sont aussi plus sapides, et acquièrent le degré de maturité convenable ; ils fournissent aux animaux une nourriture aussi saine qu'agréable. Mais pour que la sérénité jouisse de tous ces avantages, il est nécessaire qu'elle soit interrompue de temps à autre par des pluies douces et modérées ; autrement elle devient incommode, et même nuisible aux végétaux et aux animaux ; elle les dessèche, altère et dénature leurs sucs, et en rend l'usage alimentaire moins salubre ; elle augmente dans les animaux l'action du système veineux, et donne lieu aux maladies qui ont leur foyer dans ce système, et leur principe dans la diathèse bilieuse. Cette constitution augmente aussi la mobilité et la vibratilité de la fibre, et dispose aux affections spasmodiques et convulsives. Mais les maladies qui se manifestent durant la sérénité, sont plus régulières, plus courtes, et moins graves que celles des constitutions humides et pluvieuses.

§ II. *De l'air considéré chimiquement.*

L'air atmosphérique est un mélange de gaz oxigène et de gaz azote. Sur cent parties d'air atmosphérique, il y a environ soixante-treize parties de gaz azote, et vingt-sept de gaz oxigène. Le gaz acide carbonique qu'on y rencontre, n'en est pas un principe constituant; il n'y est contenu qu'accidentellement, et en fait à peu près la deux-centième partie. Le gaz oxigène, ou air vital, est le seul qui serve à la combustion et à la respiration; le gaz azote ne paraît avoir d'autre fonction que celle de modérer l'action de l'air vital, qui, sans lui, consumerait trop rapidement la vie des animaux.

La respiration est une vraie combustion. Comme celle-ci, elle décompose et altère l'atmosphère, et ne peut se faire qu'à la faveur du gaz oxigène. Lorsque ce dernier a complétement disparu par ses combinaisons avec les différentes substances, soit dans l'acte de la respiration, soit dans la combustion, le résidu de l'air atmosphérique ne peut plus servir ni à l'une ni à l'autre; les animaux y périssent, et les corps, dans l'état d'ignition, s'y éteignent. On conçoit aisément, d'après cela, qu'il doit résulter des effets très nuisibles à l'économie animale du séjour d'un grand nombre d'hommes ou d'animaux dans les lieux peu aérés, comme dans les spectacles, les prisons, les hôpitaux, les écuries et les étables, dans lesquels l'air ne circulant pas librement, est sans cesse altéré, comme le prouvent les expériences eudiométriques, par la respiration et les émanations animales. L'action de cet air ainsi vicié, qui est la même que celle de l'air qui a servi à la combustion, se développe de la manière la plus active sur les personnes délicates et sensibles, et l'asphyxie qui en est souvent le produit, n'est pas le seul accident grave qu'on aie à redouter : les miasmes qui s'exhalent continuellement des corps des animaux, portent dans le système un principe de septicité et d'énervation, qui tend à détruire la vie, et donnent lieu à ces fièvres contagieuses et malignes, connues sous le nom de *fièvres d'hôpitaux, des prisons,* etc., et qui, souvent, étendent au loin leurs ravages et leurs fureurs.

La respiration et la combustion sont donc des causes actives qui altèrent continuellement l'atmosphère et la vicient; celle-ci, depuis long-temps, ne pourrait plus entretenir la vie, s'il n'y avait pas dans la nature une puissance sans cesse en action, et qui lui restitue le gaz oxigène qu'elle perd à chaque instant. Cette puissance est la lumière solaire, qui dégage ce gaz des oxides, de l'acide carbonique, de l'eau et des végétaux exposés à son contact.

Les observations eudiométriques ont prouvé que l'air que l'on respire en mer était très pur et très oxigéné. Il est probable que la grande pureté de cet air dépend principalement de ce que le volume immense des eaux absorbe l'acide carbonique et les miasmes nuisibles répandus dans l'atmosphère, et de ce que ces eaux, qui sont salées, ne sont pas sujettes à la corruption, surtout dans les climats très chauds où elles tiennent en solution une bien plus grande quantité de sels que dans les climats froids (1).

Les expériences faites par le célèbre Ingen-Housz sur les végétaux, ont donné les résultats suivans.

1°. Tous les végétaux, sans en excepter les mousses, et même les plantes parasites, exposés au contact des rayons solaires, transpirent des quantités immenses de gaz oxigène qu'on croit être le

---

(1) Dans la mer Baltique, une livre d'eau contient environ deux gros de sels ; on en retire le double de celle de la mer entre l'Angleterre et les Provinces-Unies ; celle de la mer d'Espagne en fournit une once, et celle des mers entre les tropiques, une once et demie à deux onces

produit de la décomposition de l'eau qu'ils contiennent. Ils exhalent au contraire de l'acide carbonique durant la nuit, ainsi qu'à l'ombre, même quelque temps encore après avoir été arrachés de terre, ainsi que les feuilles des rameaux récemment séparés de leurs troncs. Mais ils en fournissent bien peu, comparativement au gaz oxigène. Durant tout une nuit ils ne donnent guère de gaz acide carbonique, que la centième partie du gaz oxigène qu'ils fournissent dans l'espace d'une heure ou deux quand ils sont exposés au soleil.

2°. Les plantes malades, ou qui ont perdu la vigueur de la végétation, ne donnent point de gaz oxigène, mais elles n'ont pas perdu la faculté de transpirer du gaz acide carbonique.

3°. Quand les chaleurs de l'été sont considérablement diminuées, les feuilles et les fruits ne vicient pas tant l'air atmosphérique pendant la nuit et à l'ombre; les fleurs ne perdent pas sitôt cette faculté, mais les feuilles continuent à donner de l'air vital, au soleil, fort avant dans l'automne.

4°. Les émanations nocturnes des feuilles, des fleurs et des fruits, ne sont diminuées durant l'hiver qu'en quantité, mais non en qualité.

5°. Les végétaux, qui conservent toujours leur verdure dans les serres ou ailleurs, ne cessent pas de répandre de l'air au soleil, en hiver; mais cet air ne diffère pas de l'air commun. Ces mêmes végétaux perdent, durant cette saison, en grande partie, le pouvoir de vicier l'air atmosphérique.

6°. Cette faculté qu'ont les plantes d'exhaler au soleil de l'air vital, et à l'ombre de l'acide carbonique, augmente vers le printemps en raison de la vigueur de la végétation.

7°. Il est des fleurs qui vicient davantage l'air que d'autres. Les violettes, les roses, les lis, les fleurs de thlaspi, celles de la lauréole, sont entr'autres très nuisibles; il serait dangereux d'en conserver une certaine quantité dans une chambre étroite et non aérée.

8°. L'émanation méphitique des fleurs et des feuilles diffère entièrement de l'arome. La première est autant à redouter que l'autre est innocent. Il est même des plantes très puantes qui altèrent moins l'air que d'autres qui répandent une odeur très agréable ou qui n'en répandent pas du tout.

9°. Les champignons exhalent en tout temps de l'acide carbonique.

10°. Lorsqu'une feuille est renversée, de manière que la surface inférieure est tournée vers le soleil, et la surface vernie à l'ombre, elle continue de donner de l'air, mais d'une moindre qualité que si elle était dans sa situation naturelle. La différence est comme de 190 à 210.

11°. Enfin, l'air qui sort des poumons des ani-

maux, est moins vicié en hiver qu'en été; la différence est environ comme de 4 à 5.

L'air que nous expirons est un mélange d'acide
carbonique, qui existait en moindre quantité dans
l'air inspiré, et de gaz azote, qui en faisait partie.
La plus grande portion du gaz oxigène atmosphérique, se convertit en cet acide, par sa combinaison avec le carbone des poumons; une autre partie
de ce gaz, mais moindre, s'unit à l'hydrogène pulmonaire, et forme avec lui de l'eau qui se dégage
sous forme de vapeurs; enfin une autre portion se
fixe dans le sang des veines des poumons, et c'est
ainsi que ce sang repasse à l'état de sang artériel,
par la perte d'une certaine quantité d'hydrogène et
de carbone, et par la fixation d'une légère portion
d'oxigène dans le sang; c'est de cette manière qu'il
acquiert la couleur vermeille et la qualité stimulante spécifique, propre à décider les contractions
des deux cavités gauches du cœur. Mais ce nouveau
sang perd peu à peu ces qualités, pour reprendre
celles de sang veineux, en absorbant l'hydrogène et
le carbone dans les extrémités artérielles. Ainsi le
sang veineux diffère particulièrement du sang artériel, en ce que le premier contient plus d'hydrogène et de carbone, et moins d'oxigène que le
dernier.

Lorsque le gaz oxigène entre dans quelques combinaisons, il perd, en tout ou en partie, le calo-

rique qu'il contient abondamment ; il suit de là
qu'il en laisse échapper , à chaque instant de la vie,
dans l'acte de la respiration. C'était donc avec
raison que les anciens regardaient les poumons
comme les foyers de la chaleur animale. Le calorique , dégagé de ce gaz, se fixe dans le sang des
veines pulmonaires ; et, à mesure que celui-ci reprend de l'hydrogène et du carbone dans les diverses parties du corps , sa capacité , propre à
contenir le calorique entre ses molécules, diminue,
et celui-ci se dégage et se répand uniformément
dans toutes les parties du système , en leur don--
nant à toutes à peu près le même degré de température.

On conçoit aisément dans cette théorie, 1°. pourquoi les monticoles ont le sang plus chaud que les
vallicoles ; 2°. pourquoi la température des animaux
qui respirent est plus élevée que celle du milieu
dans lequel ils vivent, tandis que ceux qui n'ont
point , ou presque point de poumons , n'ont à peu
près que le degré de température de leurs milieux.
Parmi les animaux *à sang chaud*, ceux dont les
poumons ont un volume plus considérable relativement à celui du corps , ont le plus de chaleur :
tels sont , entr'autres, les oiseaux qui font monter
le thermomètre de Farheïnith à cent huit degrés.
On conçoit également que les hommes dont la
poitrine est très large et très dilatable, ont le sang

plus chaud que les autres, et sont plus disposés aux maladies inflammatoires; et que les violens exercices, de même que la fièvre, faisant passer dans un court espace de temps une plus grande quantité de sang dans les poumons, déterminent un plus grand nombre d'inspirations, et augmentent par conséquent la chaleur. Au contraire, dans les états de langueur et d'extrême faiblesse, comme dans l'agonie, l'air pénétrant à peine les poumons, vu que la respiration ne s'exerce qu'avec la plus grande difficulté, la chaleur du corps est à peine sensible, et cesse bientôt entièrement. Comme le sang, dans ces circonstances, est surchargé d'une quantité excédante d'hydrogène et de carbone, et que son oxigénation diminue de plus en plus, il perd bientôt son *stimulus vital*, le cœur ne se contracte plus, et la vie s'éteint.

Le gaz oxigène est la seule partie respirable de l'air atmosphérique, et celle qui fournit dans la respiration le calorique; il suit de là que, s'il était inspiré pur et sans mélange de gaz azote, il produirait une chaleur excessive, et par conséquent des effets nuisibles. Aussi Macquer avait-il présenté une idée aussi vraie qu'ingénieuse, lorsqu'il a dit que, comme l'air vital fait brûler rapidement les corps, de même, respiré par les animaux, il devait augmenter les mouvemens de la vie et en abréger la durée. L'expérience a vérifié cette opinion. Si on plonge un animal dans l'air vital, la respiration et les mouvemens du cœur acquièrent une intensité et une force considérables ; il éprouve dans peu de temps une fièvre violente ; ses yeux deviennent rouges et saillans ; la sueur coule de toute part, et la chaleur augmente sensiblement ; enfin, la fièvre inflammatoire devient de plus en plus aiguë, et elle est bientôt suivie d'une gangrène mortelle dont les poumons sont le foyer.

Ces phénomènes expliquent comment l'air très oxigéné, tel que celui qu'on respire sur la mer et sur les montagnes médiocres, est nuisible dans la phthisie compliquée de diathèse inflammatoire, ainsi que dans toutes les maladies analogues. Ce gaz porte l'incendie dans l'organe pulmonaire, et y produit les effets qu'on observe sur l'animal plongé dans ce gaz. Cette vérité n'était pas inconnue aux anciens ; ils redoutaient dans les pulmonies l'air vif et oxigéné des lieux élevés, et préféraient celui des plaines et des vallées. La pratique est ici d'accord avec les connaissances physiques ; car l'usage de ce gaz, nuisible aux phthisiques par rapport à l'excès de chaleur qu'il porte dans leurs poumons déjà trop caléfiés, est en effet bien plus abondant sur la mer et sur les montagnes médiocres que dans les plaines.

La diminution de l'air vital dans les plaines est principalement due au grand nombre d'animaux

qu'on y rencontre, à la végétation qui y est moindre, et aux combustions multipliées qui s'y opèrent
sans cesse. Sur les montagnes médiocres, les pins,
les sapins, les ifs toujours verts, et conséquemment
toujours actifs, exhalent en tout temps de grandes
quantités de gaz oxigène ; ils protègent contre l'in-
tempérie des saisons les nombreuses familles de
plantes qui croissent près d'eux, et fournissent à
peine à un petit nombre de troupeaux épars de
quoi se nourrir pendant quelques mois de l'année.
Dans les pays de plaines, au contraire, on rencontre une multitude de lieux nuls pour la végétation ; tels sont les villes, les villages, les hameaux,
les routes, etc., beaucoup de terres qui se reposent d'une année à l'autre, de vastes forêts et des
bois enfoncés qui sont impénétrables à l'air et aux
vents, tandis que des millions d'hommes et d'animaux y vicient sans cesse l'air par leur respiration
et leurs excrétions. Si on ajoute à ces causes les
combustions nombreuses qui ont lieu dans les habitations, dans les fours à chaux, les verreries, les
forges et les autres usines, enfin les exhalaisons qui
sortent des laboratoires, des ateliers, des cime-
tières, des voiries, des fosses d'aisance, des cloa-
ques, des corps en fermentation, etc. etc., on verra
que la proportion de gaz oxigène doit être bien
moindre, et que les miasmes qui corrompent l'air,
sont infiniment plus nombreux dans les pays de
plaines que sur les hauteurs.

On doit conclure, de ce que je viens de dire, que l'air très oxigéné ne peut convenir aux personnes sanguines, bilieuses ou atrabilaires, non plus qu'à celles dont la fibre est grêle, très sensible et irritable. Les individus sujets à l'asthme nerveux ne s'en accommodent pas mieux ; il leur occasionne des serremens de poitrine et des suffocations mortelles, en raison du spasme du diaphragme que produit sympathiquement le contact de cet air, sur les poumons et sur l'organe cutané. Ce gaz fournit non seulement trop de calorique, mais il est encore un puissant stimulant qui excite la mobilité et la sensibilité déjà exaltées dans ces sujets. L'air des plaines et des vallées, des écuries et des étables, leur est plus utile, en ce qu'il est chargé d'humidité et d'acide carbonique ; il est par conséquent moins *vital* ; il ralentit non seulement l'activité de la flamme de la vie, mais encore il diminue par sa qualité relâchante les spasmes de la poitrine.

L'air atmosphérique très oxigéné de la mer, et surtout des montagnes non trop élevées, est salutaire aux personnes d'une constitution pituiteuse, dont la fibre est molle, inerte et imbibée d'une sérosité surabondante ; il est utile à tous ceux affectés de cachexie humide, d'humeurs froides ; en un mot, il convient dans les cas d'étiolement, c'est-à-dire, dans toutes les affections caractérisées par la pâleur, la faiblesse, la sensation habituelle du froid, et la lenteur des mouvemens. Outre qu'il réveille l'action, et qu'il dégage une grande quantité de calorique dans les poumons, il électrise *positivement*, et produit sur les animaux, en raison de la lumière qui s'en sépare dans la respiration et qui probablement se combine d'une manière *tacite* avec le sang, les mêmes heureux effets que sur les végétaux exposés à son influence.

Ce n'est pas seulement l'air vicié par la respiration et la combustion, qui affecte pernicieusement les hommes et les animaux ; les gaz que fournissent les substances végétales et animales, lors de leur fermentation, ne sont pas moins dangereux. Les raisins, l'orge, etc. qu'on fait fermenter dans les cuves, dégagent, de même que les charbons et la braise dans l'état d'ignition, de grandes quantités de gaz acide carbonique qui, respiré, occasionne l'asphyxie et bientôt la mort, si l'on n'est promptement secouru. On a vu quelquefois cette affection mortelle être produite par ce même gaz exhalé des fleurs odorantes et des fruits renfermés dans des appartemens clos et non aérés.

Comme la respiration est une vraie combustion, il convient d'agir, dans les cas d'asphyxie produite par les gaz non respirables, de la même manière que quand on veut ranimer des charbons presque éteints faute de communication avec l'air. Pourvu

que leur extinction ne soit pas complète, ils se ral-
lument en les exposant simplement à l'air libre, ou
en les soufflant. Il en est absolument de même des
animaux frappés d'asphyxie. Néanmoins, lorsque
celle-ci est forte, ce moyen est insuffisant, parce
que les mouvemens de la poitrine ayant entièrement cessé, l'air ne peut pénétrer les poumons; il
faut, dans ce cas, réchauffer le malade, quand la
chaleur du corps est au-dessous du vingt-neuvième
degré de l'échelle de Réaumur. Mais il ne faut appliquer la chaleur que par degrés, uniformément,
et jamais au-delà du trente-unième ou trente-
deuxième degré; car la chaleur forte, ou appliquée
brusquement dans ces circonstances, détruit rapidement le principe vital. Lorsqu'on a réchauffé le
malade, on conseille, s'il ne fait aucune inspiration,
de souffler dans les poumons de grandes quantités
d'air, et surtout d'air vital qui est beaucoup plus
efficace, il est à désirer qu'à chaque insufflation il
y en entre au-delà de cent pouces cubes, et que
l'air en sorte chaque fois avant que d'en introduire
de nouveau. Il faut, quand ces moyens sont sans
succès, exciter le jeu des parties organiques et ré-
veiller leur sensibilité. On emploie à cet effet les
stimulans, tels que les acides, les spiritueux, l'ammoniaque, l'insufflation de la fumée de tabac dans
les intestins, et l'aspersion de l'eau froide sur le

corps. L'électrisation me paraît très efficace pour guérir l'asphyxie; comme le prouvent les expériences faites sur des animaux par Fontana; les résultats heureux qu'il a obtenus de ce stimulant actif, me font présumer qu'on pourrait l'employer avantageusement dans cette maladie. Ce n'est qu'en continuant l'emploi de ces moyens pendant long-temps (on a vu des asphyxiés ne donner de signes de vie qu'après deux et même trois heures de secours assidus) qu'on peut espérer de réussir, et on réussit toujours lorsque la sensibilité n'est pas complétement détruite.

C'est à tort que Goodwin rejette tous moyens autres que l'application de la chaleur, et l'insufflation dans les poumons; car l'observation prouve que dans nombre de cas on a réussi par l'usage des irritans appliqués à la peau et aux intestins. Des hommes qui étaient depuis long-temps affectés d'asphyxie produite par la vapeur du charbon, ont été guéris par les douches d'eau froide qu'on leur faisait sur la tête, ou en les plongeant dans l'eau. On rappelle à la vie les chiens qui ont été asphyxiés par la vapeur de la grotte du Chien près de Naples, en les plongeant sur-le-champ dans un lac voisin. Dans la Russie et la Sibérie, où il n'est pas rare de voir des personnes suffoquées par l'air échauffé et chargé des vapeurs des étuves, on a coutume de les exposer à l'air libre, de leur arroser le corps d'eau froide, et de les frotter avec de la neige jusqu'à ce qu'elle soit fondue.

Les frictions sèches, faites sur l'habitude du corps, sont non seulement utiles comme caléfiantes, mais encore comme excitantes. On a quelquefois couvert avec succès ces asphyxiés avec des cendres chaudes ou des sels. On a appliqué heureusement aussi, aux parties les plus sensibles, comme le nez, la bouche, etc. des stimulans actifs, tels que l'ammoniaque, l'acide acétique; mais il est dangereux d'en faire avaler tant que la déglutition n'est pas entièrement rétablie. Dans le cas contraire, il convient de faire passer quelques cuillerées de vin, ou d'une autre liqueur spiritueuse, et même un émétique, lorsqu'il est des symptômes qui en indiquent la nécessité.

Outre l'acide carbonique qui vicie l'air atmosphérique, il est encore une multitude de fluides élastiques et de miasmes de nature différente qu'il reçoit dans son sein, et qui tendent sans cesse à l'altérer et à le rendre malfaisant. Les minéraux se volatilisent, les végétaux et les animaux transpirent continuellement; ils éprouvent constamment des altérations et des décompositions; des molécules insensibles s'élèvent à chaque instant de leurs corps dans l'air, et flottent au gré des vents. Il n'y a point de substances dans la nature qui, usées par les frottemens, ou atténuées par l'action disgrégative du calorique, ne soient disséminées dans l'océan atmosphérique. Les semences d'un grand nombre de plantes, et les œufs d'une infinité d'insectes, sont soutenus dans l'air et transportés par les vents. L'atmosphère est un vaste réservoir qui reçoit toutes les substances concrètes ou fluides susceptibles de se vaporiser au degré de chaleur et de pression que nous éprouvons habituellement. Mais quelle action terrible n'exercent-elles pas sur les animaux lorsqu'elles sont septiques, et lorsque ceux-ci les aspirent, soit par la voie de la respiration, soit par l'inhalation cutanée!

C'est en grande partie des émanations végétales et minérales propres à chaque pays que dépendent les constitutions locales et les maladies endémiques, qu'on ne parvient à bien connaître qu'en étudiant l'histoire naturelle des différens lieux ; et tel est l'enchaînement des connaissances, que l'histoire naturelle, la météorologie, la chimie et la nosologie sont absolument indispensables pour atteindre ce but.

Une chose digne de remarque relativement aux exhalaisons de la terre, et qui tient à la salubrité, c'est que, quand l'on entreprend de cultiver un terrain qui est depuis long-temps en friche, ou qui a toujours été inculte, il s'élève des exhalaisons pestilentielles des corps amenés à sa surface par les

travaux du labour; ces exhalaisons causent des épidémies dont l'intensité et la durée sont proportion-
nées à la nature et à l'étendue du terrain. C'est pour
cela qu'un grand nombre d'individus ont péri victimes des défrichemens, soit dans le continent de
l'Amérique et dans ses îles, soit en Europe. La culture des terres est néanmoins de la plus grande utilité ; indépendamment des avantages qu'elle procure quant à la vie animale, elle ne contribue pas peu
à sanifier l'air que nous respirons. La terre que nous
habitons n'est devenue salubre que par les défrichemens; elle était dans son origine, couverte de forêts épaisses et de marais immondes qui infectaient
l'atmosphère, et portaient des miasmes destructeurs dans les sources de la vie. Ce sont les travaux
et les sueurs de nos aïeux qui ont changé la face
du globe et l'ont rendu habitable. On a observé
aussi que les défrichemens rendaient plus fréquens
certains météores, et en produisaient quelquefois
de nouveaux. Depuis que les Européens ont cultivé
les terres de l'Amérique, on a vu changer sa température, et les ouragans qui y étaient très rares,
puisqu'on en comptait à peine un dans l'espace de
sept années, y sont aujourd'hui fort communs. Le
Canada, autrefois très froid et pluvieux, jouit maintenant d'une température douce, parce qu'on y a
abattu quantité de forêts, desséché les marais, réglé le cours des fleuves, et élevé des villes et des

bourgs. Les exhalaisons ont changé de nature par ces moyens, le cours des vents et des vapeurs est devenu plus libre, et le gaz électrique, qui auparavant était absorbé par l'eau et par les végétaux, circule plus facilement dans l'atmosphère.

Les tremblemens de terre, en donnant lieu à des exhalaisons très abondantes, enfantent souvent des épidémies. Celles-ci ont fait de très fréquens ravages depuis l'époque du tremblement arrivé en 1755, qui, en détruisant une partie de Lisbonne, ébranla non seulement toute l'Europe, mais encore propagea ses terribles secousses dans une grande partie de l'Afrique et de l'Amérique, et jusque dans quelques contrées de l'Asie et les terres arctiques. Les aurores boréales ont été observées aussi plus fréquemment depuis 1716, et peut-être que les tremblemens de terre sont les causes de ces météores. La matière dont ceux-ci sont formés est devenue plus abondante dans l'atmosphère par rapport aux commotions violentes et redoublées qu'a éprouvées le globe depuis ces époques ; elles ont ouvert à sa surface des issues, à travers lesquelles s'est répandue une prodigieuse quantité de gaz hydrogène, ou d'autres matières inflammables, qui s'enflammant par l'étincelle électrique dans les régions supérieures où leur légèreté les élève, donnent lieu probablement à ces météores ignés. S'ils dépendaient du mouvement diurne de la terre, comme quelques physiciens le prétendent, on aurait dû toujours les observer ; mais, loin de là, ils ont disparu pendant plus d'un siècle, pour reparaître fréquemment depuis l'an 1716.

Observons néanmoins que l'aurore boréale est un météore qui appartient en partie à l'électricité. On remarque en effet, durant l'apparition de ce phénomène, des étoiles tombantes plus fréquentes, et qui sont vraisemblablement des feux électriques, comme les feux Saint-Elme et les globes ; on entend dans l'air des bruissemens qui ressemblent à ceux du fluide électrique ; bien plus, les aurores boréales font varier sensiblement la direction de l'aiguille aimantée, et électrisent sensiblement les pointes isolées : enfin on ne peut douter que, lorsqu'elles paraissent, l'abondance et le jeu du fluide électrique et du fluide magnétique ne s'y manifestent, et qu'au temps des ouragans dont les aurores boréales sont ordinairement les précurseurs, les deux fluides ne soient encore en action.

L'observation semble prouver que les tremblemens de terre ont contribué en grande partie à la production des fièvres rémittentes et intermittentes qui ont succédé à ces météores : au moins est-il très vraisemblable que celui qui a eu lieu en 1783 à Messine et dans la Calabre, a donné lieu à ces maladies qui ont été épidémiques durant l'été et l'automne de cette même année, en produisant ces brouillards secs qui ont paru le 18 juin 1783, et ont servi de rideau, pendant plusieurs mois, à l'Europe étonnée. Plusieurs orages en avaient été les précurseurs, comme ils en furent la suite. On apercevait à travers ces brouillards le soleil très pâle, et on pouvait le fixer impunément. Cet astre se montra sous diverses couleurs, ce qui n'était que l'effet de la différente réfringence du brouillard dont la densité variait accidentellement dans diverses contrées ; il paraissait pâle et blanchâtre, quand il était très élevé au-dessus de l'horizon, et ressemblait à un globe couleur de sang, à son lever et à son coucher.

L'automne qui avait précédé, avait été très froid et humide ; l'hiver, doux et humide, et le printemps, froid et humide. Au lieu de trois ou quatre pouces d'eau que fournissent ordinairement les trois mois d'hiver, il en était tombé douze, tandis que dans le midi on se plaignait d'une sécheresse depuis deux ans. Il y eut, après la fonte des neiges, des pluies abondantes et des inondations considérables.

Le 5 février était arrivé l'affreux tremblement de terre de la Calabre et de la Sicile, qui dura cinq mois. Des pluies continuelles précédèrent ces violentes convulsions ; la terre les avait tellement absorbées qu'elle n'en paraissait pas détrempée à sa surface. L'atmosphère s'en ressentit dans toute l'Europe, comme le prouvent les oscillations brusques et fréquentes que le mercure éprouva dans le baromètre durant les mois de février et mars. Les secousses de ce tremblement de terre furent si fortes qu'elles donnèrent lieu à l'apparition d'une nouvelle île dans le voisinage de l'Islande.

Ce brouillard ne faisait point tomber les sels en déliquescence, ni monter l'hygromètre; il ne s'opposait pas à l'évaporation, et ne ternissait pas les glaces. Il répandit quelquefois une odeur sulfureuse, et déposa le 26, le 27 et le 28 juin, durant la nuit, sur les végétaux, une eau épaisse et gluante, d'un goût désagréable, un peu fétide et très caustique. Les fleurs de la vigne et des oliviers des environs de Narbonne, furent brûlées et tombèrent en grande partie. Dans d'autres endroits, ce brouillard mûrit les blés et hâta les moissons. D'après les expériences que l'on a tentées, il est résulté qu'il ne différait presque pas de l'air atmosphérique ordinaire.

Quelque extraordinaire qu'ait paru ce brouillard, il n'est pas cependant un phénomène nouveau. L'année de la mort de César, le soleil fut obscurci, et ne donna durant plusieurs mois qu'une lumière pâle et languissante; il parut rouge et environné de couronnes. L'an 264 de l'ère chrétienne, il y eut tremblement de terre et ténèbres durant plusieurs jours. On a observé, dans le cours de juillet 1764, un brouillard semblable à celui dont je viens de parler.

Enfin, on a remarqué généralement que les pays où le brouillard de 1783 a séjourné le plus long-temps, ont été précisément ceux dans lesquels le nombre des malades a été le plus considérable, et la maladie plus violente et plus dangereuse. Les gens des campagnes et les ouvriers qui travaillaient en plein air, la contractaient plus promptement et plus violemment que les autres. Aussi le nombre des femmes malades fut-il très petit, sans doute parce qu'assidues aux travaux domestiques, elles furent bien moins exposées à l'action du brouillard; sur dix individus malades, il y avait à peine deux femmes.

Il n'est pas douteux que les autres météores ne produisent des altérations et des changemens utiles ou nuisibles dans l'atmosphère, et ne causent des épidémies et des épizooties analogues à leur nature. On sait que le tonnerre, les éclairs, en un mot, les temps d'orage, hâtent singulièrement la putréfaction, et rendent pire l'état des malades. Mais nos connaissances ne sont pas assez avancées sur l'influence de la plupart des autres météores pour pouvoir en faire l'application aux hommes et aux animaux. Peut-être qu'à force d'observer, on aura un jour des données certaines sur cet objet, au moyen desquelles on pourra obtenir des résultats utiles à l'art de guérir.

§ III. *De l'Électricité atmosphérique.*

Le gaz électrique est universellement répandu dans la nature. Tous les corps en contiennent une quantité proportionnée à leur nature; il y reste dans un état d'inertie qui l'empêche de manifester sa présence jusqu'à ce que par une cause quelconque son équilibre vienne à être rompu. Ainsi, si l'on accumule sur un corps une quantité surabondante de ce fluide (*électricité positive* ou *en plus*), ou si on lui enlève une portion de celle qu'il a naturellement (*électricité négative* ou *en moins*), alors la vertu électrique se décèle par une multitude d'effets différens ; tels sont, entr'autres, l'attraction et la répulsion des corps légers, l'impression de souffle, la scintillation, la commotion, etc. etc.

Les corps présentent trois états différens par rapport à l'électricité, 1°. les uns sont électriques par frottement, ou *idio-électriques ;* tels sont le verre, les résines, le soufre, etc. ; 2°. les autres sont *anélectriques* ou *conducteurs,* c'est-à-dire, ne reçoivent point l'électricité par frottement, mais par communication ; tels sont l'eau, surtout en état de vapeurs, les substances métalliques, etc. ;

5°. enfin, il en est de *pyro-électriques* , c'est-à-dire, qui deviennent électriques par la chaleur, comme la tourmaline, la topaze du Brésil, celle de Sibérie, etc.

Mais ce qui nous intéresse ici particulièrement, c'est cette abondance prodigieuse de gaz électrique qui est répandu dans le globe et dans l'atmosphère. On doit regarder le premier comme un conducteur non isolé, et l'atmosphère comme un corps idio-électrique. Ils sont emportés continuellement l'un et l'autre par un mouvement commun très rapide; outre cela, ils ont tous deux divers mouvemens dans des directions différentes. La terre est le frottoir de l'appareil électrique de la nature, et l'atmosphère, le corps idio-électrique ; les nuages sont des corps isolés qui communiquent avec l'air, et qui sont souvent entraînés sur lui par un mouvement très rapide. Outre cela une alternative de chaleur et de froid complète l'ensemble des causes qui produisent l'électricité naturelle.

L'atmosphère contient habituellement d'immenses quantités de matière électrique, qui s'y manifeste de la manière la plus sensible, soit en lançant des cerfs-volans électriques, soit en élevant des barres isolées. Toutes les fois qu'il passe au-dessus des uns ou des autres, des nuages même sans pluie et sans tonnerre, ils donnent des étincelles par le contact, et lorsque l'électricité atmosphérique est faible, ils attirent seulement la poussière et les autres corps légers. On a vu quelquefois des corbeaux, dont le bec lançait le feu électrique, traverser les airs. On sait que cet oiseau, dont les ailes sont très longues, s'élève très haut, et même dans les régions supérieures où l'électricité est abondante, surtout dans le temps que se forme la foudre. Il est très vraisemblable que c'est quelque observation de ce genre qui a valu à l'aigle le titre de ministre de la foudre, car il est peu de fables qui ne contiennent le germe de quelques vérités. On observe aussi dans le temps des orages, sur les pointes des mâts et les vergues des vaisseaux, une lumière électrique connue des marins sous les noms de *feu Saint-Elme*, de *Castor et Pollux*, et d'*Hélène*. Tous ces faits, et une multitude d'autres qu'il serait superflu de rapporter ici, prouvent que l'atmosphère est un vaste réservoir qui contient abondamment le gaz électrique.

L'électricité de l'atmosphère produit sur les végétaux et sur les animaux des effets différens, selon qu'elle est *positive* ou *négative*. Elle est *positive* lorsque l'air est sec et traversé librement par les rayons solaires. Elle se manifeste telle pour l'ordinaire sur les lieux élevés, dans ceux où règnent les vents du nord et d'est, dans l'air raréfié, et principalement dans celui qui est très oxigéné. Les gaz

méphitiques ne sont nullement favorables à l'électricité : un fil de fer bien électrisé, que l'on plonge
dans un fluide aériforme de cette nature, ne donne
plus aucun signe d'électricité.

L'atmosphère est électrisée *négativement*, ou *en
moins*, dans les lieux profonds et méphitisés, dans
les temps nébuleux et humides, et quand les vents
du sud ou de l'ouest soufflent : dans ces circonstances, l'électricité naturelle des végétaux et des
animaux est absorbée, de même que celle de l'air,
par les vapeurs aqueuses dont il abonde, et qui
tiennent le premier rang parmi les conducteurs
du fluide électrique. L'électricité de l'atmosphère
est encore *négative*, lorsque des nuages électrisés
en moins passent sur un terrain ; ils pompent et
absorbent l'électricité de la terre et de l'air, et
conséquemment celle des autres corps.

Les animaux vivans sont constamment électrisés
par les forces de la vie. En effet, ils sont pourvus
de parties dont les unes, telles que les nerfs, les
cartilages, les os, etc., sont idio-électriques ; et
les autres, comme le sang, le sérum, la graisse,
les muscles, etc. sont an-électriques. Les nerfs
jouissent aussi de la propriété conductrice, et ils
ont cela de commun avec le verre, qui possède tout
à la fois la vertu idio-électrique et celle an-élec-
trique. Les animaux éprouvent donc sensiblement

l'influence de la double électricité atmosphérique ; celle-ci leur conserve ou leur ôte celle qu'ils ont naturellement, l'excite ou la diminue.

Les effets de l'électricité *positive* sont d'accélérer l'écoulement des liqueurs dans les tubes capillaires, et d'augmenter le mouvement du sang dans les vaisseaux d'un cinquième à un sixième, de favoriser les sécrétions et surtout la transpiration, de décider l'appétit, d'exciter les forces *animantes*, de communiquer aux corps plus d'agilité et de vivacité, et de hâter le développement des germes végétaux et animaux. Il n'en est pas de même de l'électricité *négative*, qui diminue le nombre des pulsations du cœur et des artères, dans la proportion de 2 à 80, ainsi que le prouvent les observations de Dalibard ; elle ralentit les sécrétions, diminue le ton des organes, et les jette dans la langueur et l'inertie. On conçoit aisément, d'après ce que je viens de dire, quels doivent être les effets de l'électricité atmosphérique, sur les animaux. Lorsque l'air est électrisé *positivement*, ils doivent exercer leurs fonctions avec facilité et un sentiment particulier de plaisir ; mais lorsque l'électricité *négative* règne dans l'atmosphère, les corps sont faibles, languissans, et même dans un état d'accablement. C'est ce que chacun observe dans ces journées désignées vulgairement sous le nom d'*accablantes* : les ressorts de la machine sont dépourvus de force et d'énergie ; on dirait qu'ils sont détendus. Ce que je viens de dire doit également s'appliquer au système végétal , qui offre les mêmes phénomènes sous l'influence des deux électricités , ainsi que le prouvent les expériences de Bertholon, Dormoy, etc.

Les résultats principaux des expériences électriques tentées sur les animaux , sont les suivans :

1°. Une étincelle électrique , tirée des muscles ou des nerfs , occasionne des mouvemens très violens involontaires, et une très vive sensation. L'irritabilité du cœur est plus puissamment excitée par l'étincelle électrique que par tout autre stimulant quelconque.

2°. Un globe ou un plateau faits de nerfs humains , qu'on substitue à celui de verre de la machine électrique , donne des signes sensibles d'électricité positive ; il isole aussi les conducteurs qu'on électrise.

3°. L'électricité est d'autant plus forte dans les corps vivans , que la vie est plus active et plus intense. La bouteille de Leyde chargée perd bien plus lentement son électricité près d'un fébricitant , d'un maniaque , ou d'un homme affecté de douleurs ou de spasmes , que près d'un homme sain.

4°. Les violentes commotions électriques détruisent l'irritabilité et la sensibilité , et , portées à un certain point, elles donnent subitement la mort.

5°. Il existe des animaux électriques, qu'on peut regarder comme de vraies bouteilles de Leyde vivantes, et qui donnent des commotions quand on les touche : tels sont l'anguille de Cayenne, le trembleur du Sénégal, la torpille, etc. Ces animaux ont une de leurs surfaces électrisée *positivement*, et l'autre *négativement*. Si on fait placer de front neuf personnes dont les pieds soient posés sur un fil d'archal, chacune ayant les mains dans des baquets d'eau, et que du bout du fil d'archal on touche une torpille placée dans un autre baquet d'eau, toutes éprouvent au même instant la commotion.

6°. Le bain électrique, l'électricité par impression de souffle et par étincelles, sont les moyens les plus efficaces dans le traitement des maladies qui sont susceptibles de guérison par l'électrisation ; les commotions ne sont pas toujours exemptes de danger.

La nature du fluide électrique est inconnue. Il brûle, produit de la lumière, détonne, et est sensible au tact et à l'odorat. Le fluide *galvanique*, qui occupe les physiciens depuis peu, n'est peut-être lui-même que le gaz électrique modifié (1). Ce

---

(1) Les premières expériences sur l'électricité *native*, ou le *galvanisme*, sont dues aux savans Galvani et Valli. C'est à Volta qu'on est redevable de la suivante, qui est une des plus faciles et des plus simples. En plaçant une feuille d'étain ou de zinc sur la langue, et une pièce

dernier paraît avoir aussi beaucoup d'analogie avec le fluide magnétique. L'aiguille aimantée est agitée dans les temps d'orage, de même que par l'aurore

---

d'argent par-dessous, l'on n'éprouve aucune sensation, tant que les métaux ne communiquent pas ensemble : mais si on les rapproche au contact, ou qu'on les fasse communiquer avec un excitateur métallique, on sent à l'instant une saveur singulière, qui varie quand on change de métaux, et qui devient plus intense lorsqu'une des deux pièces est enduite de mercure ; elle procure même une salivation copieuse.

Si l'on sépare le train de derrière d'une grenouille, et qu'on dissèque les nerfs cruraux pour les mettre à nu, et qu'on les réunisse par leurs extrémités, en les enveloppant d'un petit morceau d'etain en feuilles ; si ensuite on place dans un vase avec de l'eau, ou, ce qui vaut mieux, avec de l'huile, les membres de la grenouille ainsi préparés ; lorsqu'on mettra sous les pieds une plaque d'argent, on verra s'exciter des convulsions très violentes dans les parties soumises à l'expérience.

Ce fait n'est pas particulier aux animaux à sang froid. M. Larey, ayant fait l'amputation de la cuisse à un homme, disséqua le nerf poplité, et après avoir isolé le tronc jusqu'aux plus petites branches, il l'enveloppa avec une lame de plomb, après avoir mis à nu les muscles ; ensuite il prit une pièce d'argent dans chacune de ses mains ; et sitôt qu'en touchant avec l'une l'armure de plomb, il eut mis l'autre pièce en contact avec les muscles, il parut des mouvemens convulsifs considérables dans la jambe et le pied. Le fer et l'acier ne produisent pas des effets aussi marqués ; mais ceux-ci augmentent d'intensité quand on se sert pour conducteur d'un stilet d'argent recourbé, dès même que le membre est presque froid. La cire d'Espagne, une lame de verre très mince, à peine d'un quinzième de ligne d'épaisseur, empêchent tous ces effets. On vient tout récemment de décomposer l'eau, et de produire des commotions par le moyen du galvanisme. Enfin, les isoloirs et les conducteurs du galvanisme sont les mêmes que ceux de l'électricité artificielle, etc. etc.

Toutes ces choses nous portent à croire qu'il y a identité, ou du moins une grande analogie, entre le fluide galvanique dont les corps vivans sont pénétrés, et le fluide électrique. Ajoutons que les hommes et les animaux ne produisent par le contact aucune sensation galvanique ni aucun mouvement, et que l'opium et les autres substances irritantes, appliqués aux extrémités des nerfs, agissent plus puissamment que lorsqu'on les applique à leur origine. On continue avec ardeur les recherches sur cet objet, et il est à croire que l'on en obtiendra des résultats utiles.

boréale ; le tonnerre change sa direction , et la fait affoler. On convertit non seulement par l'électricité les pôles d'un aimant , mais on communique encore au fer la vertu magnétique : aussi les vieux fers des édifices élevés , qui sont restés long-temps exposés à l'action des nues , et ceux qui ont été frappés de la foudre , jouissent de la vertu magnétique. L'aimant est un des minéraux qui donnent les signes les plus sensibles d'électricité , en sortant du sein de la terre , et sans qu'il soit besoin de le chauffer ni de le frotter. On pourrait présumer d'après cela , que ce minéral n'est autre chose que le fer lui-même qui a été ainsi changé dans les entrailles de la terre par l'action de la foudre et des courans électriques. Ce qui semble étayer cette opinion , c'est que Dalibard a vu que l'extrémité d'une tige de fer , par laquelle il avait fait entrer le fluide électrique , se dirigeait toujours vers le nord.

L'analogie entre ces deux fluides est encore appuyée des observations de M. Cotte, dont les résultats sont : 1°. que l'aiguille aimantée a une variation diurne périodique ; 2°. que les plus grandes variations vers l'ouest ont lieu de midi à trois heures, et les moindres vers sept ou huit heures du matin ; 5°. que la plus grande agitation a lieu après huit heures du matin ; 4°. qu'aux premiers jours de novembre, elle éprouve un singulier écart vers l'ouest, où elle est presque stationnaire, pour se rapprocher ensuite du nord, et qu'elle est prodigieusement agitée dans le courant de novembre et de décembre; 5°. enfin, qu'elle éprouve les plus grandes perturbations lors des apparitions des aurores boréales.

On peut rapprocher quelques uns de ces résultats de ceux que Dessaussure a obtenus des expériences électriques qu'il a faites sur le Col-du-Géant. « L'é- » lectricité augmente graduellement, dit ce célèbre » physicien, depuis quatre heures du matin, où elle » est presque toujours nulle, jusqu'à midi ou deux » heures, où elle est à son *maximum*. » Mais à l'égard de la variation menstruelle, il paraît qu'elle va en augmentant depuis novembre jusqu'en avril, et qu'elle diminue ensuite jusqu'en octobre. Ce dernier résultat est entièrement opposé à d'autres observations qui indiquent que l'électricité naturelle est bien plus grande et plus forte dans les mois d'été que dans ceux d'hiver.

CHAPITRE III.

Des Vents.

L'ATMOSPHÈRE est un vaste océan qui a neuf mille lieues de circuit près la surface de la terre, et une hauteur considérable qu'on ne peut déterminer. Son équilibre est sans cesse troublé par l'action continuelle d'une multitude de causes; et il s'y excite des courans, comme dans tout fluide, dont les parties cessent d'être équipondérantes.

Le vent est une agitation sensible de l'air, qui transporte une certaine quantité de ce fluide d'un lieu dans un autre, avec une vitesse et une direction déterminées. La vitesse du vent est quelquefois très considérable : d'après les calculs de Mariotte, le *maximum* est de trente-deux pieds par seconde, c'est-à-dire, qu'il peut parcourir à peu près neuf lieues et demie par heure; néanmoins dans de grandes tempêtes, on l'a vu s'étendre jusqu'à quinze lieues dans ce même espace de temps. Bien plus, le jésuite Laval rapporte que le vent impétueux du nord qui ravagea tous les champs de la France le 6 janvier 1709, commença à se faire sentir à trois heures après midi à Besançon, et se porta à Marseille à six heures du soir : ainsi il parcourut cent dix-huit lieues dans l'espace de trois heures. La force du vent se mesure par sa vitesse; la première est suffisante pour transporter les navires en pleine mer, s'il a une vitesse de deux toises par seconde.

On distingue les vents en généraux ou constans, en périodiques, et en variables.

Les premiers sont ceux qui soufflent constamment dans la même partie de l'atmosphère : tels sont les vents *alizés*, qui règnent perpétuellement de l'est à l'ouest, dans les grandes mers entre les tropiques, où nulle cause locale ne peut les faire varier, si ce n'est les différentes déclinaisons du soleil, qui opèrent des changemens périodiques. Ces vents ne se font pas sentir dans les terres, sans doute parce qu'ils sont rompus par les montagnes, le cours des rivières, les îles, les archipels et d'autres obstacles : ils sont détournés aussi, en mer près des côtes, par des vents particuliers qui viennent de la terre.

Les vents périodiques commencent et finissent à des époques fixes et déterminées; on les appelle aussi *anniversaires, moussons;* ils sont très utiles à la navigation, puisque leur retour périodique aux mêmes temps de l'année, a toujours régulièrement lieu : tels sont ceux qui soufflent du sud-est, d'octobre en mai, et du nord-ouest, de mai en décembre, entre la côte de Zanguebar et l'île de Madagascar. On peut rapporter à ces vents ceux qui sont journaliers, et qui règnent dans les pays chauds et les zones tempérées lors des grandes chaleurs. On les a appelés *brises de terre*, et *de mer* ou *du large*.

Les vents variables sont ceux qui soufflent tantôt d'un côté, tantôt d'un autre, et qui n'observent aucune régularité par rapport aux lieux, aux temps, à la direction, à la durée et à la vitesse.

Il est encore des vents locaux, tels sont le *mistral* en Provence, le *harmatan* sur les côtes de Guinée, l'*œil de bœuf* au cap de Bonne-Espérance, et les vents de *cinquante jours* en Égypte. Le *mistral* est un vent du nord qui ne règne que dans ce large bassin formé d'un côté par les Alpes, et de l'autre par les montagnes du Vivarais et du Languedoc. La masse d'air renfermée dans ce bassin, étant échauffée avec force par le soleil, se dilate soudain et s'échappe avec impétuosité par la seule issue qui lui reste sur la Méditerranée.

Le *harmatan* est un vent particulier à la côte de Guinée, qui commence à souffler vers la fin de décembre et au commencement de février ; entre ces deux termes, il dure deux ou trois jours et rarement cinq. Il est si vif et si perçant qu'il disjoint les planchers des maisons, les ponts des navires et les côtés qui sont au-dessus de l'eau : ces ouvertures se soutiennent aussi long-temps qu'il est dans sa force ; ensuite tout se rejoint comme auparavant.

Les hommes et les bestiaux restent pendant ce temps enfermés, autrement ils perdraient la vie, à moins que leurs corps n'aient été enduits d'huile ou de graisse. Ce vent souffle entre l'est et le nord-est. Il est si sec qu'il resserre le parchemin et le cuir, à peu près comme le feu. Il est très froid, sans éclairs, sans tonnerre et sans pluie ; pendant sa durée le ciel reste couvert ; et dès qu'il finit, le vent ordinaire, qui sur cette côte est toujours ouest-sud-ouest ou sud-ouest, recommence à souffler, et le ciel reprend sa sérénité.

L'œil de bœuf de la montagne de la Table au cap de Bonne-Espérance, est un petit nuage que les marins n'aperçoivent pas plutôt, qu'à peine ont-ils le temps d'abaisser les voiles, tant est prompte la tempête. On a ainsi appelé ce petit nuage parce qu'il ne paraît d'abord dans le ciel que comme une petite tache ronde qui se forme tranquillement sans aucun mouvement sensible dans l'atmosphère, et amène tout à coup un orage des plus terribles, qui précipiterait les navires au fond de la mer, si leurs voiles étaient déployées. On éprouve aussi sur la côte de Guinée des orages furieux, appelés *travades*, qui ne durent guère qu'une heure. Un nuage qui ressemble à un très petit point, erre d'abord dans les airs, puis s'étend avec une rapidité inconcevable, couvre tout l'horizon, et forme enfin une tempête affreuse, qui lance les éclairs et le tonnerre avec une telle vitesse, que ceux qui sont en rase campagne n'ont que le temps de se jeter à terre, et ceux qui naviguent, celui d'abattre leurs voiles et de couper leurs cordages, s'ils ne veulent être engloutis sous les eaux.

On rencontre au sommet du Canigou dans les Pyrénées, un lac poissonneux singulier, qui donne lieu à un phénomène analogue. Si l'on y jette une pierre, il s'en élève une petite vapeur qui forme un nuage assez considérable, d'où sort une tempête accompagnée de pluie, de grêle et de violens coups de tonnerre.

Le vent de *cinquante jours* n'est pas propre à l'Égypte; il est commun à la Syrie, à l'Arabie, à la Perse, à l'Afrique, et même à l'Espagne. Ses effets sont les mêmes dans ces contrées, mais sa direction est différente. En Égypte, le plus violent vient du sud-sud-ouest. On l'a nommé vent des *cinquante jours*, non qu'il dure cinquante jours de suite, mais parce qu'il souffle dans les cinquante jours qui entourent l'équinoxe. On l'appelle aussi *vent empoisonné*, et plus correctement, *vent chaud du désert*. En effet, il possède cette qualité au point qu'on ne peut comparer, dit Volney, son impression qu'à celle qu'on reçoit de la bouche d'un four banal, au moment qu'on en tire le pain. Quand ce vent commence à souffler, le ciel, toujours si pur dans ces climats, devient trouble, le soleil prend un aspect violâtre, et l'air se remplit d'une poussière très fine qui ne se dépose pas et qui pénètre partout. Les hommes et les animaux éprouvent, pendant sa durée, des changemens notables. La respiration devient courte et laborieuse, la peau est sèche, et on est tourmenté d'une chaleur et d'une soif extraordinaires que rien ne peut diminuer. Les habitans s'enferment tout le temps que dure ce vent. Il règne ordinairement trois jours ; s'il passe ce terme, il devient insupportable et dangereux, car il suffoque tout à coup, et donne subitement la mort, surtout au moment des rafales. On peut éviter ces accidens en se bouchant le nez et la bouche avec des mouchoirs. Les chameaux, guidés par leur instinct, enfoncent le nez dans le sable, et y attendent que la rafale s'apaise.

Ce vent est excessivement sec, et au point de faire évaporer en quelques minutes l'eau dont on arrose les appartemens. Il flétrit et dessèche les plantes ; il crispe la peau des animaux, ferme les pores, et cause cette chaleur fébrile qui accompagne la transpiration supprimée.

On observe dans l'atmosphère, ainsi que dans les mers, deux grands mouvemens généraux : 1°. le courant d'orient en occident, ou le vent général d'est ; et deux autres courans continuels, de chacun des pôles vers l'équateur , dans la partie inférieure de l'atmosphère, tandis que dans sa partie supérieure ces courans en produisent d'opposés qui se dirigent des tropiques aux pôles.

Le courant d'orient en occident , ou le vent général d'est, qui souffle entre les tropiques, reconnaît pour causes la rotation du globe d'occident en orient, dont le mouvement à raison de sa masse est plus accéléré que celui de l'atmosphère, et l'action du soleil et de la lune sur l'océan aérien.

Les deux autres courans , établis de chacun des pôles vers l'équateur, ou vents périodiques anniversaires , dépendent du mouvement annuel de la terre. Les circonstances locales , et quelques autres causes secondaires, modifient leur action.

Les causes principales des autres vents sont: 1°. la chaleur, qui raréfie plus ou moins l'air ; 2°. le froid, et surtout celui qui , arrivant brusquement , le condense tout à coup ; 3°. l'ascension des gaz et des vapeurs dans l'atmosphère, et leur précipitation plus ou moins impétueuse ; 4°. la pression des nuages ; 5°. l'apparition des météores ignés ; 6°. enfin , l'action raréfiante du soleil et des feux souterrains. Telles sont les principales causes qui, en troublant l'équilibre des colonnes de l'atmosphère , donnent naissance à ces météores, aussi utiles dans l'ordre naturel qu'ils sont parfois nuisibles par leur violence et les exhalaisons dont ils sont chargés.

Il y a autant de sortes de vents qu'il y a de degrés dans l'horizon; mais l'usage a prévalu de les diviser en trente-deux rumbs. Les quatre principaux sont les vents du nord, du sud, de l'est et de l'ouest. On les divise en intermédiaires, qui sont le nord-est, le sud-ouest, le sud-est et le nord-ouest; ceux - ci participent des qualités des deux vents cardinaux entre lesquels ils sont placés. On les subdivise encore en vents de nord-nord-est, sud-sud-ouest, etc.; le premier est celui qui tient une fois plus du nord que de l'est, l'autre une fois plus du sud que de l'ouest, etc. Cette division va communément jusqu'à trente-deux, ainsi que je l'ai déjà dit; au-delà de ce terme, il n'est guère possible d'observer leurs variations.

La nature des terrains et l'espèce des climats que traversent les vents décident les qualités dont ils jouissent. Ainsi le vent du nord est froid, parce qu'il circule dans des pays froids avant d'arriver dans le nôtre; il est pluvieux en Afrique, parce qu'il traverse la Méditerranée. Le vent d'est est sec : il vient des plaines sablonneuses de l'Asie; il amène presque toujours la sérénité. Le vent du sud est chaud, parce qu'il a parcouru la zone torride. Enfin, les vents d'ouest et de sud-ouest sont humides, parce qu'ils se chargent des vapeurs de l'Océan. Ainsi, les vents sont chauds ou froids, secs ou pluvieux, selon les lieux d'où ils viennent, et ceux sur lesquels ils ont passé. En général, ceux qui parcourent les grands continens sont secs, tandis que ceux qui traversent les mers sont humides : ainsi, en France, les vents du sud , qui passent sur la Méditerranée , ceux d'ouest , qui traversent l'Océan Atlantique , sont humides, tandis que les vents d'est et de nord-est, qui ont parcouru de grands chemins, sont très secs.

Toaldo a remarqué par rapport aux vents du sud-est et du nord, qu'ils soufflent dans un nombre presque égal de jours durant le cours de dix-huit années; ce qui indique un certain rapport entre eux et les nœuds de la lune et la double révolution du périgée.

Hippocrate n'a reconnu dans les vents d'est et d'ouest aucune qualité propre et déterminée ; il les a tous réduits à deux principaux, le vent du nord, *aquilo*, et celui du sud, *auster ;* selon que leur direction approche plus ou moins de l'un ou de l'autre de ces deux points. « Les vents du sud ren- » dent l'ouïe dure , la tête pesante , énervent le » corps, et le rendent lâche et paresseux. Ceux du » nord déterminent la toux , dessèchent la gorge , » resserrent le ventre , occasionnent des difficultés » d'uriner , des frissons, et des douleurs de côté et » de poitrine. » (Hipp., aph. 5, sect. III.)

L'action des vents sur les corps est relative aux qualités de l'air, et diffère selon qu'il est chaud ou froid, sec ou humide, plus ou moins oxigéné et électrique, ou altéré par des exhalaisons vicieuses, malignes et délétères. Outre cela, ils exercent par leur impétuosité une action mécanique plus ou moins forte sur l'organe extérieur, dont ils modifient par conséquent la sensibilité. Ils agissent en comprimant, comme si le poids de l'air était augmenté ; ils appliquent sur la surface du corps, dans un temps donné, une plus grande masse d'air ; il en résulte que l'atmosphère exerce une bien plus grande activité sur les animaux lorsque les vents soufflent que quand elle est tranquille. Les vents sont des douches d'air ; et comme la douche d'eau est plus efficace que le bain, le vent agit aussi davantage que l'air qui n'éprouve point d'agitation.

Les vents sont d'une très grande utilité ; ils rafraîchissent et modèrent la chaleur de l'atmosphère, et la dépouillent des vapeurs et des miasmes qu'elle contient. Les ouragans même les plus désastreux sont des ventilateurs puissans, qui divisent, emportent loin de nous et ensevelissent dans les abîmes des mers, les exhalaisons nuisibles et morbifères. On observe aussi que les saisons durant lesquelles l'air est calme et tranquille, sont les moins salubres ; elles donnent fréquemment lieu, surtout en été, aux maladies contagieuses. L'air immobile est aux animaux, et même aux végétaux, ce que l'eau bourbeuse des marais est aux poissons de rivière. La succession des vents n'est pas moins utile, comme l'avait déjà fort bien remarqué Hippocrate : il blâmait l'Asie par rapport aux vents constans et modérés qui y règnent, et il attribuait avec raison la vigueur du corps et de l'esprit des Européens aux fréquens changemens de vents qui ont lieu dans leur pays (1).

Les vents ont beaucoup d'autres avantages : ils transportent les nuages pour arroser et fertiliser les terres des différens climats ; c'est sur leurs ailes que sont portées au loin les semences des végétaux, et c'est par ce moyen que les plantes et les arbres unisexuels se reproduisent et se multiplient. Tel est entr'autres le palmier mâle, dont le *pollen*, transporté par les vents, va féconder le palmier femelle à de très grandes distances (2).

Les vents sont souvent nuisibles, surtout aux personnes délicates et sensibles, par leurs conversions subites ; comme, par exemple, lorsque le vent du nord est tout à coup remplacé par celui

----

(1) HIPP., *Lib. de aëre, aquis et locis.*

(2) Jovianus Pontanus rapporte que l'on a vu de son temps deux palmiers, l'un mâle, cultivé à Brindes, et l'autre femelle, dans les bois d'Otrante, éloigné de Brindes de plus de quinze lieues ; et que le palmier femelle ne porta des fruits que lorsque, s'étant élevé au-dessus des autres arbres de la forêt, il put recevoir sur ses pistils la poussière des étamines du palmier mâle, que lui apportait le vent par-dessus les autres arbres.

du sud, ou celui-ci par le vent du nord. Ces variations brusques produisent les mêmes effets que les alternatives subites de chaud et de froid qui ont lieu dans le même jour, et même dans un degré plus intense.

Ce n'est pas seulement sur le physique de l'homme que les vents exercent leur influence, ils agissent encore sur le moral, et modifient, selon leurs diverses qualités, l'état de l'âme. A Messine, lorsque le siroc règne, on est anéanti, sans force et sans idée. A Montpellier, quand le vent souffle du côté de la mer, on éprouve de l'accablement, des pesanteurs de tête, de la faiblesse, et une inaptitude à toute espèce d'application. Le vent d'est, et surtout celui du matin, donne, par sa pureté et sa fraîcheur, de la gaieté, de la légèreté, et une disposition singulière aux travaux de l'esprit; l'air du soir, qui a une fraîcheur humide, affaiblit au contraire l'imagination, et trouble la netteté des idées.

CHAPITRE IV.

De la lumière.

LA lumière est un fluide très subtil et délié, par‑
faitement élastique, qui se meut avec une vitesse
prodigieuse (1) dans la direction de la ligne droite,
pénètre tous les corps, et dont une des principales
propriétés est de nous faire juger de loin les objets,
et de leur donner de la couleur et de l'éclat.

Quelque opinion qu'on embrasse sur la nature
de la lumière, on ne peut croire autre chose, sinon
qu'elle est répandue dans tout l'espace. Je pense
avec Euler qu'elle est un véritable fluide, dissé‑
miné partout, que les corps lumineux mettent en
mouvement pour produire les couleurs, comme
les corps sonores agitent l'air pour effectuer les
sons.

La lumière est un des plus grands bienfaits ac‑
cordés à l'homme. Que seraient sans elle toutes
les productions de l'univers ? Ce serait en vain que

______

(1) La vitesse de la lumière est à la vitesse moyenne de la terre
comme 10,000, ou comme 10,800 est à 1. Elle parcourt 71,306 lieues
dans une seconde, tandis que la terre ne fait dans cet espace de temps
que six lieues et demie. La vitesse de la lumière est plus que 900,000
fois plus rapide que celle du son.

1.   .   20

nos yeux voudraient percer le sombre voile de la nuit; les traits de la nature nous échapperaient, et la terre ne serait qu'un désert affreux, et un chaos horrible et confus. Mais dès que la lumière darde ses rayons, les ténèbres se dissipent; tous les objets se développent et se peignent à nos yeux.

Outre la propriété qu'a la lumière de rendre sensibles à la vue les objets, elle a encore d'autres avantages relatifs aux végétaux et aux animaux.

1°. Elle favorise la transpiration, car elle a réellement la propriété d'évaporer les liquides, comme le prouve l'expérience. On a exposé durant plusieurs nuits aux rayons de la lune, qui, comme on sait (1), ne donnent point de chaleur au thermomètre non plus qu'aux sens, deux vaisseaux d'égale capacité, et qui contenaient d'égales quantités d'eau; on a placé sur l'un d'eux, et à une certaine distance, un parasol, pour intercepter les rayons directs de cet astre; et on a constamment observé que le vaisseau qui avait été exposé aux rayons directs de la lune, avait perdu, dans l'espace de neuf nuits, deux lignes et un sixième d'eau plus que l'autre.

2°. La lumière désoxigène les corps, fixe et cumule sur eux l'hydrogène : telle est la raison pour

____

(1) La lumière de la lune est environ 3oo,ooo fois moins forte, quand elle est dans son plein, que celle du soleil.

laquelle les végétaux qui sont exposés à son action, fournissent de grandes quantités de gaz oxigène, se colorent et acquièrent de la saveur, de l'odeur et la combustibilité. Ceux qui croissent sous un ciel pur et serein, sont plus résineux, plus odorans, plus sapides et plus combustibles : c'est pourquoi on regarde avec raison l'Arabie comme la patrie des parfums. Les plantes qui, au contraire, végètent dans l'obscurité, s'étiolent; elles deviennent pâles, grêles, effilées, et en quelque sorte cachectiques : elles ont besoin, pour changer d'état, du contact de la lumière; elles la désirent fortement, et lorsque, dans les serres, elle ne leur parvient que par un seul endroit, on les voit s'incliner, par un mouvement spontané, vers cette ouverture pour la recevoir.

Un grand nombre d'expériences ne permettent pas de douter de l'influence de la lumière sur les végétaux. Le célèbre Bonnet est le premier qui s'en soit occupé, et qui ait prouvé que leur étiolement provenait de l'absence de la lumière. Ensuite l'observateur Méese a examiné ce sujet dans ses moindres détails. Le résultat de ses expériences, rédigées par Wanswinden, est, 1°. que les semences lèvent dans l'obscurité comme à la lumière, mais que les plantes s'y étiolent et périssent; cet étiolement est en raison de l'obscurité; 2°. les jeunes plantes ne peuvent vivre ni croître dans l'obscurité; il n'y a

que celles qui sont grandes et adultes qui y produisent des tiges ; 3°. les feuilles vertes auxquelles on
intercepte la lumière, périssent ; mais celles qui ont
été produites dans l'obscurité, vivent plus long-
temps ; 4°. les parties naturellement vertes jaunis-
sent, mais la couleur pourprée ne change pas dans
les feuilles et les pétioles nés dans l'obscurité ; 5°. les
poils deviennent plus rares et plus longs , et leur
structure paraît un peu altérée ; 6°. l'obscurité re-
tarde le développement des feuilles radicales.

Le médecin Teissier a fait, après Méese , d'autres expériences , desquelles ce savant a tiré les con-
clusions suivantes.

1°. Les plantes élevées dans les souterrains , y
sont d'autant moins vertes qu'elles reçoivent moins
de lumière.

2°. Celles qui dans les souterrains reçoivent la
lumière du jour, ou une couleur verte plus foncée
que celles qui ne la reçoivent que par réflexion :
plus on multiplie les réflexions, plus la couleur
s'affaiblit.

3°. La lumière d'une lampe conserve aux plantes
leur couleur verte. Celle-ci est moins intense que
celle des plantes qui sont exposées à la lumière du
jour , directe ou réfléchie. Cette couleur perd de
son intensité à la réflexion de la lumière d'une
lampe, mais elle subsiste.

4°. Les plantes se décolorent lors même qu'elles

sont voisines de la lumière, si celle-ci ne tombe pas sur elles.

5°. Les plantes qui sont exposées la nuit à la lumière de la lune, et qui restent le jour dans l'obscurité, sont bien moins jaunes ou blanches que celles qui sont jour et nuit dans l'obscurité.

6°. Les jeunes plantes s'inclinent très sensiblement vers la lumière, directe ou réfléchie, même vers celle d'une chandelle, soit qu'elles végètent à la surface de la terre, dans des souterrains, dans des appartemens très éclairés ou qui reçoivent peu de jour.

Enfin l'inclinaison des plantes à la lumière est en raison composée de leur jeunesse, de leur distance de la lumière, de la manière dont leurs germes ont été posés, de la couleur des corps qui les environnent, et du plus ou moins de facilité que leurs tiges trouvent à sortir.

La lumière n'a pas une moindre influence sur les animaux. Les vers et les chenilles qui vivent dans la terre ou dans le bois, sont décolorés ; les oiseaux de nuit et les phalènes se distinguent de ceux de jour par des couleurs moins vives et moins brillantes. On remarque une semblable différence entre les animaux du nord et ceux du midi. On voit de même les hommes s'étioler dans les travaux sédentaires, dans les logemens resserrés, dans les rues étroites, où la lumière du soleil parvient rarement ;

ils se développent au contraire dans les travaux à l'air libre et par exposition au soleil. Il suit de là que les personnes pâles, cachectiques, ont besoin de respirer un air libre et traversé par les rayons directs du soleil, comme celui des montagnes médiocres. Il en est de même des personnes pituiteuses, dont les solides sont dans le relâchement et l'inertie ; la lumière opère sur elles les mêmes effets que sur les végétaux ; elle fixe et accumule l'hydrogène, les *débrûle* en dégageant l'oxigène des humeurs aqueuses surabondantes, et rend à la fibre le ton et l'action dont elle était privée.

C'est sans doute au *débrûlement*, ou *désoxigénation*, que produit la lumière, qu'est dû ce phénomène singulier, qu'en montant sur les glaciers dont sont couvertes les hautes montagnes, le visage noircit lorsque le soleil y donne, quoique le thermomètre ne s'y soutienne qu'à quelques degrés au-dessus de zéro ; on ne peut se garantir de cet inconvénient qu'avec une gaze noire, comme l'ont observé tous ceux qui sont allés visiter les glaciers de la Suisse, et notamment le Mont-Blanc.

La lumière solaire a donc la plus grande influence sur les hommes : elle les colore plus ou moins, selon qu'elle est plus ou moins forte, et que son action est plus ou moins continue ou interrompue. Les nuances qui caractérisent les différens peuples du globe sont très variées : la nature descend par degrés imperceptibles du blanc des Suédois au basané des Espagnols ; et du gris cendré des Siamois à l'olivâtre des Mogols, au jaune des Brésiliens, et enfin au noir foncé des nations qui habitent l'intérieur de l'Afrique. C'est la couleur qui forme une des variétés physiques les plus remarquables de l'espèce humaine.

Les différens teints des peuples sont principalement l'effet de l'action de la lumière solaire, qui diffère sous les mêmes parallèles. L'espèce humaine se noircit au feu du soleil, et blanchit dans les régions glaciales. Il n'y a point de nègres hors les limites de la zone torride, et encore n'en rencontre-t-on que là où l'action de la lumière est excessive, c'est-à-dire, où le thermomètre monte de trente à trente-quatre degrés. Partout ailleurs, où l'atmosphère est moins brûlante, où elle est rafraîchie par les vapeurs de l'Océan, des fleuves, des rivières et des marais, par les vents de la mer, par la diminution du reflet des rayons solaires sur un terrain moins nu et moins sablonneux, il n'y a point de nègres, seulement les hommes y sont plus ou moins basanés. Au reste, il est essentiel d'observer qu'en parlant de ce degré excessif de chaleur, on entend une chaleur constante, habituelle, et qui se soutient long-temps au même point. Enfin on observe qu'à mesure qu'on s'éloigne de l'équateur, le teint noir devient basané, puis se change en brun, et de celui-ci il n'y a qu'une nuance au blanc, qui est la couleur primitive de l'homme.

On concevra aisément, d'après ce que je viens de dire, pourquoi toute cette grande bande du globe, la zone torride, n'est pas uniquement peuplée de nègres : cela dépend des causes locales qui modèrent l'action du soleil. Il est certain, par exemple, que les terres qui sont défendues du vent d'est par le pic de Ténériffe et le mont Atlas, ne sont pas habitées par des nègres parfaits, comme les plages de la Nubie, de Serra-Léona et du Sénégal. Si les nations de l'archipel indien, quoique placées sous la ligne, ne sont que basanées, c'est que les vapeurs de l'Océan qui les entoure, et les vents alizés qui y règnent, ébranlent sans cesse la colonne d'air embrasé, et diminuent ainsi le reflet des rayons du soleil. Enfin, si toute la partie du nouveau monde qui est située entre les tropiques ne contient aucun nègre, c'est que, d'après les observations thermométriques de Lacondamine et d'Adanson, la chaleur du Pérou est moindre de quinze degrés que celle du Sénégal ; diminution qu'il faut attribuer aux exhalaisons du sol humide de l'Amérique, aux vapeurs qui s'élèvent continuellement de l'Océan, et surtout aux forêts immenses dont ce continent est surchargé et qui offrent aux rayons du soleil une barrière presque impénétrable.

Rien ne prouve davantage cette opinion que l'histoire de Ceylan. Ceux des insulaires qui habitent les plages découvertes ont le teint couleur de cuivre, tandis que les Bedas, qui vivent dans les bois, et qui probablement sont indigènes, puisque de temps immémorial ils parlent la langue du royaume de Candy, sont d'une blancheur semblable à celle des Suédois. L'observation démontre que les pays à bois sont plus froids que les pays découverts. Les arbres attirent les nuages, recèlent l'humidité dans leurs feuilles, et leurs rameaux sont autant de ventilateurs qui agitent et rafraîchissent l'atmosphère.

Ce qui démontre d'une manière incontestable que c'est la lumière du soleil qui colore l'homme, c'est que les Européens transplantés sous la ligne y voient à la longue leur teint passer par toutes les nuances intermédiaires entre le blanc parfait et le noir d'ébène, surtout quand ils adoptent la manière de vivre et la nudité des naturels du pays. Si l'on en croit le savant auteur de l'histoire de l'Afrique française, la postérité des conquérans portugais qui y descendirent vers le milieu du quinzième siècle, est devenue entièrement semblable aux nègres par la laine de la tête, la couleur de la peau, et la stupidité qui caractérise ces derniers. Lorsque les Sarrasins et les Maures s'emparèrent au septième siècle du nord-est de l'Afrique, ces nations étaient brunes ; maintenant qu'elles se sont plus avancées vers l'équateur, elles sont devenues parfaitement semblables aux nègres, et il est impossible de les distinguer. Les Juifs établis en Abissinie sont aussi noirs que les Abissins ; on ne peut pas attribuer cet effet à leur croisement avec d'autres races, car ce peuple regarde tout mélange avec un sang étranger comme un crime de lèse-divinité. Une circonstance digne de remarque, et qui vient à l'appui de ce que je viens de dire, c'est que l'on trouve dans la même nation, dans les individus et même dans des familles entières, une couleur plus ou moins foncée selon qu'ils s'exposent plus ou moins à l'ardeur du soleil. Chez nous, l'habitant des campagnes est plus brun que celui des villes, et dans les pays chauds cette différence est encore plus sensible. L'homme blanc peut donc devenir noir, et le nègre passer au blanc, en changeant de climat. Mais quand Buffon a écrit que cette métamorphose pouvait avoir lieu à la huitième génération, il en a trop avancé l'époque ; car il est sûr qu'après vingt-deux générations passées en Espagne, les Maures en sortirent aussi basanés qu'ils y étaient entrés : il faut une série plus longue de filiations pour opérer de semblables changemens.

C'est le réseau muqueux situé entre l'épiderme

et la peau qui est le siége de la matière colorante
de l'habitude du corps. Cette substance gélati-
neuse, d'après les observations de Meckel, est
noire dans l'Africain, et ne peut être séparée que
par la macération ou la putréfaction. L'épiderme,
qui est blanc dans l'Européen, a une couleur
cendrée chez les nègres ; les poils qui percent le
réseau et son enveloppe, ne peuvent traverser un
milieu si dense sans s'entortiller, et voilà probablement pourquoi le Nubien a de la laine frisée au
lieu de cheveux.

Il est encore d'autres différences qui distinguent
le nègre de l'Européen : Meckel, en disséquant le
cadavre d'un Nubien, trouva que la substance
médullaire du cerveau était bleuâtre, et le sang
d'un noir très foncé et communiquant sa couleur
au linge. Le Cat a vérifié ces faits : bien plus, ce
dernier a observé que la liqueur spermatique des
nègres était noirâtre, ainsi que l'avait déjà dit Hérodote : *Genitura quam in mulieres emittunt,
non alba, quemadmodùm cæterorum hominum,
sed atra, ut color corporis ; quale virus Æthiopes
quoque emittunt* (1). Cette observation donne la
clef des phénomènes de la génération des mulâtres,
et explique la manière dont l'homme a perdu in-

---

(1) *Thal. an. 104, in-fol. Amstelod.* 1763.

sensiblement sa couleur primitive dans les climats brûlans de l'Afrique.

On a attribué à l'absence de la lumière les paroxismes et les redoublemens qui arrivent communément le soir ou la nuit, dans beaucoup de maladies ; et cette opinion est fondée, quoique cependant on pourrait faire dépendre ces effets du poids de la journée et de l'accablement qui en est la suite, de l'action des remèdes, de l'abord d'un nouveau chile dans le sang et de l'irritation qu'il décide dans le système vasculaire. Une chose digne de remarque, c'est que sur vingt malades qui meurent, les deux tiers au moins expirent à l'entrée de la nuit, ou durant la nuit.

On ne peut disconvenir que l'obscurité ne modifie singulièrement le système animal ainsi que les végétaux. Les personnes délicates et sensibles en ressentent vivement l'influence, à n'en juger que par les effets que produisent les éclipses sur elles. Il en est qui, durant les éclipses solaires, éprouvent des défaillances, des syncopes et d'autres accidens non moins graves. En général, on ressent alors de l'abattement et de la pesanteur ; il en est même qui se plaignent d'étourdissement, de stupeur et d'autres affections de ce genre. Ramazzini a observé, lors d'une éclipse arrivée le 12 mai 1706, des mouvemens confus et irréguliers dans le pouls de ses malades ; il eut lui-même un accès de migraine plus vif que de coutume. Jean-Math. Faber raconte qu'un gentilhomme qui était naturellement mélancolique, devenait plus rêveur et plus triste qu'à l'ordinaire, le jour qui précédait une éclipse, et que, quand elle avait lieu, il courait comme un furieux l'épée à la main, blessait tous ceux qu'il rencontrait, et brisait les chaises, les portes et tout ce qui se trouvait sur son passage. Vallisneri remarque que la privation de la lumière dans les éclipses, répand sur tous les êtres animés une tristesse et une consternation plus profondes que ne font les ténèbres nocturnes : les animaux interrompent leurs chants et leurs cris ; il règne partout un silence morne et lugubre qui ne cesse qu'au retour de la lumière. Les végétaux même paraissent compatir à cette catastrophe : on dirait que l'âme du monde va se dissiper, et que dans ses canaux infinis le fleuve immense de la vie a ralenti son cours. Ballonius cite l'exemple d'une malade pour laquelle plusieurs médecins assemblés faisaient une consultation, au moment où une éclipse solaire devait avoir lieu. Ils venaient de la quitter pour aller contempler l'état du ciel ; mais à l'instant où le soleil s'obscurcissait, ils furent rappelés à la hâte, parce que cette femme venait de perdre toute connaissance : ce fut en vain qu'on lui prodigua les secours convenables, elle ne reprit ses sens qu'après que le soleil eut repris tout son éclat. Ramazzini rapporte que la plupart de ses malades moururent à l'heure même de l'éclipse lunaire qui arriva le 21 janvier 1693 : quelques uns même furent frappés à cette époque de mort subite. Bacon de Vérulam tombait en défaillance chaque fois qu'il y avait une éclipse de lune, quand même il ne l'avait pas prévue, et il reprenait ses sens à mesure que la lune sortait de l'ombre de la terre.

CHAPITRE V.

Des Saisons.

Le vulgaire éprouve l'influence des saisons ; le physicien en recherche les causes ; le médecin détermine leur action sur les corps vivans, et en présage les résultats. C'est de leur régularité ou de leur irrégularité que dépendent les bonnes ou les mauvaises qualités des productions végétales, leur abondance ou leur pénurie ; elles ont aussi une influence directe et immédiate sur les animaux ; elles occasionnent des changemens utiles ou contraires à leur constitution, et concourent ainsi à maintenir la santé ou à l'altérer. Souvent aussi elles produisent des maladies épidémiques, qui opèrent pour la plupart la destruction parmi les hommes et les animaux. La météorologie est donc essentiellement liée à la connaissance des phénomènes de la vie végétale et animale, et cette branche de la médecine, qui a été très connue d'Hippocrate, est une de celles dans lesquelles il n'a pas montré le moins de génie. Les médecins qui ont cultivé cette partie de la physique médicale depuis lui, ont peu ajouté à ce qu'il a vu et écrit. Aussi est-ce dans ses ouvrages que nous puiserons tout ce qu'il y a à dire sur cette matière; nous y ajouterons les observations des modernes, qui, comme je l'ai déjà dit, sont peu nombreuses, ou plutôt ne font que confirmer celles du père de la médecine.

§ I⁰ʳ. *Constitutions régulières.*

Hippocrate recommande particulièrement aux médecins d'étudier les constitutions; il en fait même en quelque sorte un précepte de rigueur, tant il était persuadé de l'importance de cette étude. « Appliquez-vous, dit-il, à bien connaître » les constitutions des saisons, leurs avantages » et leurs désavantages, et la nature des mala» dies. »

« On partage l'année, dit Hippocrate (liv. III,
» *de la Diète*), en quatre saisons, l'hiver, le
» printemps, l'été et l'automne. L'hiver commence
» au coucher des *Pleïades*, et s'étend jusqu'à
» l'équinoxe du printemps ; celui-ci depuis l'équi-
» noxe jusqu'au lever des *Pleïades*; l'été depuis
» cette époque jusqu'au lever d'*Arcturus*, et l'au-
» tomne depuis le lever de cette constellation,
» jusqu'au coucher des *Pleïades*. »

On voit par ce passage qu'Hippocrate, de même
que les anciens, ne divisait point, ainsi que les
astronomes, les saisons par les équinoxes et les
solstices, mais d'après le lever et le coucher des
constellations dont il est fait mention dans le texte
précédent. L'hiver commençait au coucher des
Pleïades, *Vergiliœ*, et finissait à l'équinoxe
vernal, c'est-à-dire, que cette saison datait du
11 novembre, et finissait le 26 mars : sa durée
était par conséquent de cent trente-cinq jours.

Le printemps commençait à l'équinoxe, et se
terminait au lever des *Pleïades*; c'est-à-dire, s'éten-
dait depuis le 27 mars jusqu'au 15 mai, et n'avait
que quarante-huit jours. Le commencement de l'été
était fixé au lever des *Pleïades*, et cette saison durait
jusqu'à celui d'*Arcturus* (constellation du Bou-
vier), ou plutôt depuis le 15 mai jusqu'au 15 septembre : mais Hippocrate, dans quelques endroits
de ses ouvrages, donne à cette saison une plus

grande latitude, et la prolonge jusqu'à l'équinoxe d'automne, ou, ce qui est la même chose, jusqu'au 24 septembre ; de cette manière l'été avait cent trente-quatre jours.

L'automne commençait à l'équinoxe, et s'achevait au coucher des *Pléiades*, il durait, par conséquent, depuis le 24 octobre jusqu'au 11 novembre : ainsi il avait un nombre de jours égal à celui du printemps. On voit d'après cela que les anciens ne regardaient pas, ainsi que nous, les solstices comme les époques du commencement de l'été et de l'hiver, mais comme les secondes parties de ces saisons.

« La pituite, dit Hippocrate, au livre *de la nature de l'homme*, augmente en hiver dans les » corps : c'est cette humeur qui est la plus ana-» logue à la nature de cette saison, parce qu'elle est » très froide........... On peut s'en convaincre par » ces marques sensibles ; c'est que l'on crache, et » l'on mouche quantité d'humeurs pituiteuses en » hiver, et l'on est affecté de tumeurs blanches et » de maladies pituiteuses.

» Dans le printemps, la pituite abonde encore » dans le corps ; mais le sang s'y accumule, parce » que le froid cesse et que les pluies surviennent : » or, rien ne contribue plus à la production du » sang que l'humidité et la chaleur des jours. De » toutes les saisons, c'est celle qui est la plus con-

» forme à la nature du sang ; car elle est chaude
» et humide. En voici des preuves sensibles, c'est
» qu'au printemps et en été, les hommes sont
» sujets à des dyssenteries, à des saignemens de
» nez, et qu'alors ils ont plus de chaleur et sont
» plus colorés. Durant l'été le sang a encore de la
» force, et la bile se forme dans le corps jusqu'en
» automne. Dans cette dernière saison le sang di-
» minue, parce qu'elle est contraire à sa nature ;
» mais la bile domine l'été et l'automne, car dans
» ces saisons les hommes vomissent spontanément
» de la bile, et quand ils se purgent, les déjec-
» tions sont de nature bilieuse. Le caractère des
» fièvres qui règnent durant ces saisons, ainsi que
» le teint des hommes, prouvent la même chose.
» La pituite est moindre dans l'été que dans les
» autres saisons, parce que l'été s'oppose à la produc-
» tion de cette humeur, vu qu'il est sec et chaud.
» Le sang diminue aussi beaucoup en automne,
» parce que cette saison est sèche, et qu'elle com-
» mence à refroidir les corps ; mais la bile noire
» (*bilis atra*) abonde alors ; et dès que l'hiver
» survient, la bile qui se refroidit diminue, et la
» pituite devient l'humeur dominante, tant par
» rapport à l'humidité que par rapport à la lon-
» gueur des nuits. »

C'est d'après cette succession de phénomènes,
qui a constamment lieu lorsque les années ne pré-

sentent pas de grandes anomalies , c'est-à-dire , quand elles sont régulièrement constituées , que le prince de la médecine conseille , au livre *de la diète salutaire* , de faire vomir en hiver.

« L'hiver, dit-il, est plus pituiteux que l'été : » il survient dans cette saison des affections dans » la région située au-dessus du diaphragme et dans » les parties voisines de la tête. Mais pendant l'été, » ajoute-t-il, il faut user de lavemens ; car cette » saison est chaude, et les corps bilieux : on » éprouve des pesanteurs aux genoux ; on est » échauffé et sujet aux tranchées. Il faut donc ra-» fraîchir, et attirer de toutes parts vers le bas les » humeurs qui s'élèvent et refluent vers les parties » supérieures. »

Ce texte paraît contradictoire à celui de l'aphorisme 4e de la IVe section , dans lequel le même dit expressément qu'il faut évacuer en été par le haut, et en hiver par le bas : mais cette contradiction n'est qu'apparente, si l'on fait attention qu'il ne parle que des humeurs qui sont en turgescence , lesquelles doivent être évacuées par le cloaque vers lequel la nature les dirige ; tandis que dans le passage que j'ai rapporté plus haut , il conseille la purgation comme prophylactique , c'est-à-dire, pour prévenir la surabondance des humeurs et leur orgasme.

Lorsque les saisons jouissent de leur température naturelle, et qu'elles ne présentent pas des aberrations considérables ni multipliées, elles n'enfantent pas beaucoup de maladies ; les épidémies sont rares, ainsi que la mortalité. Néanmoins les saisons les plus régulières produisent des maladies, mais qui n'attaquent pour l'ordinaire que les tempéramens analogues à leur nature. La diversité des saisons n'est pas nuisible par elle-même, et si l'homme ne s'écartait pas tant de la nature par son régime et ses mœurs, il trouverait sans doute dans leur succession de nouveaux moyens de conservation et de vigueur. Il n'y a que l'homme déréglé, ou qui a reçu de la nature une constitution délicate et faible, sur lequel les saisons aient prise ; mais aucune n'est insalubre pour la tempérance. Le sage est supérieur aux vicissitudes de l'atmosphère ; il brave les brouillards du matin et les vapeurs du soir, les vents d'est et les nuages du sud ; il peut lutter contre l'inclémence des temps et la tyrannie des élémens.

Hippocrate, après avoir parlé en général des saisons, au livre *de l'air, des eaux et des lieux*, donne ensuite les signes auxquels on reconnaît que l'année est régulièrement constituée, et conséquemment salubre. « Si le lever et le coucher des astres sont » suivis des effets qu'ils doivent avoir, si l'automne » est pluvieux et l'hiver modéré, c'est-à-dire s'il n'est » ni trop doux, ni trop âpre, et que le printemps

» et l'été subséquens soient tempérés par des pluies
» douces et qui tombent à propos, il est certain
» qu'une semblable année sera salubre. »

*Si le lever et le coucher des astres sont suivis
des effets qu'ils doivent avoir*, c'est-à-dire, si
toutes les saisons sont régulières, et se font dans
l'ordre convenable qu'il expose.

C'est principalement par le lever et le coucher de
certaines constellations, comme je l'ai dit plus haut,
qu'Hippocrate distinguait les saisons. Galien est en-
tré dans un plus grand détail sur cette matière.
« C'est au lever d'*Arcturus*, dit-il, que commen-
» cent les pluies, et les vents froids qui soufflent
» alors annoncent la fin de l'été et le commence-
» ment de l'automne; ensuite le temps se refroidit
» peu à peu, et ce changement se fait apercevoir
» d'une manière très sensible vers le coucher des
» *Pléiades*. De là jusqu'à l'équinoxe du printemps,
» le froid se soutient à peu près de même. Vers l'é-
» quinoxe la chaleur recommence; mais depuis le
» lever des *Pléiades* jusqu'à la canicule, la chaleur
» et la sécheresse vont en augmentant, et les vents
» méridionaux soufflent durant quelques jours; ils
» sont ensuite suivis de pluies, qui durent autant
» que les vents étésiens (1). »

____

(1) Vents du nord-est, ainsi appelés d'un mot grec qui veut dire anni-
versaire. En effet, ils soufflent ordinairement chaque année avant et après le
lever de la canicule.

Ainsi l'année est régulièrement constituée et salubre, lorsque le printemps est chaud et tempéré par des pluies douces, l'été chaud et sec, l'automne froid et sec, et l'hiver froid et humide : mais il faut que ces qualités soient modérées, et non portées à l'excès. On observe que non seulement les maladies sont fort rares dans les constitutions annuelles régulières, mais encore qu'elles donnent d'amples moissons. Les fruits sont très abondans et de bonne qualité; les blés et les seigles fournissent beaucoup de farine, les moutons une excellente laine, et les chairs des animaux sont on ne peut meilleures et plus sapides. On a remarqué aussi que les fleurs aromatiques donnaient à la distillation deux fois plus d'huile *volatile* que dans les autres années.

Il en est de l'homme et des animaux comme des plantes, parmi lesquelles il en est qui se plaisent dans des terrains secs et sous un ciel brûlant, et qui périraient dans une terre humide ou dans une contrée froide ; tandis que la chaleur et la sécheresse sont nuisibles aux autres, qui ne peuvent végéter et croître que dans un sol humide ou dans les pays froids. La même chose a lieu pour les hommes par rapport aux climats et aux saisons. Les uns se portent mieux en été qu'en hiver, et dans les pays chauds que dans les pays froids ; tandis que les contrées et les saisons chaudes sont préjudiciables à d'autres, qui jouissent d'une meilleure santé l'hiver et dans les lieux froids. Il existe, ainsi que l'a déjà observé Hippocrate, entre les tempéramens et les saisons, des rapports et des oppositions d'où dépendent en grande partie la santé et les maladies. *Naturarum aliæ quidem ad æstatem, aliæ verò ad hyemem, benè aut malè, constitutæ sunt.* (Aphor. 2, sect. III.)

En général, les personnes dont la constitution est pituiteuse, ou pituitoso-sanguine, comme dans les premiers périodes de la vie, se portent bien durant le printemps et l'été; les tempéramens bilieux et atrabilaires, pendant l'hiver. C'est ce qui a fait dire au père de la médecine (Aph. 18, sect. III.) : « Quant aux saisons de l'année, c'est au printemps » et dans la première partie de l'été que les enfans » et les jeunes gens jouissent de la meilleure santé; » en été et en automne, *jusqu'à un certain point,* » les vieillards; et dans l'hiver, ceux qui sont du » moyen âge. » Le printemps, en effet, et la première partie de l'été, entravant les progrès de la pituitescence, produisent en quelque sorte sur les enfans et les adolescens, des effets à peu près semblables à ceux de la puberté. Les vieillards, mais ceux seulement qui jouissent d'une constitution froide et humide, s'accommodent très bien de l'été, qui est une saison chaude et sèche : quant à l'automne, cette saison leur est favorable aussi, mais *jusqu'à un certain point,* ajoute Hippocrate, c'est-à-dire, la première partie de l'automne, qui pour l'ordinaire ressemble à l'été. Pour ce qui concerne les vieillards d'une constitution sèche, le printemps leur convient le mieux. Enfin, les hommes dans l'âge viril, qui sont ordinairement bilieux, se portent bien pendant l'hiver, qui est une saison froide et humide. Il en est de même des tempéramens sanguins, parce que l'hiver engendre la pituite : or, la constitution sanguine est placée entre la pituiteuse et la bilieuse. Il faut néanmoins faire attention qu'Hippocrate n'a entendu parler dans cet aphorisme que des saisons régulières, dans lesquelles aucune qualité ne domine avec excès, et des âges qui jouissent des constitutions qui leur sont propres. Dans les circonstances contraires, ces mêmes saisons deviennent préjudiciables et morbifères. Tout ce que je viens de dire par rapport aux saisons s'étend aux climats : leurs qualités sont utiles ou nuisibles aux hommes, selon qu'elles sont en relation ou en opposition avec leurs tempéramens.

Le printemps favorise la production du sang dans nos corps, ainsi que l'avaient remarqué les anciens. L'action du système artériel croît dans cette saison, les mouvemens sont plus libres et plus réguliers : la force excentrique a plus d'énergie, et ils divergent, ainsi que les humeurs qui suivent constamment le courant des oscillations, vers la périphérie du corps. L'action de l'organe extérieur étant augmentée, le sang se dépouille de la pituite surabondante qui s'était accumulée durant l'hiver : la mixtion des élémens du fluide vital se fait plus intimément, et la proportion de la partie rouge et du gluten devient plus considérable. Ajoutez à cela, que l'action des poumons se développe davantage et acquiert plus d'énergie et d'intensité qu'ils n'en avaient durant l'hiver. Nous avons déjà vu que ces organes étaient le centre du système artériel; et en effet, c'est non seulement là que le sang veineux est transformé en sang artériel, et qu'il reprend les qualités vitales qu'il avait perdues en parcourant les routes immenses de la circulation, mais c'est encore dans les poumons que se rencontrent les principaux troncs artériels, ainsi que les vaisseaux les plus calibrés.

La végétation qui recommence dans cette saison, exhale des quantités immenses de gaz oxigène. Comme l'air atmosphérique est plus oxigéné, il suit de là qu'il doit se dégager abondamment des poumons, dans l'acte de la respiration, de l'hydrogène et du carbone; ainsi la proportion de l'azote augmente dans le sang pulmonaire, et en même temps ce dernier reçoit davantage d'oxigène atmosphérique, qui rend ce fluide plus concrescible, et oxide à un plus haut degré le fer qui y est contenu. Il en résulte que le sang doit dominer et abonder davantage en partie rouge et en gluten : aussi voit-on toujours, dans les années bien ordonnées, la diathèse sanguine succéder, dans le printemps, à celle pituiteuse de l'hiver. Ces constitutions offrent deux états opposés qui se détruisent mutuellement l'un par l'autre : c'est pourquoi les maladies pituiteuses de l'hiver se dissipent pour l'ordinaire, lorsqu'au printemps la constitution sanguine vient à s'établir, et on remarque cette même succession dans presque toutes les épidémies.

L'été produit la bile. La masse des fluides tend continuellement à se convertir en cette humeur ; mais lorsque cette tendance est renforcée par des causes particulières, comme par les chaleurs de l'été, les produits bilieux se forment en bien plus grande quantité. Dans l'été, l'*azotisation*, qui a augmenté durant le printemps, se fortifie et fait de jour en jour des progrès plus considérables ; parce que l'air atmosphérique, qui s'oxigène de plus en plus par la continuité de la végétation, enlève de suite au sang pulmonaire de plus grandes quantités d'hydrogène et de carbone, et parce que les forces animales déploient une plus grande activité et sont plus puissamment excitées par l'électricité atmosphérique. Il n'est donc pas étonnant que les humeurs soient, dans cette saison, plus bilescentes que dans celles qui ont précédé. Ajoutez à cela que, les forces étant sans cesse attirées au dehors, et les humeurs divergeant constamment vers la peau, il s'échappe par la transpiration la plus grande quantité de leur véhicule, et il ne reste en quelque sorte dans les vaisseaux que les matériaux de la bile. Ajoutez encore que l'action du système veineux, dont la veine-porte est le centre, étant devenue plus forte par la chaleur (c'est pourquoi les veines sont alors plus remplies de sang, et dans un état de distension plus considérable que dans les autres temps), et le sang presque entièrement bilifié, celui-ci doit exciter plus fréquemment et plus vivement le sentiment propre des organes sécréteurs de la bile, et cette humeur être sécrétée bien plus abondamment : aussi l'été est-il la saison des maladies bilieuses.

La constitution bilieuse remplace donc nécessairement la sanguine. Ces deux constitutions sont très liées, et ont des rapports nombreux. La nature marche ordinairement de la sanguine à la bilieuse ; telle est la raison pour laquelle les fièvres qui règnent dans la première partie de l'été, sont presque toujours inflammatoires et bilieuses ; elles commencent par être inflammatoires, et acquièrent insensiblement le genre bilieux. La troisième constitution épidémique d'Hippocrate était évidemment inflammatoire dans le principe, et se jugeait par les hémorragies, qui avaient lieu par le nez chez les jeunes gens, et par la matrice chez les femmes. Tous ceux qui éprouvèrent ces hémorragies se rétablirent, excepté Philiscus, Epaminon et Silène, chez qui cette crise, survenue au quatrième et au cinquième jour, fut incomplète. Cette constitution changea dans la suite, et prit le caractère bilieux ; les hémorragies furent dès-lors insuffisantes, et il fallut des vomissemens ou des flux de ventre bilieux pour compléter la crise. Héraclide tomba malade vers la fin de cette constitution, et il fut jugé à la fois par l'hémorragie nasale et par la diarrhée bilieuse. Les hémorragies étaient salutaires et critiques dans cette constitution mixte, par rapport au genre inflammatoire encore subsistant, et le flux de ventre bilieux était nécessaire par rapport au caractère bilieux qui s'y était joint.

Les observations de Sydenham démontrent une semblable succession dans les constitutions épidémiques. Il nous a laissé l'histoire d'une fièvre qui régna les années 1669, 70, 71, 72, et qui était de même nature qu'une dyssenterie qui affectait dans le même temps un grand nombre de personnes : l'une et l'autre étaient inflammatoires dans le principe ; mais elles se compliquèrent dans la suite de la diathèse bilieuse, et cette dernière devint prédominante vers la fin de l'automne.

Observez que les constitutions épidémiques débutent généralement par le caractère *nerval*, et qu'elles deviennent *humorales* à mesure qu'elles avancent dans leur marche. Telle est la raison pour laquelle elles sont très mortelles dans le principe ; mais le danger diminue à mesure qu'elles font des progrès, c'est-à-dire, à proportion qu'elles prennent le caractère humoral. Ainsi c'est une erreur de croire avec le vulgaire, qui ne juge presque toujours que d'après les apparences, que le médecin ne perd moins de malades sur la fin d'une épidémie, que parce qu'il a acquis pendant sa durée l'expérience nécessaire pour la combattre efficacement.

On conçoit aisément, d'après ce que j'ai dit plus haut, pourquoi les maladies bilieuses et surtout les fièvres rémittentes et intermittentes se manifestent principalement dans les jours caniculaires. Les flux bilieux sont aussi très fréquens et bien plus dangereux dans ces mêmes jours que dans tout autre temps, car les premières voies sont bien plus sensibles et plus irritables, et l'action et les humeurs se portent sur le canal intestinal en plus grande quantité et avec plus de force que dans les autres saisons. Sydenham a remarqué que les dyssenteries étaient alors bien plus graves, et que le cholera-morbus se manifestait particulièrement dans les mois d'août et de septembre. C'est sans doute pourquoi Hippocrate recommande, d'après la connaissance qu'il avait de l'extrême sensibilité dont jouissent les intestins dans cette saison, de s'abstenir des purgatifs violens dans les jours caniculaires, et surtout vers la fin de la canicule qui tombe au 21 août. « Évitez, dit-il, » les purgatifs en été depuis le lever du chien et » pendant quarante jours ; mais usez de lave-» mens. »

Cette convergence des forces et des humeurs vers les intestins a néanmoins un but utile, celui de prévenir la dégénération bilieuse ; car, puisque l'été et l'automne tendent fortement à bilifier le système humoral (*œstate et autumno fervet bilis*, dit Hippocrate), il était nécessaire que l'excrétion des produits bilieux fût augmentée, et il fallait pour cela que le cours des humeurs se dirigeât vers le bas-ventre qui renferme les organes destinés à évacuer la bile.

L'automne produit l'atrabile. Celle-ci n'est autre chose que la bile elle-même, desséchée, devenue plus caustique, et acidifiée par les progrès de l'oxi-génation et de l'animalisation, peut-être aussi par l'action du fluide électrique. « Ce produit bilieux, » dit Galien, est bien plus âcre et plus pernicieux » que la bile jaune : il se forme en automne, et

» à cet âge qui succède à celui de la vigueur; la
» dyssenterie qui naît de cette humeur, est mor-
» telle, ainsi que l'a dit Hippocrate. » *Dysente-
ria, si ab atrá bile inceperit, lethalis.* (Aph. 24,
sect. IV). Les effets de l'atrabile sont quelquefois
terribles : elle est non-seulement le principe de
beaucoup de maladies graves, longues et opiniâtres, mais elle donne quelquefois la mort dans
très peu de temps, et presque toujours elle trouble
les fonctions du cerveau. Elle cause fréquemment
l'insomnie, la crainte, la pusillanimité, la tristesse,
le délire, etc. ; elle donne fréquemment lieu à la
fièvre quarte ; c'est pourquoi le père de la médecine dit, au livre *de la nature de l'homme.* « Vous
» connaissez sûrement que la fièvre quarte parti-
» cipe beaucoup de l'atrabile, si vous faites atten-
» tion qu'elle règne principalement en automne,
» dans l'âge qui succède à celui de la vigueur, et
» que l'automne est la saison la plus favorable à
» la production de cette humeur. Ceux qui sont
» attaqués de cette fièvre dans une autre saison
» et dans un autre âge, guérissent plus prompte-
» ment, à moins qu'elle ne soit compliquée d'une
» autré maladie. »

Souvent aussi la constitution pituiteuse s'unit
durant l'automne à la diathèse atrabilaire, et cette
complication a surtout lieu lorsque les chaleurs

de l'été ont été excessives et continues , et quand l'automne qui suit est froid, humide et tient de l'hiver. Cette constitution mixte donne naissance à des maladies d'un très mauvais genre, telles que les *hémitritées* ou *demi-tierces*, et les *épiales*. Protagoras faisait dépendre ces fièvres de la pituite vitrée, qui est de nature froide et ténace, mais qui n'est réellement que l'atrabile mêlée à la pituite. Ces maladies sont ordinairement mortelles, surtout chez les vieillards et ceux qui achèvent le moyen âge.

Il est essentiel de remarquer que l'automne n'enfante sûrement l'atrabile que quand la première partie de cette saison ressemble à l'été, et quand l'autre partie est froide et sèche; mais lorsque l'automne est modérément froid et humecté par des pluies douces, il sert en quelque sorte d'antidote à l'été, en enrayant la bilescence.

Il est encore utile d'observer que les maladies automnales ne sont pas seulement longues et difficiles, parce qu'elles sont le produit de l'atrabile, mais encore, parce que durant cette saison, on éprouve fréquemment des variations brusques et telles qu'on passe rapidement, dans le même jour, d'une température à une autre extrême; ou plutôt on éprouve les effets de plusieurs saisons dans le même jour. Ces prompts changemens de température déterminent tout à coup des mouvemens contraires qui déconcertent les efforts que tente la nature pour opérer la coction, et rendent ainsi les maladies irrégulières et longues, en s'opposant aux crises; c'est pourquoi Hippocrate a dit (aph. 4, sect. III) : « Dans les saisons où le même jour » il fait tantôt chaud et tantôt froid, on doit » s'attendre à voir régner des maladies d'au- » tomne, » c'est-à-dire, des maladies longues et opiniâtres, comme sont celles qui sont propres à cette saison.

La constitution pituiteuse est affectée particu-lièrement à l'hiver, qui est naturellement froid et humide. Elle est le produit de la dominance re-lative d'action des systèmes cellulaire, glandu-leux et lymphatique. Cette saison fait converger les forces et les humeurs du dehors au-dedans ; elle retient l'humeur perspirable, et rend la masse des fluides plus aqueuse, par rapport à l'inhala-tion de l'eau dont est surchargée l'atmosphère ; elle dépouille les corps de leur électricité, et ce concours de circonstances affaiblit et relâche les solides. On mange aussi bien plus durant l'hiver que dans les autres temps, et le sommeil est plus long : néanmoins l'animalisation ne se fait pas aussi bien, par rapport à la *désoxigénation* pro-gressive de l'air atmosphérique qu'opère le som-

meil des végétaux. Ainsi, l'hydrogène et le carbone ne s'exhalant pas des poumons en aussi grande
quantité, la proportion relative de l'azote décroît,
et l'oxigène se fixant en moindre quantité dans le
sang, celui-ci s'oxide moins et perd de sa con-
crescibilité et de ses qualités vitales ; il contient
plus de matière muqueuse et moins de partie rouge
et de gluten ; en un mot, il est plus pituiteux :
c'est pourquoi les maladies qui ont pour cause
matérielle cette humeur, règnent ordinairement
en hiver et dans les saisons anomales qui lui ressemblent.

Il suit de ce que je viens d'exposer, que l'ordre
des constitutions, dans les années régulières, est
tel que la pituiteuse domine en hiver, la sanguine
au printemps, la bilieuse en été, et l'atrabilaire ou
l'atrabilo-pituiteuse en automne ; mais, ce qu'il
est important d'observer, c'est que chacune de ces
saisons affecte certains organes de préférence aux
autres, et les détermine à devenir le sujet de la
maladie. Sydenham et Stoll ont reconnu que l'hiver
portait spécialement son impression sur la tête,
le printemps sur la poitrine, et l'été et l'automne
sur le bas-ventre. On a observé que quand une
épidémie débutait au printemps par des affections
de poitrine, elle produisait, lorsqu'elle se sou-
tenait jusqu'en automne, des affections qui inté-

ressent les viscères abdominaux. Il paraît aussi que
les maladies inflammatoires et les bilieuses occupent plus spécialement le côté droit, et celles pituiteuses et les atrabilaires le côté gauche. On a
encore remarqué que les affections établies dans
les premières voies portaient plus fréquemment vers
le côté droit, dans le printemps et l'été, et sur le
gauche en hiver.

Les humeurs ont donc, dans la constitution
pituiteuse, une tendance marquée vers la tête ;
l'utilité de cette détermination est de prévenir
l'extrême pituitescence qui aurait nécessairement
lieu si les produits pituiteux n'étaient pas emportés
dans des proportions convenables, à mesure qu'ils
sont sécrétés. Elles tendent vers la poitrine et la
peau, dans la constitution sanguine du printemps,
pour enrayer la pituitescence. Enfin, dans les constitutions bilieuses et atrabilaires, les humeurs se
dirigent vers le bas-ventre, pour que les sucs bilieux soient excrétés par les voies inférieures. On
voit que ces changemens successifs qu'introduisent
les saisons dans le système, sont destinés à se tempérer mutuellement, et à détruire ce que la diathèse de la saison précédente a d'excessif ; c'est
pourquoi les maladies d'hiver, comme l'avait déjà
observé Hippocrate, se guérissent souvent en été,
et réciproquement il est des maladies d'été qui ne
se guérissent qu'en hiver.   22*

§ II. *Constitutions irrégulières.*

Les saisons irrégulières sont celles qui ne sont pas conformes au cours ordinaire établi par la nature, et durant lesquelles il se produit des météores qui ne devraient pas avoir lieu.

« Si l'hiver, dit Hippocrate (livre *de l'air, des* » *eaux et des lieux*), est sec et soufflé par les » vents du nord, et le printemps pluvieux et aus- » tral, il survient nécessairement en été des fièvres, » des dyssenteries et des ophtalmies. » Il ajoute (aph. 2, sect. III), « et surtout aux femmes et » aux hommes naturellement humides. » On voit clairement que les maladies qu'il dit devoir régner dans l'été, sont celles pituitoso-bilieuses, ou catarrhales bilieuses des modernes.

« Si le lever de la canicule est accompagné de » pluies et de vents, et rafraîchi par des *étésies*, » on peut espérer de voir cesser les maladies pro- » duites par un printemps pluvieux et austral qui » aura succédé à un hiver sec et boréal, et d'avoir » une automne très-salubre : mais si le contraire » a lieu, les femmes et les enfans courent des dan- » gers, mais non les vieillards ; et ceux qui ré- » chappent des maladies auxquelles ces saisons

» donnent naissance , sont attaqués de la fièvre
» quarte, qui se termine par l'hydropisie. »

Le lever de la canicule tombe au 18 juillet. Lorsque la chaleur est tempérée par les vents *étésiens*
et par les pluies, les maladies dont il a été question
doivent cesser ; il n'en est pas de même si la dernière partie de l'été est très chaude, comme l'a été
la première.

Durant l'été les personnes d'un tempérament
pituiteux, comme les femmes et les enfans, sont
affectées des maladies énoncées plus haut, parce
que la chaleur de cette saison complète la dégénération des humeurs pituiteuse et bilieuse, que le
printemps a ébauchée. Les vieillards, mais seulement ceux d'une constitution sèche et froide, ne
sont pas affectés de ces maladies, parce que les
saisons qui les produisent chez les autres leur sont
très favorables, le printemps par son humidité
relâchante, et ensuite l'été, dont la chaleur enlève
ce que celui-ci a d'excessif. Les fièvres quartes,
par lesquelles se terminent les maladies de ces
saisons, ont lieu en automne, et sont le produit
de la diathèse pituitoso-atrabilaire.

« Si l'hiver est austral, pluvieux et tranquille,
» et le printemps sec et boréal, les femmes grosses
» dont l'accouchement tombe au printemps, sont
» exposées à faire de fausses couches ; et celles qui

» accouchent à terme, mettent au monde des en-
» fans infirmes et valétudinaires, qui meurent bien-
» tôt après, ou restent faibles et languissans toute
» la vie. Les autres personnes sont sujettes aux
» dyssenteries et aux ophtalmies sèches. » Hippocrate ajoute (aph. 12, sect. III), « et les vieillards
» sont affectés de catarrhes mortels. »

La constitution australe et anélectrique de l'hiver altère et déprave les sucs nourriciers, débilite
le corps et attire une somme considérable de forces
au dehors ; le fœtus doit donc être faible et exténué.
La constitution boréale et sèche qui succède, refoule brusquement les mouvemens et l'action vers
la matrice qui, durant la grossesse est le centre de
sensibilité le plus agissant ; les forces s'y concentrent, y dégénèrent en spasme, et l'avortement
a lieu. Les enfans qui viennent à terme, ne tardent
pas à mourir, ou restent infirmes toute leur vie ;
c'est que la matière nutritive qui a servi à leur
nourriture, a été mal élaborée, et n'était qu'une
pituite grossière et dépourvue des qualités nécessaires pour pouvoir s'assimiler. Ajoutez que la
constitution de l'hiver a jeté dans le relâchement
et l'inertie les solides, et que le *vis vitæ* n'a pas
joui d'une énergie suffisante pour développer les
organes du fœtus et leur donner la vigueur et l'action convenables. Les maladies de cette constitu-

tion sont pituiteuses ou pituitoso-bilieuses : les
vieillards sont exposés à des catarrhes mortels ,
parce que les deux saisons s'opposent , conjointement avec la faiblesse naturelle à cet âge, à la
coction de la matière morbifique. C'est pourquoi
Hippocrate dit (aph. 40 , sect. II) : « Les affec-
» tions catarrhales n'admettent que rarement la
» coction dans les vieillards. »

« Si l'été est pluvieux et austral , et suivi d'une
» automne semblable , l'hiver sera malsain. Ceux
» qui passent quarante ans, et les pituiteux, seront
» exposés aux fièvres ardentes , et les bilieux aux
» pleurésies et aux péripneumonies. »

La constitution australe et anélectrique qui dure
pendant ces deux saisons , est très-insalubre ; les
maladies qui en sont le produit, sont très graves
et se terminent plus difficilement que celles des
constitutions sèches : c'est pourquoi Hippocrate
a dit (aph. 15 , sect. III) : « Les constitutions
» sèches sont plus salubres et moins mortelles que
» celles qui sont humides. » Et dans l'aphorisme
qui suit : « Les maladies sont occasionnées en
» grande partie par les pluies , surtout les fièvres
» longues , les pourritures, les épilepsies , les apo-
» plexies et les angines. Il survient dans les séche-
» resses , des consomptions, des ophtalmies , des
» maladies arthritiques , des stranguries et des dys-

» senteries. » Cette constitution tiède et humide, continuée pendant deux saisons, produit des maladies pituiteuses chez les pituiteux, et des affections atrabilo-pituiteuses chez ceux qui passent quarante ans ; rien ne favorise plus la putréfaction et par conséquent les fièvres putrides que les constitutions de ce genre.

« Mais si l'été est sec et boréal, et l'automne » humide et austral, il régnera en hiver des maux » de tête, des apoplexies, des enrouemens, des » enchifrenemens, des toux et des phthisies. » On voit ici les effets de la constitution pituiteuse portée à l'excès.

« Si l'automne est sec et boréal, et s'il n'y a » point eu de pluies, ni avant le lever de la cani- » cule, ni après celui d'*Arcturus*, c'est-à-dire, » ni à la fin de l'été, ni au commencement de » l'automne, cette saison sera salutaire aux pitui- » teux, à tous ceux qui sont naturellement hu- » mides, et surtout aux femmes. Elle sera au con- » traire très nuisible aux bilieux, qu'elle dessèche » extrêmement ; elle leur causera des ophtalmies » sèches, des fièvres aiguës et des affections mé- » lancoliques. »

Une semblable automne est froide et sèche plus qu'elle ne doit l'être ; elle refoule l'action, les humeurs, resserre le ventre, comme c'est le propre

des constitutions boréales (*austri auditum gra-*
vantes , caliginosi , caput gravantes , segnes ,
dissolventes : dùm hi dominatum tenuerint , ta-
lia in morbis patiuntur. Si verò aquilonium
fuerit tempus anni , tusses , fauces asperæ , alvi
duræ , urinæ difficultates , horrores , dolores
costarum , pectorum : cum hic dominatus fuerit ,
talia in morbis expectanda. Aph. 5 , sect. III),
et augmente l'action du système de la veine-porte,
et de suite les produits bilieux de l'été , en même
temps qu'elle fait obstacle à leur excrétion : elle
doit donc nuire aux personnes d'un tempérament
bilieux et produire des maladies analogues. Cette
même constitution est au contraire très favorable
aux pituiteux ; car rien n'est plus propre à tempérer
et à arrêter la pituitescence que les causes qui tendent à introduire dans le système la diathèse bilieuse ou sanguine.

« Les deux solstices sont très dangereux , surtout
» celui d'été : les deux équinoxes le sont aussi ,
» et principalement celui d'automne. Il faut encore
» faire attention au lever d'*Arcturus* , ainsi qu'au
» coucher des *Pléiades* ; car ces jours-là sont cri-
» tiques pour les maladies , et les malades meurent
» ou guérissent dans ces jours , ou bien leurs ma-
» ladies changent de nature et de caractère. »

Le solstice d'été et celui d'hiver marquent la

seconde partie de ces saisons. Le lever de la canicule a lieu dans la seconde partie de l'été ; celui
d'*Arcturus* se trouve à sa fin ; et le coucher des
Pléïades termine l'automne.

On a constamment observé que les époques de
l'année les plus fécondes en maladies, étaient les
équinoxes, surtout celui d'automne, temps auquel
elles sont plus graves, par rapport à l'inégalité de
cette saison et à l'atrabile qui y domine. Il n'en
est pas de même des solstices dans nos pays, si ce
n'est quand l'année n'est pas régulièrement constituée, ou, pour me servir de l'expression d'Hippocrate, lorsque les saisons ne sont pas *légitimes ;*
dans ce cas, la constitution dominante franchit ces
points, et les maladies qui régnaient auparavant,
font d'autant plus de progrès et deviennent d'autant
plus meurtrières qu'on avance plus vers l'équinoxe
d'automne.

CHAPITRE VI.

Des Eaux et des Localités.

LA santé ne dépend pas moins des eaux dont on fait usage, et des lieux que l'on habite, que des alimens dont on se nourrit. Bien plus, les substances nutritives les meilleures ne peuvent nous préserver des maladies dans un pays malsain, au lieu qu'on peut se porter très bien, en usant de nourritures moins bonnes, dans un pays qui jouit de la salubrité et qui fournit de bonnes eaux. La connaissance des eaux et des localités est donc de la plus grande utilité : c'est pourquoi Hippocrate recommande expressément aux médecins d'observer d'abord la constitution des saisons et les vents propres à un pays, ainsi que les qualités des eaux, la nature du sol et son exposition : c'est aussi l'unique voie propre à découvrir la nature des maladies endémiques, et les moyens de les prévenir et d'y remédier. Ce grand homme nous a laissé des règles sûres et invariables pour y parvenir. Les idées consignées dans son livre *de aëre, aquis et locis*, sont autant de vérités d'observations qui serviront, dans tous les temps et chez tous les peuples, de boussole aux hommes de l'art que le seul amour de l'humanité dirige dans leurs travaux, et qui ne se laissent point éblouir par le faux et dangereux éclat des systèmes.

« Toute ville qui est exposée aux vents chauds,
» c'est-à-dire, aux vents qui soufflent entre le le-
» vant et le couchant d'hiver, et qui est à couvert
» de ceux du nord, abonde en eaux ; mais elles
» sont salées, peu profondes, chaudes. en été et
» froides en hiver. »

Toute ville exposée aux vents chauds, c'est-à-dire, qui est méridionale, est très insalubre, parce que cette exposition est chaude et humide.

Les vents qui soufflent entre le levant et le couchant d'hiver, c'est-à-dire, entre le sud-est, appelés *vulturnus* et *eurus*, du côté du levant d'hiver, et le sud-ouest, *africus*, du côté du couchant d'hiver : ainsi cette exposition méridionale comprend les vents entre le sud-est et le sud-ouest.

Les eaux sont salées ; elles tiennent des sels en solution : *peu profondes ;* elles sont à la surface de la terre.

« Les villes qui ont une belle exposition, soit
» par rapport aux vents, soit par rapport au soleil,
» et qui ont de bonnes eaux, ne sont pas aussi
» sujettes aux affections qui dépendent des causes
» précédentes ; mais celles qui ont des eaux maré-

» cageuses ou des lacs, et qui ne sont pas bien
» exposées par rapport aux vents et au soleil, y
» sont très sujettes.

» Quant aux villes dont l'exposition est contraire
» à celle dont je viens de parler, et qui, à l'abri
» des vents chauds, sont ouvertes aux vents froids
» qui soufflent entre le couchant et le levant d'été,
» les eaux y sont dures et froides, et deviennent
» ordinairement douces : les hommes y sont grands
» et secs; ils ont le ventre dur et resserré, et le
» ventre supérieur mou et humide; ils sont plus
» bilieux que pituiteux, ont la tête saine et dure,
» et la plupart sont sujets à la rupture des vais-
» seaux. »

*Les vents froids entre le couchant et le levant
d'été :* le vent froid du couchant d'été est le nord-
ouest, *caurus;* le vent froid du levant d'été est
l'*aquilon*, nord-est, et celui du milieu est *borée* ou
le vent du nord.

*Les eaux y sont dures et froides, et deviennent
ordinairement douces,* c'est-à-dire, fades et insipides. L'eau perd sa saveur par la congélation,
sans doute par rapport au dégagement de l'air
auquel celle-ci donne lieu.

*Ils ont le ventre dur et resserré, et le ventre
supérieur mou et humide.* Le premier est dur et
resserré par l'effet des vents du nord qui règnent

dans ces villes (1), et qui diminuent l'humidité de cette région du corps, en déterminant d'abondantes sécrétions d'urines et de mucus. Le ventre supérieur est mou et humide, c'est-à-dire, digère avec promptitude et facilité.

Ils ont la tête saine et dure. La santé de la tête depend particulièrement de sa bonne organisation ; or, c'est là un avantage dont jouissent les habitans des villes dont l'exposition est semblable à celle qui vient d'être décrite, et qui, à l'abri des vents méridionaux, reçoivent ceux qui soufflent entre le levant et le couchant d'été. Ils ont la tête bien organisée, et les fonctions qui lui sont propres s'exercent avec aisance, et de la manière la plus régulière et la plus convenable : ils ont aussi les sutures du crâne très serrées, et les os dont il est composé, très compacts ; ce qui leur donne une plus grande force de résistance contre les causes offensives externes.

La plupart sont sujets à la rupture des vaisseaux, parce que ceux-ci sont très durs, et qu'ils crèvent plutôt que de se dilater et de se prêter à la distension que nécessite leur surcharge.

« Pour ce qui est des villes qui sont exposées » aux vents qui soufflent entre le levant d'été et

---

(1) **Aph.** 5 , sect. III

» celui d'hiver, et celles qui ont une exposition
» contraire, voici ce qu'on observe. Celles qui re-
» gardent le levant, sont plus saines que celles qui
» sont au nord et que celles qui sont exposées aux
» vents chauds, quand il n'y aurait que la diffé-
» rence d'une stade ; car, 1°. le chaud et le froid
» sont plus modérés, et les eaux qui reçoivent le
» soleil levant sont claires et limpides, agréables
» au goût, très molles et très saines, parce qu'elles
» sont purifiées par les premiers rayons du soleil,
» et que l'air retient long-temps l'impression du
» matin. Les hommes y ont le teint beau et fleuri,
» à moins que quelque maladie ne l'altère : ils ont
» le son de la voix clair et net, et ont plus d'in-
» telligence que ceux du nord ; ils sont aussi plus
» vaillans et plus courageux. Toutes les produc-
» tions y sont meilleures, et on peut dire qu'une
» ville qui a un semblable site, jouit d'un prin-
» temps perpétuel par rapport à la douce tempé-
» rature de l'air, qui n'y est ni trop chaud ni
» trop froid : les maladies y sont rares, peu graves,
» et à peu près de même nature que celles qui
» règnent dans les villes exposées aux vents chauds;
» les femmes y sont fécondes et accouchent heu-
» reusement. »

Entre le levant d'été et celui d'hiver, c'est-à-
dire, celles qui sont à l'orient, entre le nord-est au
levant d'été, et le sud-est au levant d'hiver.

Et celles qui ont une exposition contraire, c'est-à-dire, celles situées à l'occident entre le couchant d'été nord-ouest, et le couchant d'hiver sud-ouest.

Une ville qui a un semblable site, jouit d'un printemps perpétuel, etc. Le printemps ressemble au matin : les habitans y ont toute l'année le soleil du matin, et par conséquent un printemps perpétuel ; et, comme de toutes les saisons il n'en est point de plus salubre que cette dernière, ils doivent être peu exposés aux maladies.

Et à peu près de même nature que les villes exposées aux vents chauds, ou pour mieux dire, les maladies y sont rarement graves, et se guérissent aisément.

« Mais les villes qui regardent le couchant, qui
» sont à couvert des vents du levant et ne reçoi-
» vent que les vents chauds et ceux du nord, sont
» nécessairement très malsaines ; car, 1°. les eaux
» n'y sont point claires, parce que, comme je l'ai
» dit, l'air retient la première impression du ma-
» tin, et qu'il se mêle avec les eaux et les altère, et
» que le soleil ne peut les atteindre que lorsqu'il
» est déjà fort élevé. Il souffle pendant l'été ; cha-
» que matin, des vents froids, et il tombe de la
» rosée le reste du jour. Le soleil couchant échauffe
» et dessèche les hommes. C'est pourquoi ils sont
» faibles, décolorés et sujets à beaucoup de mala-

» dies ; ils ont la voix grave et rauque, par rap-
» port à la grossièreté et à l'impureté de l'air, qui
» n'est point purgé par les vents du nord. En effet,
» ces derniers n'y durent qu'un très court espace
» de temps, et les autres, qui y dominent, sont
» très humides et pluvieux, car les vents du cou-
» chant ressemblent à l'automne. L'exposition de
» ces villes est telle qu'on y éprouve chaque jour de
» fréquens changemens, et le matin et le soir y sont
» entièrement opposés. »

L'air retient la première impression du matin,
etc. : il n'est point purifié par les rayons du soleil ;
il reste épais, trouble, et communique ces qualités
à l'eau avec laquelle il se mêle.

Car les vents du couchant ressemblent à l'au-
tomne, par rapport à leur inégalité : ils sont froids
et pluvieux le matin, secs et chauds à midi, et le
soir ils sont semblables à ceux du matin.

Le matin et le soir y sont entièrement opposés.
Il y fait froid durant la première partie de la mati-
née, mais on y éprouve des chaleurs sensibles dans
le reste du jour jusqu'au soir que le froid et l'humidité reparaissent.

« Les eaux des marais, celles des lacs, et en gé-
» néral toutes celles qui sont stagnantes, sont
» nécessairement chaudes en été, épaisses et puantes,
» parce qu'elles ne coulent pas, qu'elles reçoivent
» toujours de nouvelles pluies, et qu'elles sont

» échauffées par le soleil : c'est pourquoi elles sont
» d'un blanc jaunâtre, mauvaises et bilieuses. En
» hiver, elles sont froides, glacées et troubles, tant
» par les neiges que par les pluies; c'est pourquoi
» elles sont grossières et pituiteuses, et ceux qui
» en font usage ont la rate obstruée et volumineuse,
» le ventre dur, ténu et chaud, les épaules, les cla-
» vicules et le visage décharnés, car les chairs se
» fondent et sont reçues dans la rate: c'est pour-
» quoi ils sont maigres et décharnés. Il suit de là
» encore qu'ils éprouvent presque toujours le sen-
» timent de la faim et celui de la soif, et qu'ils ont
» les ventres (cavités) supérieur et inférieur très-
» secs et très chauds, de sorte qu'ils ont besoin de
» fortes purgations, et ces affections ne les quittent
» en aucun temps, ni l'été ni l'hiver; et la plupart
» périssent d'hydropisie. L'été y est fécond en dys-
» senteries, en flux de ventre et en fièvres quartes
» fort longues. Or ces maladies, quand elles durent
» long-temps, mènent directement à l'hydropisie,
» et il n'en réchappe presque point.

» Durant l'hiver, les jeunes gens y sont sujets
» à des inflammations de poumons et à la fré-
» nésie, les vieillards à des fièvres ardentes qui
» sont l'effet de l'excessive constipation du ventre,
» et les femmes à des tumeurs; elles sont surchar-
» gées d'une pituite blanche, et conçoivent et ac-
» couchent difficilement. Les enfans qu'elles met-

» tent au monde sont très gros, mais dans la suite
» ils tombent dans la consomption, et restent mal-
» sains. Après leurs couches, ce qu'elles évacuent
» par les vidanges a une odeur très fétide. Les en-
» fans sont sujets à des hernies, et les adultes aux
» varices et aux ulcères des jambes, de sorte qu'ils
» ne peuvent vivre long-temps : aussi vieillis-
» sent-ils avant l'âge. Il arrive souvent aussi que les
» femmes se croient grosses, et que ce n'est qu'une
» enflure causée par des eaux amassées dans la ma-
» trice. Je juge donc ces eaux très malsaines. »

On voit ici clairement les effets nuisibles que produisent les eaux croupissantes, tant en été qu'en
hiver. Dans la première saison, les miasmes qui
s'exhalent de ces eaux, et qui sont le produit de
la décomposition des substances animales et végétales qui y pourrissent, causent des dyssenteries,
et des fièvres rémittentes et intermittentes d'un
mauvais genre. En hiver, le froid s'oppose à la putréfaction, mais il se dégage quantité de vapeurs
aqueuses qui rendent humide l'atmosphère, et produisent sur les hommes affaiblis, tels que sont ceux
qui habitent ces pays, des maladies pituiteuses.

En général, les habitans des pays marécageux
ou humides vivent peu ; la petitesse de leur taille,
la couleur de leur teint, et la faiblesse des animaux
domestiques, tout annonce dans ces pays un séjour
de maux et d'infirmités. L'atmosphère y est presque

23*

toujours électrisée *négativement*, et on y entend rarement gronder le tonnerre, parce que le fluide électrique est transmis au réservoir commun par les vapeurs aqueuses dont l'air est sans cesse sursaturé. Aussi tous les êtres animés y languissent-ils, et y manquent-ils de cette énergie vitale dont jouissent ceux qui habitent des climats où le ciel et la terre ne sont pas unis par de semblables conducteurs électriques.

Les épidémies et les épizooties sont très fréquentes dans les pays humides ou marécageux. La Sologne a été souvent ravagée par ces fléaux destructeurs. La ville de Bordeaux y a été autrefois sujette; et deux fois son parlement fut obligé de se transporter dans une ville voisine : ces maladies ont entièrement disparu avec les marécages qui altéraient la salubrité de l'air. Au contraire, la ville de Villeneuve-lès-Avignon est devenue sujette à des épidémies depuis que le ralentissement d'un bras du Rhône a produit des marais auprès de cette ville.

Il serait donc très important de dessécher et de mettre en culture les terrains marécageux, non seulement pour empêcher l'altération de l'air et ses terribles effets sur les hommes et les animaux, mais encore pour étendre et multiplier nos ressources et nos productions; car ici l'intérêt de la richesse territoriale est uni à celui de la conservation des hommes, et il est peu d'objets plus dignes d'occuper sérieusement ceux qui sont chargés du soin de la prospérité publique.

Un autre avantage qu'on doit se promettre du desséchement des marais , est l'engrais qu'on peut en retirer pour fertiliser les terres. Ainsi, outre la salubrité de l'air et le recouvrement des terrains opéré par les desséchemens , on utiliserait encore la fange des mares putrides épuisées. Accumulée sous des eaux dormantes, cette fange porte la mort; dispersée sur les champs, elle donnerait la vie avec la fécondité. A la vérité, les desséchemens ne sont pas sans quelque danger, mais ces dangers ne sont que momentanés ; d'ailleurs ils seraient presque nuls si le temps de ces desséchemens était bien choisi , et s'ils étaient faits avec intelligence : l'expérience prouve ce que j'avance. Brown rapporte dans son histoire de la Jamaïque, que les premières colonies des Européens qu'on y envoyait y périssaient tellement , qu'il fallait les renouveler tous les dix ans, et que depuis que les marais ont été desséchés et le terrain cultivé , la vie s'y prolonge autant qu'en Europe. Les premiers Européens qui s'établirent en Pensylvanie et dans les pays voisins y trouvèrent des marécages dans le plat pays , et y périrent par les fièvres bilieuses putrides. Depuis qu'on a desséché ces marais et défriché le terrain, ces maladies ont disparu, et la vie y est aussi longue qu'ailleurs. Les plaines immenses de la Hongrie sont malsaines; elles manquent d'arbres et de culture, et, dans bien des endroits, de canaux pour l'écoulement des eaux. Il en est de même d'une grande partie de la plaine des environs de Vienne en Autriche et de celle de Rome : aussi les maladies putrides y règnent-elles presque toujours (1). Il n'y a que le desséchement et la culture qui puissent rendre salubres et fertiles ces pays.

Le défaut de culture n'est pas une moindre cause d'insalubrité : telle est la principale raison pour laquelle les premiers Européens qui s'établirent dans les pays chauds de l'Amérique méridionale y trouvèrent le climat très malsain. L'air est privé du bénéfice de la végétation, et y est sans cesse altéré par les émanations malfaisantes des insectes qui y pullulent et multiplient au delà de l'imagination, parce qu'ils envahissent impunément et sans obstacles toutes les productions de la nature, qui a augmenté le degré de la fécondité à proportion de la petitesse des animaux. Pour peu que la main de l'homme néglige de s'opposer à ce débordement de matière animée, soit en élevant des tourbillons de fumée, comme font les Lapons, soit en défrichant la terre et en favorisant l'écoulement des

______

(1) Lorsqu'on est obligé de voyager dans un pays malsain, il est prudent de choisir un temps où il fait du vent ; parce que les vents dissipent et chassent les exhalaisons morbifères qui vicient l'atmosphère.

eaux, bientôt il s'y accumule une multitude effroyable d'insectes ailés et non ailés, tels que les mouches, les taons, les moustiques, les cousins, les maringouins, les pucerons, les fourmis, etc. qui recèlent dans leurs dards et dans leurs trompes un venin plus actif que dans les lieux défrichés. Les premiers Européens transplantés en Amérique faisaient à chaque pas lever des tourbillons de cousins et de moustiques, qui les enveloppaient comme aurait fait un nuage.

Le ventre dur, ténu et chaud, c'est-à-dire, maigre et retiré, surtout autour du nombril;

Car les chairs se fondent et sont reçues dans la rate. On observe que ce viscère grossit à mesure que la graisse diminue et que le corps maigrit.

« Les eaux les plus insalubres, après celles dont
» je viens de parler, sont celles qui sourdent des
» rochers, car elles sont dures, et celles qui viennent
» des lieux où sont des sources chaudes et où exis-
» tent des mines de fer, de cuivre, d'argent, d'or,
» et des minéraux, comme le soufre, le vitriol, le
» bitume, le nitre; car ces matières sont dues à la
» violence de la chaleur : il n'est donc pas pos-
» sible que ces eaux soient bonnes. Aussi sont-elles
» dures et chaudes; elles passent avec peine par les
» urines, et gênent les fonctions du ventre.

» Les meilleures sont celles qui viennent des
» lieux élevés et des collines qui n'ont que de la

» terre ; car elles sont douces et blanches, et peu-
» vent supporter une modique quantité de vin.
» Elles sont chaudes en hiver et froides en été, ce
» qui désigne que leurs sources sont profondes.
» Il faut louer surtout celles qui coulent vers le
» levant, et particulièrement vers celui d'été, car
» elles sont nécessairement les plus claires, les
» plus légères, les plus agréables au goût. Toutes
» celles qui sont salées, crues et dures, sont en
» général mauvaises. Il y a cependant des tempé-
» ramens et des affections dans lesquelles leur usage
» convient. Cependant il faut se souvenir que celles
» qui sont au levant sont les meilleures ; puis celles
» qui coulent entre le levant et le couchant d'été,
» et plus vers le levant que vers le couchant ; enfin
» le troisième degré de bonté est pour celles qui
» coulent entre le couchant d'été et celui d'hiver. »

*Elles peuvent supporter une modique quantité
de vin*, c'est-à-dire qu'il leur faut très peu de celui-
ci pour les colorer et leur communiquer sa saveur.

Cela indique qu'elles sont très légères, décolorées, inodores et insipides ; car celles qui sont pesantes (qui occasionnent un sentiment de pesanteur à l'estomac), colorées et sapides, exigent
beaucoup plus de vin pour en retenir les qualités : par la même raison, plus le vin est spiritueux, plus il leur communique de ses qualités.

Il y a cependant des tempéramens et des affec-
tions dans lesquels leur usage convient. Il est
prouvé par ce passage que les eaux minérales n'ont
pas été inconnues d'Hippocrate.

Vers le levant d'été : entre le nord et le levant,
vers l'aquilon , le nord-est.

Vers le levant et le couchant d'été , c'est-à-dire,
au septentrion ; mais comme Hippocrate a dit
que les eaux exposées au septentrion n'étaient
pas bonnes, il ajoute : *et plus vers le levant que
vers le couchant*, c'est-à-dire vers l'aquilon et le
nord-est.

Entre le couchant d'été et celui d'hiver; entre
le nord-ouest, *caurus*, et le sud-ouest, *africus* ,
c'est-à-dire, vers le couchant. Mais Hippocrate a
dit plus haut, que les eaux exposées au couchant
étaient insalubres ; elles ne sont mauvaises que
parce qu'elles sont troubles, et ce défaut peut être
corrigé par la filtration.

« Les eaux les plus malsaines sont celles qui
» coulent vers le midi , et celles entre le levant
» et le couchant d'hiver; mais elles sont moins
» mauvaises dans les pays froids que dans les
» pays chauds. Quant à leur usage , voici ce que
» j'en pense :

» Ceux qui ont beaucoup de force et de santé
» peuvent faire usage indistinctement de toutes sor-
» tes d'eaux; mais ceux qui ne se portent pas bien

» doivent choisir les eaux les plus saines ; ils trou-
» veront du soulagement en observant les règles
» suivantes. Ceux qui ont le ventre dur, constipé
» et disposé à s'enflammer, doivent user des eaux
» les plus douces, les plus claires et les plus légères.
» Ceux qui ont le ventre mou, humide et pituiteux
» doivent boire des eaux dures, crues, et un peu
» salées, parce qu'elles consument la pituite et l'hu-
» midité. »

Les eaux les plus malsaines sont exposées au midi, parce qu'elles sont crues, dures, et qu'elles tiennent des sels en solution. Ce sont ensuite celles au nord qui sont les plus insalubres, parce qu'elles sont dures et froides ; elles sont cependant moins mauvaises que les premières, car elles peuvent être corrigées jusqu'à un certain point en les faisant cuire.

« Toutes les eaux qui cuisent aisément, qui fon-
» dent et pénètrent les viandes, lâchent le ventre.
» Celles qui sont crues, dures et qui cuisent diffi-
» cilement les viandes, ne peuvent que dessécher
» et resserrer. Il est une erreur populaire qui fait
» que l'on se trompe sur les eaux salées : on les
» croit propres à lâcher le ventre ; elles ont néan-
» moins une vertu contraire, car elles sont crues
» et ne peuvent cuire la viande ; c'est pourquoi
» elles sont plus propres à resserrer qu'à ouvrir et
» lâcher. »

Hippocrate appelait *eaux molles*, celles qui cuisent aisément et qui jouissent des qualités propres à maintenir la santé ; et *eaux dures et pesantes*, celles qui possèdent des qualités contraires, et qui font éprouver à l'estomac un sentiment de pesanteur.

» Les eaux de pluie sont très légères, très douces » et limpides ; car le soleil attire les parties légères » et les plus subtiles de l'eau. » Hippocrate regardait seulement comme mauvaises les eaux provenant des pluies d'orages.

» Les eaux de neige et de glace sont très mau- » vaises ; car toute eau qui a été gelée ne recouvre » jamais ses premières qualités. » Leur usage occasionne des maladies du système glanduleux et lymphatique.

L'eau est un fluide diaphane, décolore, inodore, insipide, et que la nature a destiné à servir de boisson aux hommes et aux animaux. Elle est un des plus grands dissolvans ; c'est pourquoi on ne la trouve jamais pure, mais toujours unie à des substances étrangères ; elle dissout l'air, les gaz salins, les sels, etc.

La chimie démontre que ce fluide n'est point un élément, ainsi que l'avaient pensé les anciens, mais qu'il est un composé de quatre-vingt-six parties d'oxigène et de quatorze parties d'hydrogène. Elle est un des grands agens qui altèrent et modifient sans cesse la surface de notre planète : son action , ses courans , ses mouvemens, ont changé peu à peu la nature des minéraux , et ont créé en quelque sorte un monde nouveau sur l'ancien..

Il n'y a point d'eaux qui ne contiennent du sulfate ou du carbonate de chaux ; il en est qui tiénnent en solution de l'acide carbonique , de l'alumine , du fer, des substances végétales et animales altérées par la putréfaction Il y a dans presque toutes une certaine portion d'air vital ou atmosphérique , qu'on peut dégager par la distillation , ou par le moyen de la machine pneumatique. On croit , non sans fondement , que c'est à ces gaz. qu'est due la faible saveur dont jouit l'eau.

Il résulte des expériences chimiques , que la neige recueillie en grande masse , et évaporée dans des vases de verre , ne laisse aucun résidu. Hassenfratz a démontré que la neige est de l'eau oxigénée , et qu'elle a une véritable influence sur la végétation : 1°. en ce qu'elle préserve de la mort les plantes et leurs germes confiés à la terre, en les maintenant à la température de la glace fondante ; 2°. parce qu'elle leur fournit l'oxigène et l'humidité nécessaires à la nutrition et au développement. Les expériences d'Ingenhousz sur la germination, ont appris, en effet, que la présence et le contact de l'oxigène étaient une condition essentielle au développement des graines , et que plus l'oxigène était abondant, plus la germination se faisait rapidement.

Les eaux de neige et de glace, récemment fondues, sont généralement insalubres : ceux qui en font un usage habituel, sont exposés aux maladies du système glanduleux; c'est pourquoi elles sont très fréquentes dans les Pyrénées, les Alpes, la Suisse, le Tirol, etc. Ces eaux sont chargées de substances hétérogènes qui leur communiquent des qualités nuisibles. Je ne pense pas avec Hippocrate que leur salubrité soit uniquement due à la perte qu'elles éprouvent de leurs parties les plus subtiles et les plus ténues, lors de la congélation, ni qu'elles ne puissent recouvrer leur bonté : autrement toutes celles de fleuves, de rivières, etc., produiraient les mêmes effets, puisqu'elles proviennent elles-mêmes, pour la plupart, des neiges et des glaces des hautes montagnes, que le soleil liquéfie. D'après les observations de Pallas et de plusieurs autres physiciens, les maladies des glandes, et particulièrement les goîtres endémiques, viennent non de l'usage des eaux de neige fondues, mais de ce que les eaux contiennent de grandes quantités de sulfate et de carbonate de chaux. Peut-être aussi que ces maladies dépendent plus essentiellement de l'air de certains cantons, chargé de vapeurs, de brouillards, et pas assez souvent renouvelé par les vents salutaires. On voit en effet, dans quelques vallons, au pied des hautes Alpes, des habitans pâles et peu développés, tandis qu'on rencontre dans les vallons supérieurs, ou dans les plaines entre ces montagnes, des hommes grands, bien faits et robustes ; ceux-ci boivent cependant de plus près les eaux de neiges fondues.

Les eaux de neige contiennent, d'après Bergmann, une petite quantité de muriate de chaux et d'acide nitreux. Celles de pluie, d'après ce chimiste, tiennent en solution les mêmes substances, mais plus abondantes. Boerhaave y a trouvé des semences d'algues fluviatiles, de mousses, des animalcules : c'est pourquoi il regardait les pluies comme des lessives chargées d'une infinité de corpuscules volatilisés et disséminés dans l'air.

L'eau de pluie contient aussi de l'oxigène, d'après les expériences de Hassenfratz, mais dissous et non combiné, comme dans la neige ; car soumise au vide, elle laisse dégager de l'air qui contient de plus grandes proportions d'oxigène que l'eau de rivière, de source, et même que l'air de l'atmosphère. Celui-ci, exposé à l'action du phosphore à froid, diminue de 0,20 de son volume ; l'air retiré de la Seine offre la même diminution. Celui de l'eau de pluie diminue de 0,32 à 0,40. Le terme moyen de cette diminution est, d'après un grand nombre d'expériences, 0,35. Ainsi l'air contenu dans l'eau de pluie récemment tombée, contient une plus grande quantité d'oxigène que l'air des autres eaux, et même que celui de l'atmosphère : néanmoins elle n'agit point sur la teinture de tournesol, que l'eau de neige rougit, ni sur le sulfate de fer, que celle-ci précipite en partie sous forme d'oxide de fer. Ainsi il est au moins très vraisemblable, d'après ces expériences, que l'eau de pluie influe sur la végétation et sur la germination, en raison de l'oxigène qu'elle tient en solution.

Les eaux de fontaine les plus pures sont altérées par des matières hétérogènes, mais en petite quantité : on y rencontre du carbonate et du sulfate de chaux, quelquefois du muriate de chaux et de soude, très rarement du carbonate de magnésie et de fer, du sulfate de magnésie et de fer.

Celles des pluies et des lacs contiennent les mêmes substances et surtout du carbonate de chaux, mais en plus grande quantité ; quelquefois aussi elles tiennent en solution des sels nitreux. Elles sont moins limpides et moins légères que les autres, peu propres à cuire les légumes et à dissoudre le savon. L'usage de ces eaux, nouvellement puisées, cause souvent des coliques d'estomac et d'entrailles, la diarrhée. Quelquefois elles sont encore viciées par des matières qui y pourrissent. Les plus insalubres sont celles des marais, des étangs, celles qui répandent de l'odeur et qui ont de la saveur, ainsi que l'avait déjà remarqué le père de la médecine. Comme il pourrit presque continuellement dans ces eaux, des insectes et des végétaux, elles exhalent sans cesse de l'ammoniaque et du gaz hydrogène azotisé : ce dernier paraît être le principe des fièvres rémittentes et intermittentes, et des dyssenteries bilieuses putrides, qui régnent presque toujours dans les pays marécageux ou couverts en grande partie d'eaux stagnantes.

Les eaux courantes des fleuves et des rivières sont très salubres : on y trouve moins de substances étrangères que dans les précédentes, seulement du carbonate de chaux, quelquefois du sulfate calcaire, mais en petite quantité, et rarement du muriate de soude ou du carbonate de potasse. Elles sont plus pures que celles des fontaines; et elles le sont d'autant plus que leur cours est plus rapide, et qu'elles coulent sur un lit d'une plus grande étendue, et composé de substances peu solubles.

La bonne ou mauvaise qualité des eaux dépend principalement de la nature du terrain sur lequel elles fluent. Celles qui ont parcouru une grande étendue de sol calcaire, charrient de grandes quantités de carbonate de chaux, et forment des dépôts de ce sel et des incrustations. Ce sont ces eaux qui donnent naissance aux concrétions, aux pétrifications et aux stalactites ; il est très vraisemblable que le carbonate de chaux n'y est dissous que par l'intermède de l'acide carbonique. Ces eaux , de même que celles qui contiennent une certaine quantité de sulfate calcaire , jouissent de qualités malsaines : elles sont pesantes , d'une saveur fade, terreuse et crue ; elles bouillent difficilement , ne fondent pas le savon , qu'elles caillebottent , et ne cuisent pas bien les légumes , qu'elles endurcissent au lieu de les amollir. Ce sont des espèces d'eaux *minérales* , appelées *eaux dures* , *crues* , parce qu'elles font éprouver à l'estomac un sentiment incommode de pesanteur.

Les eaux de pluies, recueillies dans des temps non orageux et quand il a déjà plu quelque temps, en plein air, loin des habitations des hommes et des animaux, et reçues dans des vases de terre ou de grès, ou dans des citernes faites de ces matières ou d'autres insolubles (1), sont les meilleures et les plus pures de toutes, parce qu'elles ont été purifiées par une sorte de distillation naturelle. Les

---

(1) Les citernes sont des espèces de souterrains faits de pierres ou de cailloux liés avec un bon ciment. Pour que l'eau y entre purifiée, on pratique sur les côtés des citerneaux qui communiquent vers le fond avec la citerne, et qu'on remplit en partie de gros gravier et de sable. De cette manière, l'eau est conduite lentement dans ces citerneaux, où elle a le temps de filtrer à travers le sable avant que d'entrer dans la citerne, et l'eau en est très pure. Le sable doit être renouvelé de temps à autre, ou au moins lavé, pour en séparer le limon qui s'y amasse.

eaux qui coulent sur un terrain sablonneux ou quartzeux, et qui sont en contact avec l'air, sont encore très bonnes : ces terres ne se laissent pas attaquer par l'eau. Au contraire, les eaux qui traversent des craies, des plâtres, des marbres ; celles qui séjournent sur les tourbes, des bitumes, des mines, dans des cavités souterraines, sont plus ou moins impures, et doivent être en général rejetées.

Il est important d'observer qu'il est dangereux de se servir, pour la conduite des eaux, de tuyaux de cuivre ou de plomb, parce que ces métaux s'oxident très aisément par l'action de l'eau, et dans cet état ils sont de vrais poisons. Il est plus sûr de conduire les eaux au moyen de tuyaux de pierres dures, de fer fondu, de bois ou de terre cuite ; ces matières ne leur communiquent rien de nuisible ni de pernicieux. Il n'est pas moins dangereux de laisser séjourner l'eau, et plus encore le vin et les acides, dans des vaisseaux de cuivre et de plomb ; on devrait les proscrire entièrement de l'usage domestique. On pourrait citer, en preuve des dangers auxquels ils exposent, une multitude d'empoisonnemens mortels qu'ils ont occasionés.

Rien ne contribue plus à la conservation de la santé que l'usage des bonnes eaux, comme rien n'est plus capable de l'altérer que celles qui possèdent de mauvaises qualités. Les Romains n'épar-

A la vérité , les Asiatiques, dont la sensibilité est
sans cesse excitée fortement , ont une imagination
extrêmement vive et exaltée ; mais elle ne connaît
point de règles , parce qu'ils manquent de cette
force d'esprit qui l'y soumet : aussi l'enthousiasme
n'a-t-il point chez eux de bornes ; les expressions
les plus outrées leur paraissent encore trop faibles
pour peindre leurs sentimens, et les vers de Pin-
dare ne leur sembleraient qu'une prose rampante
auprès des leurs. Les monstres et les chimères qu'enfantent le pinceau de leurs peintres et le ciseau de leurs
sculpteurs viennent de la même source que les mé-
taphores, les allégories et les figures exagérées de
leurs poëtes. Le déréglement de l'imagination fait
franchir aux uns et aux autres les limites du sens
commun, sans lequel on ne peut rien penser ni dire
que de monstrueux.

*De là vient qu'on y voit tant de monstres parmi
les animaux , etc.* Aristote attribue cet effet à ce
que, l'eau étant très rare dans ces pays et la chaleur constante, les animaux de différentes espèces
se rencontrent en grand nombre dans les mêmes
lieux pour boire ; que là ils se familiarisent, s'ac-
couplent et produisent des monstres. Cette opinion
est erronée ; il paraît plus probable que les accou-
plemens d'espèces différentes sont un effet du climat, qui, excitant dans les animaux le besoin urgent
de la jouissance , ne les laisse pas maîtres du choix, et

fait taire l'instinct qui les porte vers ceux de leur espèce.

« Quant aux peuples qui habitent à la droite du
» levant d'été jusqu'aux Palus-Méotides (car ce
» sont les confins de l'Europe et de l'Asie), ils dif-
» fèrent plus entre eux que ceux dont je viens de
» parler, par rapport aux changemens fréquens de
» saisons et à la nature du pays ; car celle-ci est dif-
» férente, de même que celle des hommes, selon
» que les saisons sont sujettes aux changemens ; et
» partout où les changemens de saisons sont plus
» fréquens et extrêmes, le pays est plus sauvage et
» plus inégal. On y trouve des forêts et des mon-
» tagnes, des prairies et des plaines ; et les lieux
» où les changemens de saisons sont peu sensibles,
» sont plus égaux. Il en est de même des hommes. »

Quant aux peuples qui habitent à la droite du levant d'été jusqu'aux Palus-Méotides... Hippocrate entend parler ici des Asiatiques septentrionaux qui occupent cette partie de l'Asie confinée par le levant d'été, et par les Palus-Méotides et le Tanaïs à l'ouest, qui les séparent de la Scythie européenne ; ils sont bornés au nord par l'Océan, au midi par le mont Taurus.

Les *Palus-Méotides* sont une faible prolongation du Pont-Euxin du côté du Tanaïs. On l'appelle aujourd'hui, mer de Zabache, d'Asof ou d'Azow. Le Tanaïs, ou le Don, est un fleuve qui se jette dans la mer de Zabache. Les Palus-Méotides, au rapport du père de l'histoire, étaient autrefois presque aussi vastes que le Pont-Euxin même. Il a donc été un temps où ces deux mers couvraient une partie de l'Asie et de l'Europe, et les navigateurs pouvaient communiquer vers l'orient, d'un côté à l'Océan septentrional, de l'autre à la mer Caspienne.

« Je ne parlerai point des peuples qui n'offrent » que peu de différences; je ne m'attacherai qu'à » ceux qui présentent les plus sensibles, soit de » la nature, soit de la coutume, et je commencerai » par les *Macrocéphales*.

» Les Macrocéphales sont ainsi appelés parce qu'ils » ont la tête fort longue. La coutume seule fut d'a- » bord la cause de cette excessive longueur de la tête; » mais la nature s'est ensuite pliée à l'habitude. Ces » peuples croient que ceux qui ont la tête la plus » longue sont les plus vaillans : c'est pourquoi, au- » trefois, dès qu'un enfant était né, on formait sa » tête, encore molle, avec les mains; on l'alon- » geait autant qu'il était possible, puis on la serrait » et on la liait avec des plaques et des bandes, de » manière qu'elle ne pouvait croître qu'en lon- » gueur. Ce qui ne fut d'abord qu'un usage se chan- » gea peu à peu en nature, et celle-ci devint si » puissante avec le temps, qu'elle n'eut plus be- » soin de l'habitude. En effet, la semence vient de

» toutes les parties du corps, et se ressent également de leur santé et de leurs maladies. Si ceux
» qui ont de mauvais yeux engendrent des enfans
» qui ont de mauvais yeux, et les louches des
» louches, et ainsi de même de toutes les autres
» configurations du corps, pourquoi les hommes
» à longue tête ne procréeraient-ils pas des enfans
» à longue tête? Il est vrai qu'ils ne naissent plus
» aujourd'hui avec des têtes aussi longues; cela
» vient de ce qu'ils ont négligé leur coutume, et
» que peu à peu la nature a repris son premier
» état. »

Les *Macrocéphales* étaient des peuples du pays de Thémiscyre, dans la Cappadoce.

En effet, la semence vient de toutes les parties du corps. Si l'autorité d'un des plus grands hommes de l'antiquité, et du plus habile observateur, peut être de quelque poids en matière de système, celle du père de la médecine est favorable à l'ingénieuse hypothèse de Buffon sur la génération. Ce dernier pense, avec Hippocrate, que la semence est moulée dans toutes les parties du corps, d'où elle vient se rendre à un réservoir commun, et que la génération s'accomplit par le mélange de celles de l'homme et de la femme. On voit qu'il y a, dans ces deux philosophes du plus rare génie, la plus grande conformité d'opinion sur cet objet.

« Je vais parler de ceux qui habitent le long du

» Phase (1). Ce pays est marécageux, chaud, hu-
» mide et couvert; il y tombe en tout temps de
» grandes pluies, et ces peuples vivent dans les ma-
» rais et au milieu des eaux, où ils bâtissent des
» maisons avec du bois et des cannes. Ils fréquen-
» tent rarement les villes et les marchés; mais ils
» courent çà et là, dans de petites barques faites
» d'un seul tronc d'arbre, sur leurs canaux, qui
» sont très nombreux. Ils ne boivent que des eaux
» chaudes, croupies, altérées par le soleil, et gros-
» sies par les pluies. Le Phase lui-même n'est qu'une
» eau stagnante; car, de tous les fleuves, c'est le
» plus tranquille et le plus lent. Les fruits dont les
» Phasiens font usage sont peu charnus et non mûrs ;
» l'excessive humidité ne leur permet pas de prendre
» l'accroissement et la maturité convenables. C'est
» cette même humidité qui rend l'air de ce pays
» très épais et très grossier. Toutes ces choses font
» que les habitans du Phase diffèrent beaucoup
» des autres peuples, quant à la forme et à la fi-
» gure : ils sont excessivement gros et grands; on
» ne découvre sur leur corps ni jointures ni veines;
» ils sont pâles et défaits, comme ceux qui ont la
» jaunisse; ils ont la voix grosse et rude, par rap-
» port à la grossièreté et à l'humidité de l'air, et

---

(1) Fleuve célèbre d'Asie, dans la Colchide, aujourd'hui Rione ou
Faz.

» sont lâches dans les travaux. Les changemens
» de saisons ne sont pas bien sensibles dans leur
» pays, ni pour le chaud ni pour le froid. Tous
» leurs vents viennent du midi, excepté un seul,
» appelé *cenchron*, qui souffle souvent avec vio-
» lence, et qui est toujours fort incommode, parce
» qu'il est chaud. Le vent du nord n'arrive pas jus-
» qu'à eux, ou, s'il y parvient, il est si faible
» qu'on le sent à peine. Voilà ce qu'il y a de plus
» remarquable sur la nature et la conformation qui
» distinguent les Asiatiques et les Européens.

Sur leurs canaux, qui sont très nombreux, à
cause des circuits multipliés que fait le Phase dans
son cours. Ce fleuve est tranquille et roule ses eaux
très lentement, avant que d'avoir reçu les fleuves
Claucus, Hippias, et plusieurs autres : mais après
s'être grossi de ces fleuves, il est rapide jusqu'à
l'endroit où il se décharge dans le Pont-Euxin.
Strabon dit que le Phase était très rapide et très
impétueux de son temps ; on y comptait six cent
vingt ponts.

Le vent du nord n'arrive pas jusqu'à eux, par
rapport aux montagnes qui l'arrêtent.

« Quant à la faiblesse, la lâcheté et la douceur
» des mœurs asiatiques, la cause en doit être prin-
» cipalement attribuée à l'égalité des saisons, qui
» ne passent jamais d'un grand froid à un grand
» chaud, ni d'un grand chaud à un grand froid :

» ce qui fait que l'âme n'y éprouve pas de grandes
» surprises, ni le corps des changemens brusques et
» violens; deux choses qui décident les passions,
» et rendent vif et courageux, ce que ne peuvent
» être ceux qui habitent un climat dont la tempé-
» rature est égale; car ce sont les changemens dans
» les saisons qui éveillent et stimulent l'âme, et
» ne lui permettent pas de repos. Outre ces cau-
» ses, les lois et les coutumes contribuent beaucoup
» aussi à les rendre faibles et lâches , car la plus
» grande partie de l'Asie est soumise à des rois. »

Hippocrate n'entend parler ici que du gouvernement despotique des rois de l'Asie, qui ne laissaient à leurs sujets aucune espèce de liberté.

« Il y a en Europe, près des Palus-Méotides,
» une nation scythique qui diffère de toutes les
» autres, et qu'on appelle les *Sarmates* (1). Leurs
» femmes montent à cheval, lancent le javelot, et
» combattent tant qu'elles ne sont pas mariées. Il
» faut qu'elles aient tué trois de leurs ennemis pour
» obtenir la permission d'avoir un époux, et elles
» n'habitent avec leurs maris qu'après avoir fait

____

(1) Les anciens divisaient la Sarmatie en celle d'Europe et en celle
d'Asie. Celle d'Europe, dont parle Hippocrate, située entre la Vistule,
le Danube , le Pont-Euxin, le Tanaïs et les monts Riphéens, compre-
nait la Pologne, la Russie d'Europe et la petite Tartarie. Celle d'Asie
était ce qu'on appelle aujourd'hui le Kasan, l'Astrakan et la Circassie,
situés dans la Scythie, partie septentrionale de l'Asie, aujourd'hui la
grande Tartarie.

» le sacrifice ordonné par la loi. Celles qui se ma-
» rient sont dispensées de monter à cheval et d'aller
» à la guerre, à moins que tout le pays ne soit forcé
» de prendre les armes, comme dans les cas très
» urgens. Elles n'ont que la mamelle gauche ; car
» durant leur jeunesse, les mères ont soin de leur
» brûler la mamelle droite avec un instrument d'ai-
» rain destiné à cette opération ; de sorte que, cette
» partie ne recevant plus d'accroissement, toute
» la force et toute la nourriture se portent à l'é-
» paule et au bras droit. »

Voilà à quoi se réduit la fameuse histoire des
Amazones, dont les siècles suivans ont fait un
peuple de femelles qui vivaient sans hommes. Ce
qu'a dit Hippocrate de la mamelle droite qu'on leur
brûlait est une preuve qu'avant lui on mêlait déjà
la fable à l'histoire, et il n'en parle que sur la foi
d'autrui.

*Qu'après avoir fait le sacrifice ordonné par la
loi.......* C'était un sacrifice au dieu Mars et à la déesse
Pallas.

« Quant au reste des Scythes (1), ils sont sem-
» blables entre eux, et ne ressemblent en rien
» aux autres peuples. Il en est de même des Égyp-
» tiens, excepté qu'ils sont affaiblis par les grandes
» chaleurs, au lieu que les Scythes sont endurcis

―――――――――――――――――――――――――――――――――

(1) Hippocrate parle ici des Scythes d'Europe.

» par les grands froids. Ce qu'on appelle le désert
» de la Scythie, est une vaste plaine, nue, riche
» en pâturages, et arrosée de beaucoup de sources
» et de ruisseaux. Elle a aussi de grandes rivières
» où se déchargent les eaux de la plaine, par des
» rigoles ou des canaux. C'est là le pays des Scythes
» appelés aussi *Nómades*, parce qu'ils n'ont point
» de maisons et qu'ils logent dans des chariots
» dont les plus petits sont à quatre roues, et les
» autres à six, mais tous couverts et formés de
» grands tapis de laine, et faits comme des mai-
» sons de trois étages, qui les mettent à couvert
» des neiges et des pluies, et qui les garantissent
» de la violence des vents. Les chariots sont tirés
» par deux ou trois paires de bœufs qui n'ont pas
» de cornes, à cause de l'excessive rigueur du froid.
» Les femmes vivent dans ces chariots, et les
» hommes suivent à cheval, à la tête de leurs
» troupeaux et de leurs haras. Ils demeurent dans
» un même lieu, tant qu'ils y trouvent des four-
» rages ; et quand ils les ont consommés, ils dé-
» campent et vont ailleurs. Ils mangent des viandes
» bouillies, et boivent du lait de jument, dont
» ils font aussi du fromage qu'ils appellent *hippace*.
» Il n'y a point de nation moins féconde, et où
» les animaux soient moins nombreux et plus
» petits. Aussi les Scythes habitent-ils un pays
» situé précisément sous l'Ourse et les monts Ri-

» phéens d'où souffle Borée. Le soleil ne s'ap-
» proche d'eux qu'à la fin du solstice d'été; il les
» échauffe alors quelque temps. Les vents chauds
» n'arrivent que fort rarement jusqu'à eux, et
» encore sont-ils très faibles ; ils ont presque tou-
» jours des vents du nord, que les neiges, les
» glaces et les eaux rendent extrêmement froids,
» et qui soufflent constamment des montagnes,
» qu'ils rendent inhabitables. Ils vivent dans des
» lieux humides, et dans un air épais et sans cesse
» obscurci par les brouillards. L'hiver y est per-
» pétuel, et l'été n'y dure que peu de jours ;
» les chaleurs y sont même très faibles. Les plaines
» sont nues, découvertes, sans aucun abri de
» montagnes, et entièrement exposées au nord.
» . . . .
» Les saisons n'y éprouvent point de changemens
» grands et marqués ; elles y sont toujours les
» mêmes, et peu variables : c'est pourquoi les
» Phasiens se ressemblent tous. Ils suivent cons-
» tamment le même régime, et portent les
» mêmes habits l'hiver et l'été : ils ne respirent
» qu'un air épais et humide, ne boivent que
» des eaux de neige et de glace, et sont sans
» force et sans vigueur, car il est impossible que
» le corps ait de la force et l'âme de l'énergie
» dans un climat qui n'est pas sujet à de grands
» changemens. Toutes ces choses font qu'ils sont

» gras .et charnus ; qu'ils ont les jointures lâches
» et humides ; que les ventres supérieur et infé-
» rieur surtout sont toujours surchargés d'hu-
» meurs. En effet, il est impossible que le ventre
» soit sec dans un climat semblable, et dans des
» hommes ainsi constitués. Cette masse de chairs
» et de graisse dont ils surabondent, les rend
» tellement semblables les uns aux autres, qu'on
» n'aperçoit presque pas de différence parmi les
» hommes de même que parmi les femmes. Cela
» vient de l'uniformité des saisons, qui ne pro-
» duit aucun changement ni aucune altération
» dans la semence, si ce n'est lorsqu'il survient
» quelques maladies ou quelques autres accidens
» violens. »

Ils sont semblables entre eux. Les Scythes habitent un pays toujours très froid et qui n'éprouve
que de faibles variations dans sa température. C'est
par la même raison que les Égyptiens se ressemblent : ils ont toujours des chaleurs excessives.

Le désert de la Scythie est une vaste plaine.
Il comprend les déserts de la Sarmatie et de la Tartarie, qui sont d'une étendue immense.

Elle a aussi de grandes rivières : le Rha, le
Boristhène et le Tanaïs.

Le froid est tellement âpre dans la Scythie, dit
Strabon, que les habitans ne peuvent point y
nourrir d'ânes. Les bœufs y naissent sans cornes ;

les chevaux y sont très petits ; mais les bêtes à laine y prennent un très grand accroissement.

Et les monts Riphéens..... C'est ainsi que les anciens appelaient les montagnes du nord, d'un mot grec qui veut dire, *toujours battues des vents.*

Il les échauffe alors un peu. Il y fait de fortes chaleurs, mais elles sont de courte durée.

La plupart des Scythes, au rapport d'Hippocrate, se cautérisaient les épaules, les bras, les jointures des mains, la poitrine, les cuisses et les lombes, pour consumer les sérosités surabondantes du corps. On voit que la cautérisation est un moyen très anciennement employé, et que la médecine moderne ne peut revendiquer comme une de ses découvertes.

Les Scythes étaient sujets à une espèce d'impuis-sance ou d'inhabileté à la génération, dont a parlé Hippocrate. Ceux qui en étaient affectés, se croyaient changés en femmes par la volonté des dieux ; ils prenaient les vêtemens de ce sexe, filaient, par-laient comme elles ; en un mot, en remplissaient toutes les fonctions. On les appelait efféminés. Le peuple superstitieux croyait que cette maladie ve-nait des dieux, et rendait des hommages à ceux qui en étaient attaqués. Hippocrate pensait que cette impuissance provenait de ce qu'ils se faisaient couper les veines situées près des oreilles, et en laissaient couler du sang jusqu'à défaillance, lorsqu'ils éprouvaient des fluxions aux jointures qui les faisaient boiter, incommodité à laquelle ils étaient très sujets, à ce qu'il dit, parce qu'étant continuellement à cheval, et ayant les jambes toujours pendantes, il survenait aux articulations des fluxions qui, étant invétérées, rétrécissaient les nerfs et les rendaient boiteux. Il paraît que le père de la médecine n'a pas été exempt des erreurs et des préjugés de son siècle, lorsqu'il attribue l'impuissance et les fluxions des jointures à de semblables causes, car l'observation n'en prouve pas la réalité. *Errare humanum est.*

« Tous les autres Européens sont fort différens
» entre eux, et pour la taille et pour la figure, par
» rapport aux variations brusques des saisons, qui
» sont très fréquentes dans leur pays; car ils ont
» des hivers rudes et des étés insupportables, de
» grandes pluies, de grandes sécheresses, et des
» vents impétueux qui occasionnent de grands
» changemens. Ce sont ces derniers qui causent
» des différences dans la génération par la grande
» diversité des semences, qui n'ont pas toujours la
» même nature dans le même homme, celui-ci étant
» tout autre l'hiver que l'été, et durant la séche-
» resse que lors de l'humidité.

» Je juge de là que les Européens sont plus cou-
» rageux que les Asiatiques; car l'égalité des sai-
» sons engendre la paresse, et leur inégalité dé-

» termine l'exercice et les travaux du corps et de
» l'esprit. La lâcheté naît de l'oisiveté et de l'inac-
» tion, et le courage se nourrit et se fortifie par
» l'exercice et l'action : c'est pourquoi les peuples
» d'Europe sont plus belliqueux que ceux d'Asie.
» Le gouvernement y a aussi beaucoup de part,
» car les Européens ne sont pas soumis à des rois
» comme les Asiatiques, et partout où les rois
» commandent, les peuples sont lâches; ils sont
» esclaves, même quant à la pensée, et ils ne s'expo-
» sent pas volontiers aux périls pour les autres. Les
» Européens sont libres; aussi bravent-ils les dan-
» gers, parce que c'est pour eux-mêmes qu'ils s'y
» exposent; ils ont toute la gloire des victoires
» qu'ils remportent, et en cueillent seuls les fruits.
» Voilà comment la lâcheté et la bravoure sont
» en grande partie les effets du gouvernement. »

Les Européens ne sont pas soumis à des rois.
Du temps d'Hippocrate, il n'y avait presque point
de rois dans l'Europe occidentale. Les gouvernemens ont une véritable influence sur le caractère
et les mœurs des peuples, ainsi que l'a dit Hippocrate, dont les observations ont servi de base aux
principes que l'immortel Montesquieu a développés dans son ouvrage sur l'*Esprit des Lois.* On
peut comparer l'action du gouvernement sur les
peuples, aux effets que produit la culture sur les
arbres. Ceux-ci ne donnent pas les mêmes fruits,

quoique de la même espèce et vivant dans le même
terroir et sous le même ciel ; cette différence dépend entièrement de la culture. Il en est de même
par rapport au gouvernement relativement aux nations ; il opère sur elles les mêmes effets que la
main du cultivateur produit sur les végétaux.
Telle est la raison pour laquelle certains peuples
ont tant dégénéré de leur ancienne splendeur,
tandis que d'autres, après avoir reconquis la liberté qu'ils avaient perdue sous les rois, sont parvenus à se donner un gouvernement qui leur assure
la sécurité et le bonheur.

« Ce n'est pas qu'il n'y ait en Europe des na-
» tions différentes pour la taille, la figure et les
» qualités de l'âme ; mais la cause de ces diffé-
» rences vient des raisons que j'ai données plus
» haut ; et je vais le faire entendre encore plus
» clairement. Tous ceux qui habitent un pays mon-
» tagneux, rude et sec, sont sujets à des change-
» mens considérables ; ils sont par conséquent plus
» grands, plus actifs et plus courageux ; et ces sortes
» de tempéramens ne peuvent manquer d'être durs
» et féroces. »

Les montagnards respirent un air pur, très oxigéné et électrique ; ils ont par conséquent le sang
chaud, beaucoup de force et de vigueur. Mais ce
qui contribue le plus à les rendre agiles et forts,
c'est l'habitude des travaux, et les changemens

fréquens et brusques de température qui ont lieu dans les différentes saisons de l'année, et auxquels leurs corps s'habituent dès la plus tendre jeunesse, de sorte qu'ils supportent, sans en ressentir d'incommodités, le choc des mouvemens contraires, le refoulement de l'action du dehors au dedans, et sa réflexion du centre à la circonférence; et ces diverses déterminations se croisent souvent et se précipitent. Or, ces causes fortifient puissamment les corps et favorisent leur accroissement. Plus les organes sont agissans, plus ils se développent, et plus ils acquièrent de vigueur : il n'est donc pas étonnant que dans de semblables pays les hommes soient *grands* et *vigoureux*. Ils sont *courageux*, parce qu'ils ont le sentiment de leurs forces. Ils sont durs et féroces, parce que les travaux pénibles et assidus auxquels ils sont forcés de se livrer pour subsister dans un sol ingrat et aride, les éloignent du commerce des hommes polis et civilisés ; ils ne sont pas à portée de cultiver les sciences et les beaux arts, qui adoucissent et tempèrent les mœurs sauvages et la dureté naturelle de l'homme.

L'observation prouve qu'en général l'indolence et la servitude habitent les pays de plaine, et que les montagnes sont la véritable patrie de l'énergie et de la liberté. La plupart des peuples anciens et modernes qui ont déployé une grande activité, étaient des monticoles. Les Assyriens , dont les conquêtes s'étendirent depuis l'Indus jusqu'à la Méditerranée , venaient des montagnes d'Atourie ; les Chaldéens en étaient originaires aussi ; les Perses de Cyrus sortaient des montagnes de l'Élymaïde ; les Macédoniens , des monts Rhodopes. Dans les temps modernes, les peuples les plus énergiques , libres ou difficiles à soumettre , sont les Suisses , les Écossais , les Miquelets , les Asturiens et les habitans des Cévennes. Il est néanmoins des causes morales qui peuvent donner une forte impulsion aux habitans des plaines , et les rendre conquérans. On peut citer en exemples les Arabes et les Tartares , dont les bras invincibles ont porté au loin le feu de la guerre , et répandu la terreur et la désolation.

« Ceux qui vivent dans un pays enfoncé, étouffé,
» qui abonde en prairies , plus exposé aux vents
» chauds qu'aux vents froids , et qui n'ont que des
» eaux chaudes , ne peuvent être ni grands , ni
» droits , ni bien faits ; ils sont gros et charnus ,
» ont les cheveux noirs , et généralement le teint
» plutôt noir que blanc. Ils sont moins pituiteux
» que bilieux , et n'ont ni autant de force ni de
» courage que les précédens , à moins que l'habi-
» tude ne leur donne ces qualités dont la nature
» est avare envers eux. Si leur pays est arrosé de
» rivières qui reçoivent les eaux des pluies et celles

» qui sont stagnantes, ils jouissent d'une bonne
» santé et ont un bon teint ; mais s'il n'y a point
» de rivières, et s'ils sont obligés de faire usage
» d'eaux croupies et fétides, ils ont nécessairement
» des affections du ventre et de la rate. »

La constitution des habitans de ce pays est telle
que les forces et les mouvemens sont presque sans
cesse attirés à l'organe extérieur par l'action des
vents chauds qui y règnent, et celle des eaux
chaudes dont ils font usage. Ils ne peuvent être
grands, parce que, l'action étant inégalement par-
tagée, et l'organe extérieur la recevant par surabondance aux dépens des autres, leur développement ne peut se faire qu'incomplétement ; mais
ils doivent être *gros et charnus*, précisément
parce que la force excentrique s'élance habituellement au dehors Ils ne sont pas *droits*, et il y a
parmi eux beaucoup d'hommes contrefaits, parce
que les muscles ne jouissant pas d'une force suffisante pour retenir le tronc et les membres dans
l'attitude et la position convenables, le corps est
abandonné à son propre poids, et se déforme,
surtout dans les premières années de la vie. C'est
ainsi, par exemple, que les jambes s'arquent et
deviennent torses dans les enfans qu'on essaie à
faire marcher de trop bonne heure avant que les
muscles aient acquis une somme suffisante de
forces ; les os sont mous et ductiles à cet âge ; ils

plient et se courbent aisément. Ajoutez à cette cause une autre non moins puissante, le rachitis, qui doit être très commun dans de semblables pays; vu qu'il s'y trouve de puissantes causes d'énervation, qui donnent lieu à une inégalité considérable dans l'accroissement respectif des différentes parties, dans laquelle consiste cette maladie.

Ils ont aussi le ventre très mou et très humide, parce que les eaux qu'ils boivent sont relâchantes.

Ils ont les cheveux noirs, et le teint plutôt noir que blanc. Tel est l'effet du calorique sur les cheveux et l'habitude extérieure du corps.

Ils sont moins pituiteux que bilieux. La constitution bilioso-pituiteuse est l'effet des vents chauds et humides, dont ils éprouvent constamment l'influence. Ils ne supportent pas les travaux du corps et de l'esprit : la tension de l'épigastre, qui est nécessaire à ceux-ci, ne peut être constante, et l'éparpillement des forces au dehors, conjointement avec le défaut de concentration dans l'intérieur, ne permet pas les autres.

Néanmoins ces peuples jouissent de la santé, lorsqu'ils ne font pas usage d'eaux stagnantes : mais si leur pays n'est pas arrosé de rivières, et s'ils boivent des eaux croupies et fétides, ils sont sujets à des affections du ventre et de la rate, parce qu'il s'exhale de ces eaux le miasme *marécageux*, qui produit les fièvres rémittentes et intermittentes , les dyssenteries bilieuses et autres affections abdominales (1) , auxquelles ils sont déjà disposés par la constitution bilioso-pituiteuse dont ils jouissent.

« Ceux qui habitent un pays élevé , découvert ,
» exposé aux vents , et abondant en eau , sont
» grands et droits : ils se ressemblent presque tous ;
» ils ont aussi moins de courage , mais plus de
» douceur. »

On conçoit aisément pourquoi ils sont *grands et droits*, car les forces et l'action sont également réparties , et dans les proportions convenables , dans toutes les parties du système. *Ils se ressemblent*, parce qu'ils sont soumis à l'influence constante des mêmes causes. *Ils ont de la douceur*, par rapport à l'égalité et à la clémence des saisons, et parce qu'ils ne sont pas forcés de se livrer à des travaux pénibles et continus pour vivre , leur pays étant fertile , et ne demandant pas une culture longue et difficile pour fournir aux besoins de la vie. Les peuples qui n'ont pas des températures extrêmes dont la succession soit rapide , n'éprouvent pas dans l'épigastre et le cerveau ces ébranlemens fréquens et violens qui donnent lieu ou disposent aux passions fortes et violentes. On a ob-

----

(1) Il faut observer que les anciens faisaient dépendre les fièvres d'accès d'un vice de la rate.

servé que ces peuples étaient ceux qui avaient les mœurs les plus douces, et qui montraient le plus d'humanité. On voit qu'ici le physique agit spécialement sur le moral.

« Ceux qui habitent des pays nus, maigres, secs
» et non sujets à de grandes variations, ont le corps
» robuste, dur, et le teint jaunâtre plutôt que
» noir. Ils sont arrogans, colériques, opiniâtres et
» fermes dans leurs opinions. »

Ils ont le teint jaunâtre plutôt que noir, parce qu'ils ont alternativement de grandes chaleurs et de grands froids. Les peuples qui ressentent constamment des chaleurs fortes, sont noirs, et les habitans des pays froids sont blancs ; mais ceux qui vivent dans des contrées dont la température n'est pas excessive et ne varie guère, ont le teint jaunâtre. Cette couleur est dans l'espèce humaine celle intermédiaire entre le noir et le blanc. Quant à l'intrépidité, le courage et la fermeté du caractère, ces qualités morales dépendent en grande partie de la force et de la vigueur du corps.

« Partout où il y a des changemens grands et
» fréquens dans les saisons, on trouve des hommes
» dont la figure est très différente, et qui ne se
» ressemblent en rien, ni pour la complexion ni
» pour les mœurs. Cela vient, 1°. de ce que les
» tempéramens ne sont pas les mêmes ; 2°. des pro-
» ductions du sol, et des eaux dont on y fait usage.

» On remarque presque toujours que les formes
» et les mœurs des hommes sont analogues à la
» nature du pays qu'ils habitent. »

Hippocrate a entendu parler dans ce texte d'un
peuple qui habitait une grande étendue de pays,
dont le sol, les saisons, les eaux, et par conséquent les productions alimentaires, ne sont pas
les mêmes dans tous les points. Les effets que produisent ces causes dissemblables sur une grande
nation, doivent être bien différens relativement
aux localités du pays qu'elle habite. Ainsi, par
exemple, les monticoles sont autrement constitués que les vallicoles ; ceux qui sont au nord de
la France, par exemple, diffèrent presque en tout,
tant au physique qu'au moral, de ceux qui vivent
dans le midi. Il en est de même des productions
végétales, qui ont des qualités tout autres dans ces
deux points de l'empire.

« Dans tous les lieux où la terre est grasse, molle
» et aquatique, où les eaux sont si peu profondes,
» qu'elles sont chaudes en été et froides en hiver,
» et où les saisons jouissent d'une douce tempéra-
» ture, les hommes sont charnus, humides, et
» ont les jointures grosses ; ils ne supportent pas
» les fatigues ; ils sont lâches, paresseux, dormeurs,
» sans esprit ni adresse, et sont inhabiles à cultiver
» les arts. »

On remarque ici les effets de l'extrême mollesse

de la fibre, de son relâchement, et de la surabondance de la pituite, surtout dans les jointures qui
en sont grossies. Ils sont faibles, et par conséquent
sans courage. Ils sont inhabiles aux arts, par le défaut d'une tension constante de l'épigastre, qui est
absolument nécessaire aux travaux de l'esprit, et
parce que le cerveau, imbibé d'une grande quantité de sérosités, est sans jeu et sans ressort.

« Mais partout où le pays est nu, ouvert, aride,
» où l'on ressent les rigueurs de l'hiver et les ardeurs
» de l'été, les hommes y sont maigres et velus,
» mais forts, robustes, vigilans, laborieux, arro-
» gans et opiniâtres, plus durs que doux, propres
» aux arts et belliqueux.

» En un mot, tout ce qui vient dans quelque
» terre que ce soit, participe de ses qualités. Il suffit
» d'avoir expliqué les plus grandes différences qui
» existent parmi les hommes, et pour la figure et
» pour le tempérament; on en pourra tirer des
» conséquences justes pour parvenir sûrement à
» la connaissance de toutes celles dont on n'a point
» parlé. »

On voit dans la constitution des peuples dont
on vient de parler, les effets de la force et de la rigidité de la fibre, qui ne permettent pas aux humeurs muqueuses et pituiteuses de s'accumuler dans
ses interstices, dans les cavités du corps et les articulations. La région épigastrique reçoit et renvoie

librement l'effort d'action des différentes parties, et le cerveau jouit d'une grande énergie. De là vient que les hommes qui habitent ces pays sont propres aux travaux du corps et de l'esprit ; et comme ils éprouvent les rigueurs de l'hiver et les ardeurs de l'été, ils sont forts et vigoureux ; ils ont du courage, de l'aptitude aux arts, et toutes les qualités propres à former des guerriers.

Il résulte de tout ce que je viens de dire, que les qualités physiques et morales dont se composent le caractère et l'esprit des nations sont dans une étroite dépendance des lieux qu'elles habitent, de l'air qu'elles respirent, des saisons qu'elles éprouvent, des alimens et des eaux dont elles font usage, du culte et du gouvernement sous lesquels elles vivent : c'est à l'influence, plus ou moins grande, de ces causes, qu'on doit attribuer les différences si sensibles qu'on rencontre non seulement parmi les peuples, mais encore parmi les individus des mêmes sociétés.

Atque hactenùs quidem maximè contrarias corporum naturas et formas diximus, è quibus conjecturâ factâ, si quoque reliqua consideraveris, nunquàm à vero aberrabis. (HIPP. lib. de aëre, aquis et locis.)

CHAPITRE VII.

Des choses qui s'appliquent à la surface du corps.

Les habillemens, les frictions, les bains, les lotions, tout ce qui est relatif à la propreté, sont les principales choses qui s'appliquent à l'habitude extérieure du corps, et dont il sera traité dans ce chapitre.

Les vêtemens sont d'une nécessité indispensable à l'habitant des pays sujets à de grands changemens dans la température de l'atmosphère, ainsi qu'à l'homme civilisé. Les rigueurs du froid et les brusques variations de l'air, qui ébranlent à chaque instant les fondemens de la vie, et la dépravation des mœurs, suite inévitable d'une civilisation avancée, en commandent impérieusement l'usage aux uns et aux autres. Il n'en est pas de même pour les peuples qui respirent continuellement un air chaud et embrasé ; les habits ne seraient pour eux qu'un poids incommode et superflu : ils sont plus inutiles encore, tant que ces peuples, non encore corrompus par le goût des plaisirs factices, vivent dans la simplicité et l'innocence ; car la pudeur y couvre de son voile la nature, et le mystère, enfant du vice, leur est absolument inconnu. Telle est la raison pour laquelle on trouve ordinairement ces peuples dans l'état de parfaite nudité.

Les habillemens doivent être analogues aux âges, aux pays et aux saisons; ils doivent être commodes et ne causer aucune gêne; autrement ils nuisent.

Les vêtemens chauds et pesans ne conviennent pas à la jeunesse, durant laquelle les forces organiques se déploient spécialement vers les parties extérieures et supérieures; ils détermineraient d'abondantes transpirations, nuisibles à cet âge, et, en portant de trop grandes quantités de sucs nourriciers vers la circonférence, ils s'opposeraient au libre développement des autres organes, produiraient des congestions cérébrales, et donneraient ainsi lieu à une multitude de maux réels, dont les moindres sont des fluxions habituelles. Il convient donc que les jeunes gens, et surtout les enfans, portent des habits faits d'étoffes légères et principalement de coton, pour les accoutumer de bonne heure aux vicissitudes du froid et du chaud, et leur faire contracter une sorte de familiarité avec les intempéries des saisons : c'est le moyen de les rendre sains et robustes. Dans l'âge avancé, lorsque les fibres de l'organe extérieur se sont endurcies, que son tissu est devenu serré et compact, et que la force concentrique prévaut, il est utile, pour ralentir les progrès de la concentration qui caractérise la froide vieillesse, et favoriser la transpiration dont le dérangement occasionne la plupart des maladies de cet âge, de porter des habits plus étoffés et plus chauds, tels que des draps de laine, des ouates, etc.

Les vêtemens doivent être analogues aux saisons, légers en été et chauds en hiver ; il faut aussi n'en changer qu'avec les plus grandes précautions, si l'on veut se préserver des maladies que produisent les trop promptes vicissitudes de l'atmosphère. Il convient en conséquence de ne quitter qu'un peu tard les habits d'hiver, et de les reprendre de bonne heure dès que les premiers froids commencent à se faire sentir. Il serait un moyen efficace de mettre l'homme à l'abri des dangereux effets auxquels donnent fréquemment lieu les changemens brusques de température, si communs dans nos pays ; ce serait de le familiariser avec eux dès l'enfance ; et l'on y parviendrait sûrement en ne le vêtissant jamais plus chaudement dans un temps que dans un autre, et en l'habituant à se passer de feu (la nature inspire dans le premier âge une sorte d'aversion pour le feu et la vie sédentaire, et de l'amour pour l'exercice et le mouvement), ainsi qu'à se jeter à la nage dans un fleuve ou une rivière, après s'être fortement exercé à la lutte, à la course, à la danse, et à reprendre immédiatement ces exercices. Tels étaient les moyens par lesquels on parvenait à rendre la jeunesse de Rome forte et vigoureuse : aucun peuple ne fut ni plus robuste ni plus vaillant ; aucun ne supporta mieux, et d'une manière plus soutenue , les travaux et les fatigues de la guerre. Rien n'est plus efficace, dit Galien , pour acquérir de la vigueur , que de s'exposer aux alternatives brusques du chaud et du froid ; on trempe en quelque sorte le corps : c'est ainsi qu'on augmente la force et la dureté de l'acier, en le rougissant au feu à plusieurs reprises , et en l'éteignant à chaque fois dans l'eau froide.

Les vêtemens produisent sur les corps des effets différens , selon les matières dont ils sont tissus, et les couleurs dont ils sont teints. Ceux faits de laine ou de soie sont chauds, et retiennent le calorique du corps , parce que n'étant pas des conducteurs de la chaleur, ils isolent celle que produisent les forces de la vie , et empêchent qu'elle ne soit absorbée par l'air environnant. Les habits de soie, de peau, de poils, etc. sont idio-électriques ; ceux de laine excitent l'électricité par les frottemens auxquels ils donnent lieu : les premiers retiennent et concentrent en quelque sorte l'électricité animale dans le corps, et interceptent la communication du fluide électrique de l'atmosphère, au lieu que les seconds établissent une libre circulation de ce fluide entre le corps et l'atmosphère. Il paraît d'après cela que les habits de soie, de poils, en un mot ceux faits de matières qui jouissent de la propriété *isolatrice*, sont spécialement utiles dans les constitutions humides, parce qu'ils retiennent le gaz électrique qu'excitent les forces de la vie, et duquel les vapeurs aqueuses et anélectriques de l'atmosphère tendent fortement à s'emparer; au lieu que ceux de laine, de coton, de toile, enfin ceux anélectriques, conviennent dans les constitutions sèches, parce qu'ils empêchent le fluide électrique animal de s'accumuler en trop grande quantité dans les corps.

Les habits de laine, quoique très avantageux et d'un usage très étendu, ne sont pas néanmoins sans inconvéniens. Outre que les miasmes contagieux s'attachent plus aisément à la laine, et y restent plus fortement adhérens qu'aux autres matières, ces sortes d'habits s'imbibent de la sueur, qui, se corrompant promptement, exhale, lorsque le corps est échauffé, des miasmes; et ceux-ci, quand ils sont arrêtés, portent le plus souvent leur impression sur la peau, et y décident des galles, des dartres, etc. D'ailleurs l'humidité pénètre davantage et plus promptement les étoffes de laine que celles faites d'autres matières : non seulement ces sortes d'habits serrent et compriment le corps, dans cette circonstance, ce qui à la vérité n'est qu'un léger inconvénient, mais ils suppriment encore la transpiration, surtout lorsque la saison est froide, et donnent par là naissance à une multitude de maux graves.

Il est très dangereux de laisser sécher sur son corps les habits mouillés, en s'exposant à la chaleur du soleil ou à celle d'un poêle, surtout lorsque l'habit est d'un mauvais teint et qu'il décharge : la peau s'imprègne des substances colorantes qui abandonnent l'étoffe, et il en résulte un obstacle de plus à l'excrétion de l'humeur perspirable ; peut-être aussi se développe-t-il, par l'action du calorique, des miasmes des matières colorantes, lesquels, absorbés avec l'humidité et l'humeur perspirable par les vaisseaux inhalans du tissu cellulaire sous-cutané, renforcent ces causes de maladies. J'ai observé que ceux des soldats qui étaient attaqués de maladies dépendantes de la suppression de la transpiration, éprouvaient des symptômes plus graves, et même que la putridité se développait plus fréquemment et plus vite, lorsque leurs habits avaient laissé sur la peau l'empreinte de la couleur bleue dont ils sont teints, que lorsqu'ils n'avaient été que simplement mouillés. Plusieurs officiers de santé attachés au service des hôpitaux, ont fait la même observation.

Il est donc de l'intérêt du gouvernement de fixer son attention sur cet objet. L'économie et l'huma-

nité exigent que les citoyens appelés à la défense de
la patrie, soient bien vêtus, et que leurs habits
soient teints de manière que les substances tei-
gnantes puissent résister au savon et aux autres agens
capables de dégrader et d'enlever les couleurs. Dans
le cas contraire, les habits sont nonseulement préjudiciables à la santé du soldat, mais encore ils
sont d'une courte durée, car ils pourrissent et s'en
vont en lambeaux pour peu qu'ils aient été exposés
à la pluie.

Les habits légers, de lin, de coton, de fils de
chanvre, sont d'excellens conducteurs du calorique ; ils le laissent passer librement du corps à
l'air libre, et ne s'opposent pas au passage du froid
de l'atmosphère à la surface du corps, à travers
leur tissu. Ils sont donc ceux qui conviennent le
mieux dans les pays chauds et durant l'été : mais on
ne doit pas être indifférent sur l'espèce des couleurs ; celles-ci doivent varier suivant les saisons
et les climats. L'expérience a appris que les matières
décolorées s'échauffent moins que celles dont les
couleurs sont foncées, et surtout celles rembrunies
ou teintes en noir. Si on noircit la surface d'un
miroir ardent à la fumée d'une lampe, il ne réfléchit plus ni lumière ni calorique ; car, si on
place à son foyer la boule d'un thermomètre, la
liqueur ne monte pas. De deux cafetières d'égale

capacité, contenant une même quantité d'eau, placées à une égale distance du feu, et dont l'une est blanche et l'autre noire, c'est la première dont l'eau entre le plus promptement en ébullition. Les habits décolorés sont donc les plus analogues à la saison chaude et aux pays méridionaux; les autres conviennent mieux durant l'hiver, et dans les contrées où il fait habituellement froid.

. Les vêtemens doivent aussi être conformes aux tempéramens. Les personnes robustes, et les sanguines, sont plus propres à supporter la chaleur et le froid, que les personnes délicates et qui sont sujettes à éprouver des dérangemens sensibles toutes les fois que la température de l'air vient à changer; celles-ci doivent mieux s'habiller dans toutes les saisons, et les autres, porter des vêtemens plus légers et moins chauds.

Une autre attention qu'on doit avoir dans l'habillement, pour que la santé n'en soit pas altérée, c'est que les vêtemens soient propres et aisés; ils ne doivent ni trop serrer ni gêner; autrement ils font obstacle au mouvement progressif du sang et des humeurs, et peuvent occasioner des accidens très graves. On a vu souvent des défaillances, des vertiges, des apoplexies, des oppressions, de la toux, des hémoptysies et beaucoup d'autres affections mortelles, être l'effet de la compression produite par les jarretières, les boucles, les cravates trop serrées, et surtout par les corps de baleine (1). Si j'avais à proposer des modèles dans la manière de s'habiller, ce seraient les *Quakers* ou *Trembleurs*. Un habit simple et ample, de beau linge, sans ornement, et une propreté presque superstitieuse, distinguent des autres sectes religieuses, cette classe d'hommes paisibles et humains.

____

(1) Les médécins se sont élevés dans tous les temps contre le pernicieux usage des maillots et des corps de baleine. Les philosophes se sont réunis à eux, et leurs efforts combinés n'ont pas été sans succès. Cette heureuse révolution est déjà avancée, mais n'est pas encore entièrement achevée, tant les préjugés et les anciens usages sont difficiles à détruire.

« Tout est bien sortant des mains de la nature, a dit avec raison » J. J. Rousseau, et tout dégénère entre les mains des hommes. » C'est bien ici le cas de faire une juste application de cette vérité; car l'usage dans lequel sont encore bien des personnes de garotter le corps délicat de l'enfant qui vient de naître, et d'enfermer dans la suite la poitrine dans des boites de baleine, est un des plus pernicieux et des plus contraires aux vues de la nature. Ce sont surtout ces cages qui sont les plus nuisibles, car elles s'opposent au développement de la poitrine, et lui font prendre une direction opposée à celle qu'elle doit avoir. En effet, leur forme est précisément dans un sens inverse de celle de la poitrine, qui représente un cône renversé, dont la pointe est en haut, et la base en bas : or, les corps de baleine sont larges dans le haut et étroits dans le bas ; d'où il résulte que, n'étant pas moulés sur la forme du thorax qu'ils serrent inférieurement, ils s'opposent à son expansion et gênent la respiration. On a vu très souvent des hémoptysies et des phthisies mortelles occasionées par cette cause. Les fonctions de l'estomac en sont aussi dérangées par rapport à la compression constante qu'il éprouve ; de là ces anxiétés, ces cardialgies. etc. qui sont produites uniquement par cette compression, et dont se plaignent fréquemment les jeunes filles. Les corps de baleine ne sont pas d'ailleurs favorables à l'élégance de la taille et à la beauté. Le philosophe de Genève n'a pas mal comparé les tailles que se font les femmes avec leurs corps de baleine à des guêpes : et souvent, pour faire des tailles fines, on ne fait que des bossues et des phthisiques.

Ce que je viens de dire de l'ampleur et de l'aisance que doivent avoir les vêtemens, s'applique aussi à la chaussure. Les souliers trop étroits ont estropié plus d'un élégant; au moins ils sont très-incommodes et gênent la marche, et quiconque veut avoir des pieds chinois, doit s'attendre à y voir naître des durillons et des cors, qui non-seulement sont très douloureux, mais encore qui ôtent la faculté de marcher et de faire usage des orteils. Les talons hauts ne sont pas moins incommodes, à la vérité, ils font paraître plus grand, parce qu'on est forcé de marcher sur la pointe du pied, mais aussi on ne marche pas bien de cette manière : les mouvemens des articulations sont empêchés; les membres sont dans une position forcée; on est contraint de tenir le corps plié en avant, et on marche sans grâce comme sans noblesse. Il n'y a pas une femme sur dix, qu'on puisse dire bien marcher; ce défaut est dû aux talons hauts, dont la mode passe aujourd'hui, heureusement pour elles.

Les frictions sont des moyens prophylactiques et curatifs, très efficaces dans bien des circonstances. Les anciens en faisaient un fréquent usage, et ils en retiraient les plus grands avantages. Galien les recommandait comme un spécifique dans les maladies chroniques dépendantes du relâchement et de l'inertie des solides. Les frictions consistent à se frotter ou à se faire frotter tout le corps ou seulement quelques parties, durant quinze à seize minutes, avec un linge, une flanelle, ou une brosse. On ne doit les faire que lorsque la digestion est achevée, et non immédiatement après le repas.

Les frictions appellent les forces et l'action au dehors; elles donnent du ton et de la vigueur aux solides, et accélèrent le mouvement progressif du sang dans les veines, et ensuite dans les artères. Il ne faut pas qu'elles soient fortes ni soutenues trop long-temps; autrement elles enflamment la peau, précipitent la circulation, et décident la fièvre. Leur effet est donc d'augmenter le mouvement, et de donner de la mobilité aux humeurs croupissantes et épanchées : aussi s'en sert-on utilement pour atténuer et résoudre les tumeurs indolentes, pour ranimer l'action languissante des vaisseaux, et rétablir la circulation dans les parties où elle se fait difficilement. Ces effets ne se bornent pas à la partie sur laquelle on applique la friction, car elle excite souvent une transpiration générale, en déterminant le rayonnement des forces de l'épigastre vers l'organe extérieur; ainsi leur sphère d'activité embrasse tout le corps; c'est pourquoi Celse les recommandait principalement dans les affections qui reconnaissent pour cause la fixation et la concentration des forces dans l'intérieur, comme dans la mélancolie, l'hypocondriacisme, etc.

1.   27

L'usage des frictions exige quelques précautions : 1°. on doit s'en abstenir dans les cas de pléthore; 2°. il ne faut pas les pratiquer sur l'estomac et le ventre, lorsqu'il y a embarras des premières voies, chaleur et tendance à la pourriture.

Les anciens mettaient beaucoup en usage les onctions avec l'huile : ils s'en servaient avant que d'entrer dans le bain, pour empêcher une trop grande évaporation. La troupe employait ces moyens pour se préserver du froid, et conserver la souplesse et la flexibilité de la peau et des membres, lorsqu'elle se mettait en campagne dans les saisons rigoureuses. On lit dans Xénophon, qu'il fit frotter d'huile et de graisse ses soldats lors de leur retraite, durant laquelle ils furent engourdis par le froid. Tite-Live rapporte qu'Annibal usa de ce même moyen, dans une circonstance où ses soldats, après s'être mis dans l'eau pour poursuivre l'ennemi, et après avoir essuyé une pluie considérable durant la nuit suivante, avaient le corps roide et presque immobile, au point de ne pouvoir manier leurs armes. Ce général fit allumer des feux devant les tentes, et distribuer à son armée de l'huile pour faire des onctions sur les membres; ce qui lui réussit.

Les peuples les moins industrieux des contrées septentrionales de l'Europe et de l'Amérique, s'oignent d'huile le visage, les mains et les pieds, afin de se garantir non-seulement de la piqûre des insectes qui sont en très grand nombre dans ces pays, mais encore pour être moins sensibles au froid; ils peuvent, quand ils ont pris cette précaution, marcher très long-temps dans les neiges sans en être incommodés. On pourrait utilement se servir de ce même moyen dans les armées françaises, lorsqu'elles sont forcées de s'exposer au grand froid, ayant attention, pour entretenir la propreté, de se laver ensuite, quand le moment de la nécessité serait passé, avec de l'eau chaude, ou, ce qui vaudrait mieux encore, avec de l'eau dans laquelle on aurait fait dissoudre un peu de savon. Ce moyen n'est pas à négliger : l'expérience des anciens en garantit le succès; et l'on n'a pas à craindre la suppression de la transpiration, qu'ils semblaient redouter, puisqu'ils pratiquaient les frictions avec les huiles avant le bain pour empêcher une trop grande dissipation d'humeurs que le bain attire au dehors, car l'observation prouve au contraire qu'elles excitent la transpiration; et je pense avec *Mercurialis* que ce n'était que dans l'unique vue de donner de la souplesse et de la légèreté aux membres, et non pour empêcher de trop grandes déperditions, que les athlètes se frictionnaient avec des huiles et des pommades avant le combat.

On distingue quatre sortes de bains, par rapport à leur température : les bains chauds, les bains tièdes, les bains frais, et les bains froids. Le bain chaud est celui dont la température très élevée occasionne à ceux qui y sont plongés, un sentiment de chaleur considérable. Il détermine une transpiration ou plutôt des sueurs abondantes, surtout au front; il fait éprouver de l'agitation, du malaise, des anxiétés, des vertiges, et détermine impétueusement le sang vers le cerveau; la face se colore vivement, les yeux deviennent rouges et étincelans; les artères carotides et temporales battent fortement; en un mot, ce bain détermine l'action et le sang vers la tête, et quelquefois produit l'apoplexie et la mort : aussi les médecins en ont-ils presque entièrement abandonné l'usage. Le bain tiède est celui qui fait éprouver une chaleur douce, tempérée, non incommode, ou plutôt, dans lequel on n'est point affecté d'une grande chaleur ni de la sensation du froid. Le bain frais est celui qui est à peu près au degré de la température de l'atmosphère durant l'été. Enfin, le bain froid est au degré de la congélation, ou au-dessous.

Les bains nettoient la peau des immondices qu'y laissent la transpiration et la sueur; les lotions produisent un semblable effet : les uns et les autres favorisent ces excrétions.

Le bain tiède relâche les solides, attire l'action au dehors, et rend les humeurs plus fluides ; car l'eau est absorbée par les vaisseaux inhalans, et se mêle au sang et aux humeurs qu'elle délaie. Ce n'est, comme le disait Galien, qu'en admettant la pénétration de l'eau du bain, qu'on peut concevoir la promptitude avec laquelle il délasse, fortifie et apaise la soif des personnes accablées de fatigue, et dont les parties intérieures de la bouche, l'œsophage et l'estomac, sont dans un tel état de desséchement qu'elles ne peuvent ni parler ni avaler. Au reste, l'absorption de l'eau est prouvée par une multitude d'expériences décisives ; il est peu de personnes qui ignorent que l'eau dans laquelle on est resté plongé pendant quelque temps, se trouve ordinairement diminuée d'une quantité notable, tandis que le poids du corps a sensiblement augmenté.

Le bain tiède est utile dans tous les cas où la fibre est roide et tendue, mais surtout dans ceux où l'action est fixée et concentrée dans l'épigastre. Il est en conséquence avantageux aux personnes qui ont la fibre grêle, sèche et vibratile, aux vieillards, aux mélancoliques, aux hypocondriaques, de même que dans les fatigues excessives du corps et de l'esprit, et dans les fortes passions.

Il est des précautions à prendre lorsqu'on fait usage du bain tiède. 1°. Il ne convient pas de le prendre immédiatement après le repas ; et comme l'a fort bien dit Juvénal qui connaissait les dangers qui en sont la suite,

Pœna tamen præsens, cum tu deponis amictus
Turgidus, et crudum pavonem in balnea portas :
Hinc subitæ mortes, atque infestata senectus.

2°. Il ne doit avoir que le degré de chaleur nécessaire pour que l'on n'y éprouve pas le sentiment
du froid. 3°. Il est nuisible lorsque les premières
voies sont farcies de saburres, de même que quand
on a quelque viscère faible. 4°. On doit s'en abstenir dans les cas de faiblesse et d'épuisement.
5°. Enfin, il pourrait être dangereux, comme
l'observe Hippocrate, dans l'hémorragie nasale, à
moins qu'elle ne soit modique.

Il serait nuisible de prendre le bain immédiatement après le repas, parce que, les forces se diri-
geant vers l'estomac pour le travail de la digestion,
et le bain les détournant vers l'organe extérieur,
la digestion en serait nécessairement troublée. Il
est néanmoins un cas où il est utile de se baigner
peu de temps après avoir pris des alimens, c'est
lorsque les organes de la digestion sont dans un
état de spasme violent. Le bain, dans cette circonstance, porte sur la peau une impression de
détente et de relâchement qui rayonne sur les
organes digestifs et en détruit le spasme. Tissot
a vu des personnes très nerveuses qui ne pouvaient bien digérer que dans le bain. On conçoit,
d'après cela, pourquoi Hippocrate en recomman-

dait l'usage lorsque les intestins étaient irrités par un purgatif violent : *post veratrum epotum lavare oportet*. Galien observe que le bain pris après le repas peut être avantageux aux personnes extrêmement bilieuses ; car une bile abondante et très excitée peut, en stimulant vivement les organes digestifs, convertir leur action en spasme : *hoc à cibo quoque balneum juvat*. Mais il veut qu'on s'en abstienne quand il détermine à la région du foie un sentiment de pesanteur, de tension ou de douleur, parce qu'il en pourrait résulter des obstructions ou une inflammation dans ce viscère.

Les bains froids et frais ont la propriété de faire refluer l'action et les humeurs du dehors au dedans, et, lorsque le corps est susceptible d'un degré convenable de réaction, de favoriser et de rétablir la libre circulation des forces du dehors au dedans et du dedans au dehors ; ils sont très efficaces pour diminuer la mobilité et l'excessive sensibilité du système ; ils augmentent le *robur physicum* des solides, et par conséquent la vigueur des contractions musculaires.

La meilleure manière de prendre le bain froid, consiste à plonger tout le corps dans l'eau froide, durant l'espace d'une, deux ou trois minutes, durant les premiers jours ; puis on prolonge par degrés l'immersion, les jours suivans, jusqu'à un demi-quart d'heure, et au plus un quart d'heure entier. L'usage de ce bain peut prévenir dans l'enfance les maladies dépendantes de la constitution pituiteuse portée à l'extrême, comme les écrouelles, le rachitis. Il convient parfaitement aussi aux personnes qui ont le système nerveux très mobile, et l'on en a obtenu souvent les succès les plus heureux dans les affections nerveuses dépendantes de cette cause. J'ai vu une femme entièrement guérie, par l'usage des bains froids soutenu pendant quatre mois, d'une irritabilité si grande que le moindre bruit imprévu ou une surprise la jetait dans des convulsions affreuses, ou la faisait tomber évanouie.

Les peuples du Nord sont, de temps immémorial, dans l'usage d'habituer les enfans au bain froid dès le moment de leur naissance. Les Spartiates les baignaient dans l'Eurotas, les Germains dans le Rhin ; les Scythes et les Bretons observaient cet usage ; les habitans du Latium, au rapport de Virgile, long-temps avant la fondation de Rome, plongeaient leurs enfans nouveau - nés dans les fleuves et les glaces.

> Durum à stirpe genus. Natos ad flumina primum
> Deferimus, sævoque gelu duramus et undis.
>
> Æneid. *lib.* 9 , *vers.* 603.

Les Lapons, les Péruviens, des nations entières

des Indes, et notamment les habitans de Terre-Ferme, les ont, dans tous les temps, baignés dans l'eau froide. Guillaume Penn trouva cette même coutume établie dans l'Amérique septentrionale, lors de son arrivée dans ce pays. C'est sans doute le préjugé général sur l'usage des bains froids, qui a donné lieu aux poëtes de feindre qu'Achille était invulnérable, parce qu'à sa naissance il avait été plongé dans les eaux du Styx. C'est d'après ces exemples qu'on s'est cru fondé à conseiller de baigner généralement tous les enfans dans l'eau froide, pour les rendre forts et robustes. Galien rejette ce moyen, comme préjudiciable, dans le premier âge : il ne le recommande que lorsque l'accroissement est déjà très avancé (1); mais il suppose l'enfant bien constitué, parce qu'il faut, dit-il, conserver sans changement son état qui est conforme aux vues de la nature. Mais quand les enfans ont les chairs extrêmement molles, et que l'on a à craindre le développement des affections que produit l'excessive pituitescence, il conseille dans ce cas l'usage des bains froids comme très avantageux et propres à prévenir ces sortes de maladies.

Les bains froids conviennent mieux aux habitans

____

(1) *Siquidem corpus quoad augescit optimum, frigidâ lavandum non est, ne ejus incrementum moretur. Ubi verò jam abundè est auctum, tum frigidæ quoque assuefaciendum, ut quæ et illud roboret, et autem durum atque densum efficias.* Lib. de Sanitate tuendâ.

du Nord qu'à ceux des pays chauds; et les bains
tièdes sont bien plus utiles à ces derniers qu'aux
autres, parce que les maladies auxquelles on est
exposé dans les climats brûlés par l'ardeur du soleil, dépendent plus généralement de causes internes; et d'ailleurs les crises se font le plus ordinairement par l'organe extérieur, qui, pour se
prêter à l'exécution, a besoin d'être habituellement
dans l'état de rareté et de mollesse. C'est le contraire dans les pays du Nord : les maladies qui y
règnent sont communement décidées par des agens
externes; et pour que le corps soit en état de réagir
avec avantage, il est nécessaire que l'organe extérieur présente à leur action une force de résistance
qui sera d'autant plus grande que son tissu sera plus
ferme et plus dense. C'était le sentiment de Galien,
auquel ajoute un grand poids le penchant qu'ont
pour les bains froids les peuples septentrionaux, et
pour les bains tièdes les habitans des pays chauds;
car la nature a suggéré à l'homme, ainsi qu'aux
animaux, le désir des choses nécessaires à leur conservation, et de l'aversion pour celles qui sont nuisibles : la médecine, comme toutes les autres sciences, n'est que le résultat des réflexions sur les connaissances que fait acquérir l'instinct. C'est toujours
celui-ci qui découvre, la réflexion et le raisonnement viennent ensuite, et le méthodiste ne fait que
distribuer les résultats dans l'ordre qu'il croit le

plus convenable pour que l'esprit puisse les saisir et les retenir aisément.

Quant aux bains frais, il est plus salutaire de les prendre dans un fleuve, une rivière, une eau courante, dont les flots et les ondes font éprouver au corps des frottemens utiles, et entraînent toutes les immondices de la peau, que dans une baignoire ou une eau immobile. Il est plus avantageux encore de s'exercer à la natation, qui augmente les bons effets du bain.

Les bains froids et frais exigent les mêmes précautions que les bains tièdes. On doit s'en abstenir toutes les fois que l'action et la chaleur du corps sont augmentées, de même que quand il y a faiblesse extrême d'épuisement, et lorsque les forces sont concentrées dans l'épigastre. Il ne faut pas entrer dans ces bains lorsque l'on est très échauffé et suant : il est nécessaire, dans ce cas, d'attendre que le corps soit rafraîchi; autrement on court les risques de contracter des maladies graves, occasionnées par le refoulement subit des mouvemens et des humeurs. Ces bains sont, par la même raison, nuisibles dans les éruptions, comme la gale, les dartres, les taches à la peau, etc.

Les lotions opèrent en partie les effets des bains : elles nettoient et décrassent la peau; elles favorisent par conséquent la transpiration, et fortifient le système, lorsqu'on les fait à froid, ou relâchent et ramollissent, quand on se sert d'eau tiède. On ne saurait trop les conseiller, car elles réunissent une foule d'avantages : aussi quelques législateurs, comme Moïse et Mahomet, qui en avaient reconnu la nécessité dans des pays où l'on transpire et sue presque continuellement, en ont-ils fait un objet essentiel de leur culte, en prescrivant, comme des actes indispensables de religion, les ablutions et les purifications.

Les bains et les lotions conviennent dans tous les âges et dans tous les pays, ne fût-ce que pour entretenir la propreté, si utile à la santé en ce qu'elle déterge la peau et lui conserve son activité et sa souplesse.

La peau est un des principaux organes excrétoires ; c'est par son moyen que la nature rejette hors du corps une grande quantité d'humeurs excrémentitielles sous la forme de vapeurs ou de sueurs, et qui, retenues par le défaut d'activité ou par l'obstruction de la peau, donnent lieu à des maladies fébriles graves, ou à des affections cutanées, comme la gale, les dartres, etc. C'est surtout de la malpropreté que dépendent ordinairement ces dernières, ainsi que les différentes vermines qui infectent les hommes.

Outre cela, la peau est le siége du sens le plus universel, le toucher, celui qui établit le plus grand nombre de rapports entre l'homme et ce qui l'environne. Elle est, ainsi que je l'ai dit plus haut, un des plus puissans antagonistes de l'épigastre; elle est aussi le principal organe par lequel se font les crises dans les maladies ; je ne doute pas que, si l'hypocondrie, la mélancolie, les embarras du système abdominal et les fièvres gastriques sont si communes de nos jours, ce ne soit parce que nous avons négligé les moyens qu'employaient les anciens pour lui conserver sa force tonique et sa flexibilité. Ces moyens consistaient principalement dans les bains, les lotions, les frictions et les onctions. On voit, d'après ce que je viens de dire, combien il est important d'avoir soin de la peau, dès la plus tendre enfance, si l'on veut entretenir la santé, et combien de maux entraîne nécessairement la négligence de ce précepte. Il convient donc de changer fréquemment de linge et de draps de lit, de se laver tous les jours avec de l'eau, de faire des frictions sur la peau, et de prendre des bains de temps à autre. Ce n'est pas seulement dans le linge et les habits que doit régner la propreté, mais encore dans les appartemens ; et l'on doit fuir comme la peste les personnes et les maisons malpropres ; elles sont en effet de vrais foyers de contagion.

Quelques médecins ont proposé de remplacer les linges de toile par des étoffes de laine, dans la persuasion que l'usage de ces dernières, portées sur la peau, serait plus salutaire. Comme cet objet est d'un intérêt général, je présenterai les réflexions suivantes, à l'aide desquelles on pourra aisément décider la question.

1°. La laine portée sur la peau l'irrite et l'excite davantage que la toile; il en résulte qu'elle en aiguise la sensibilité, qu'elle y attire habituellement une plus grande somme de forces et une plus grande quantité d'humeurs, et qu'ainsi elle augmente considérablement la transpiration.

2°. La laine isole le calorique des corps sur lesquels elle est appliquée, et la toile le laisse passer librement. Il suit de là que la laine entretient plus de chaleur à la peau que les toiles ; ce qui fait que la première favorise l'évaporation de l'humeur perspirable, tandis que la toile, qui est moins chaude, convertit cette humeur en gouttes : ainsi, quand on transpire beaucoup, on n'est pas mouillé avec la laine, et on l'est avec la toile. Mais un inconvénient attaché à la laine, c'est que les vapeurs abondantes dont elle s'imbibe, exaltées par la chaleur, se corrompent, s'altèrent rapidement, et portent à la peau leur impression vicieuse. On a observé que les maladies cutanées étaient bien moins fréquentes et moins communes depuis qu'on avait substitué à la laine les chemises et les bas de toile.

3°. Enfin la laine attire et retient, plus forte-

ment que la toile, l'humidité et les miasmes morbifères.

On voit d'après cela que l'usage de la laine appliquée à la peau n'est pas aussi salutaire que celui
de la toile. Cette dernière mérite en général la
préférence, surtout dans la jeunesse, parce qu'à
cet âge on a moins besoin d'augmenter la chaleur
et la transpiration, de même que le sentiment et
l'activité de la peau. Il est néanmoins des cas où la
laine est préférable; mais alors il faut en changer
et la faire laver beaucoup plus souvent que quand
on se sert de la toile.

La laine est utile à ceux qui ont passé l'âge de
quarante ans, parce qu'à cette époque de la vie la
force concentrique l'emporte sur celle excentrique,
et que l'action de la peau et la transpiration ont
déjà diminué notablement. Elle est avantageuse aux
personnes pituiteuses, cachectiques, à celles qui
ont la fibre lâche et molle, et qui n'ont pas beaucoup de chaleur et de forces. On doit la conseiller
à ceux qui mènent une vie sédentaire, et surtout
aux hommes de cabinet : la transpiration ne s'exerce
qu'avec peine chez eux, et la peau a besoin d'un
stimulant pour entretenir la libre circulation des
forces. Elle produit de bons effets dans les personnes sujettes aux rhumes, aux fluxions catarrhales, aux douleurs rhumatismales, à l'asthme,
aux hypocondriaques, aux femmes hystériques,

aux infirmes, aux convalescens, en un mot, à tous ceux qui sont très sensibles aux variations de l'atmosphère, aux habitans des pays où l'on en éprouve fréquemment de brusques, aux voyageurs, ainsi qu'à ceux qui, par leur genre de vie, sont exposés à des changemens subits. L'usage de la laine portée sur la peau, convient également à ceux qui ont le ventre relâché ; *cutis densitas, ventris raritas,* et l'on a vu quelquefois des diarrhées invétérées, guéries par cet unique moyen.

L'usage de la laine est nuisible aux personnes sanguines et bilieuses, à celles qui sont maigres et effilées ; à celles qui transpirent beaucoup naturellement, chez lesquelles les forces vitales sont très énergiques, et à celles qui sont affectées de maladies cutanées et de vermine, ou qui ont des dispositions à en avoir.

Les cosmétiques tiennent de près à ce sujet, vu qu'ils portent leur impression sur la peau ; c'est pourquoi j'en parlerai sommairement avant que de terminer ce chapitre. Le désir de plaire, si naturel au sexe, a fait rechercher, dans tous les temps et dans tous les pays du monde, les moyens de rehausser l'éclat de la beauté, d'en perpétuer la durée, ou d'en rétablir les brèches. L'antimoine est le plus ancien fard dont on ait fait usage. Les femmes dans l'Orient se frottaient autrefois le contour de l'œil avec le fard d'antimoine ; aujourd'hui les femmes syriennes, babyloniennes et arabes mettent ce procédé en usage, dans la même vue d'avoir les yeux noirs, grands et fendus : celles barbaresques se teignent les poils des paupières et les yeux avec le molybdène pulvérisé. Les Grecques et les Romaines empruntèrent des Asiatiques cette mode ; mais pour étendre l'empire de la beauté , et rétablir les couleurs flétries , elles imaginèrent deux nouveaux fards qui ont passé jusqu'à nous, le blanc et le rouge.

La plupart des nations de l'Asie et de l'Afrique sont encore, ainsi que je l'ai dit dans l'histoire naturelle de l'homme dans les différens climats, dans l'usage de se peindre de différentes couleurs diverses parties du corps, d'après les idées qu'elles se sont formé de la beauté.

Avant que les Moscovites eussent été policés par le czar Pierre Ier, les femmes russes faisaient déjà usage du rouge, s'arrachaient les sourcils, se les peignaient, ou s'en formaient d'artificiels. Enfin, le blanc et le rouge ont fait fortune en Europe, et surtout en France. Cette mode y fut apportée par les Italiens qui vinrent à la cour de Catherine de Médicis : mais ce n'est que sur la fin du dix-septième siècle que le rouge, le crépon de Strasbourg et le nakarat de Portugal, ont pris faveur, et que leur usage est devenu général chez les femmes nobles,

les petits-maîtres, les comédiennes et les prosti-
tuées.

Les cosmétiques, dont les oxides métalliques,
comme ceux de plomb, de mercure, de bismuth,
le talc, l'alun, etc. forment la base, sont non seulement incapables de réparer les injures du temps,
et d'effacer les rides de la vieillesse, mais encore ils
produisent un effet tout contraire : sous les couches
du fard, les traits se déforment, la peau se fane, et
le teint se flétrit. Combien de femmes qui, pour
mieux réussir à plaire, perdent, à force d'art, jusqu'à l'avantage de paraître jeunes. Les grâces fugi-
tives de la jeunesse ne s'envolent-elles pas déjà trop
promptement ! Une élégante propreté sans prétention, et une noble simplicité sans étude, peuvent
seules rendre la beauté plus séduisante, ou tempérer la laideur et en affaiblir les traits. On ne saurait
trop répéter au sexe ce qu'a dit, avec autant d'esprit
que de vérité, Jaucourt : « Des grâces simples et na-
» turelles, le rouge de la pudeur, l'enjouement et
» la douceur, voilà le fard le plus séduisant de la
» jeunesse ; quant à la vieillesse, il n'est aucun fard
» qui puisse l'embellir, si ce n'est l'esprit et les
» connaissances. »

Les vrais cosmétiques sont les lotions aqueuses
pour la propreté, et les onctions que l'on peut employer pour décrasser et adoucir la peau, comme

les substances émulsives, l'huile récente, le blanc de
baleine, le beurre, celui de cacao, le savon, la pâte
d'amandes et autres de ce genre : aucun oxide métallique ne doit être appliqué à la peau; outre qu'ils
la dessèchent et qu'ils ternissent l'éclat du teint,
ils donnent lieu à une multitude innombrable d'accidens. L'expérience a prouvé que leur usage affectait les yeux, et décidait des boutons au visage; ils
causent des fluxions, des maux de tête et de dents,
dont ils détruisent l'émail; ils échauffent la bouche
et la gorge, infectent et corrompent la salive; enfin,
pénétrant peu à peu dans la substance des poumons, ils la corrodent, et produisent des maladies
de poitrine très graves et d'autant plus difficiles à
guérir qu'on en soupçonne rarement la véritable
cause.

Il n'est pas moins dangereux d'appliquer des
oxides ou des dissolutions métalliques sur les cheveux, dans le dessein de les teindre. Ces substances
actives, pour peu qu'on en prolonge l'usage, ne
tardent pas à porter leur action sur le cerveau, dont
ils troublent les fonctions. On a vu plusieurs fois
la frénésie survenir à la suite de lotions faites sur
les cheveux avec la dissolution d'argent dans l'acide
nitrique très affaibli avec de l'eau. J'ai vu moi-
même une attaque d'apoplexie, qui faillit être mortelle, survenir à un homme de soixante ans qui,
voulant dérober son âge aux yeux des belles aux-

quelles il cherchait encore à plaire, avait essayé de noircir ses cheveux blancs avec une composition qui avait pour base l'acétite de plomb.

Il est très salutaire de peigner souvent les cheveux, surtout lorsqu'on emploie fréquemment la pommade et la poudre; car ce mélange forme, avec la sueur et l'humeur perspirable, une colle qui, en interceptant la transpiration, occasionne des fluxions catarrhales, des maux d'yeux, de gorge, d'oreilles, etc., et favorise la production de la vermine. On dit que les matelots sont exempts de cette dernière, parce qu'ils portent des chemises bleues teintes avec l'indigo; si cela était, il serait très avantageux d'en faire porter aux soldats en campagne; ils y trouveraient un autre avantage de plus, celui de la diminution des frais qu'entraîne la fréquence des blanchissages.

SECTION III.

Des substances alimentaires, des boissons, des assaisonnemens et de la préparation des alimens.

CHAPITRE PREMIER.

De la Digestion des Alimens.

Le corps éprouve, à chaque instant de la vie, des pertes ; les humeurs tendent fortement à l'alcalescence lorsqu'elles ne sont pas renouvelées, et les forces abandonnent l'épigastre dès que l'estomac et les intestins ne sont plus excités par la masse alimentaire. Pour obvier à l'affaissement et à la pourriture qui résulteraient d'une trop longue abstinence, il était nécessaire que les animaux prissent des alimens et des boissons, et qu'ils y fussent excités par le sentiment du besoin et le plaisir de le satisfaire. La faim et la soif sont les deux sensations que la nature leur a données pour leur conservation. La soif, dans l'état naturel, indique le besoin d'avaler des liquides, et répond constamment à l'état de desséchement de l'estomac, de l'œsophage, du gosier et de la bouche. Dès que ces organes sensibles, et qui sont constamment humectés par les humeurs propres qu'ils sécrètent, deviennent secs par l'effet d'une cause quelconque, on y éprouve un sentiment incommode et insupportable, et le danger auquel il expose, est d'autant plus grand que la soif dure davantage. La mort, qui survient nécessairement lorsque cette sensation n'est pas satisfaite, est précédée d'une fièvre aiguë très putride ; on trouve, à l'ouverture des cadavres, des vestiges d'inflammation dans l'estomac, un desséchement considérable dans les parties voisines, et des marques de la plus grande putridité dans le reste du corps.

La faim s'annonce par une sensation particulière de l'estomac et des diverses parties de la bouche, qui fait éprouver des tiraillemens irréguliers vers la région épigastrique, et un changement singulier dans tout le système. Elle ne se manifeste pas toutes les fois que l'estomac est vide, mais seulement, comme l'a très bien remarqué Bordeu, quand les forces se sont tellement éparpillées vers l'organe extérieur, que l'estomac en est dépourvu, au point de tomber dans une sorte d'affaissement.

La faim, trop long-temps soutenue, produit les mêmes effets que la soif non étanchée : il se décide

une fièvre aiguë très putride, avec une prostration
extrême des forces ; l'haleine est très fétide, ainsi
que la matière perspirable ; les urines sont fort
âcres et rendues en petite quantité ; on éprouve
des douleurs atroces avec un sentiment de chaleur
dans le creux de l'estomac ; enfin surviennent le
délire, qui est souvent furieux, l'insomnie, des
hémorragies d'un sang dissous et ténu par différens
émonctoires, et la mort. On trouve, à l'ouverture
des cadavres d'hommes morts de faim, l'estomac
enflammé et corrodé dans sa surface intérieure, la
vésicule du fiel très gorgée, peu de sang dans les
vaisseaux sanguins, et une putréfaction presque
générale.

On peut distinguer trois degrés d'abstinence. Le
premier est celui dans lequel elle est seulement
relative à l'habitude, comme lorsqu'on ne dîne ou
qu'on ne soupe pas à l'heure accoutumée : le second, qui s'accompagne de la lésion des fonctions,
mais dont on peut opérer le rétablissement au
moyen de la nourriture seule prise avec circons-
pection : le troisième et dernier, enfin, est celui où
l'abstinence est portée au point que la corruption
des humeurs à laquelle elle a donné lieu, ne peut
être corrigée que par les secours de l'art adminis-
trés très promptement.

Hippocrate a décrit le premier degré de l'abstinence en ces termes : *Statim gravis impotentia*

exoritur, tremor et animi defectio ; adhuc oculi pallidiores fiunt, urina crassa et calida redditur, os amarulentum evadit, viscera pendere videntur ; tenebricosá vertigine corripitur, vehementer irascitur et mœret (1). Tous ces symptômes, auxquels on peut ajouter les nausées qui précèdent ordinairement l'*animi defectio* dont il est parlé, cèdent au moment même où l'on fait usage de la nourriture. Mais si le jeûne persiste plus long-temps, bientôt tout augmente, et la faim dégénère en une fureur qui fait dévorer aux mères leurs propres enfans ; on ne tarde pas à éprouver un sentiment d'érosion dans l'estomac, l'œsophage et la bouche ; la salive est plus âcre, et la bile, devenue caustique, reflue vers l'estomac et produit la cardialgie. Ce même état de l'estomac est une des causes de la veille opiniâtre que ressentent ceux qui ont une grande faim. Le mouvement péristaltique des intestins est inégalement excité par des restes de bile, et il se décide des borborygmes. L'haleine est extrêmement puante ; l'urine cause, en passant, des ardeurs insupportables, elle est plus huileuse. Enfin tout le système humoral tend manifestement à la putréfaction, et les forces s'affaissent d'instant en instant. Tels sont à peu près les symptômes du second degré de l'abstinence, qu'on peut encore dissiper par des

---

(1) *Lib. de priscá medicina.*

alimens liquides, et ensuite plus consistans, qui ne surchargent pas l'estomac.

L'abstinence poussée plus loin produit une faiblesse générale, telle que les organes ne peuvent plus exercer de fonctions; mais la scène change totalement du côté de l'estomac : à cet appétit violent succèdent les nausées et un dégoût qui va jusqu'à l'horreur, et le sentiment d'érosion qu'on éprouvait d'abord, se convertit en une chaleur vive et douloureuse; il survient de fréquentes défaillances, et les excrétions augmentent autant en mauvaise qualité qu'elles diminuent en quantité; enfin il s'excite une fièvre extrêmement putride, avec une frénésie qui, bientôt somnolente, emporte le malade. Ce dernier degré d'abstinence est ordinairement mortel : on a néanmoins réussi quelquefois à rétablir des hommes prêts à expirer de la faim, en combattant la putridité, et en leur administrant des alimens doux, liquides, faciles à digérer, et pris dans la classe de ceux qui ont le caractère le plus opposé à la pourriture. La sagesse du médecin consiste à rendre les forces par degrés, et à proportionner exactement les alimens à ces mêmes forces.

Il résulte des observations faites par Levaillant, que ce sont les quadrupèdes carnivores qui résistent davantage à la faim. L'espèce humaine en fournit une preuve sensible dans les nations qui usent plus ou moins de la chair des animaux. Le Hottentot, qui se nourrit de laitage, de racines et de sauterelles desséchées, ne supporte pas à beaucoup près la fatigue et l'abstinence autant que le sauvage chasseur, qui est souvent contraint au jeûne pendant plusieurs jours, et qui n'en éprouve pas d'incommodité.

Parmi les oiseaux, le granivore meurt de faim pour l'ordinaire dans l'espace de quarante-huit à soixante-huit heures. L'entomophage résiste plus long-temps ; mais, de toutes les espèces, celle qui endure le moins long-temps l'abstinence, est la frugivore, qui, digérant plus promptement, éprouve le plus souvent le besoin de manger. Néanmoins la rapidité avec laquelle s'opère la digestion dans ces animaux, fait qu'à degré égal d'affaissement, l'animal, s'il est secouru, recouvre plus promptement ses forces : il n'en est pas de même du granivore ; ses forces, épuisées à un certain point, ne peuvent se rétablir par sa nourriture ordinaire. Le carnivore conserve jusqu'à ses derniers instans la faculté de digérer, et les sucs des viandes, étant éminemment nutritifs et se digérant facilement, le réparent bientôt ; aussi ne lui faut-il que peu de temps pour reprendre ses forces, si on lui donne ses alimens accoutumés. Les graines, pour être digérées, doivent séjourner quelque temps dans l'estomac ; il faut qu'elles s'y ramollis-

sent et qu'elles y éprouvent l'action de la trituration : or, cette opération est longue ; elle suppose
d'ailleurs un gésier, une action vitale et des forces
que le jeûne a dissipées. Levaillant réduisit à un
degré extrême de faiblesse, au moyen du jeûne,
deux moineaux de même âge et également bien
portans. Il fit avaler à l'un des graines concassées
et à l'autre de la viande bien hâchée : en moins de
quelques minutes, le dernier se rétablit, et l'autre
mourut deux heures après.

De toutes les espèces d'oiseaux, aucune n'est
plus sujette à la faim et au besoin fréquent de
manger que les piscivores ; c'est pourquoi ils ont
d'amples gosiers dans lesquels ils gardent une
grande quantité de nourriture pour les besoins à
venir. Les oiseaux de proie supportent au contraire le jeûne pendant un temps considérable.

Quant à l'homme, il paraît, d'après la plupart
des faits recueillis sur cette matière, qu'il ne peut
guère endurer l'abstinence au delà de sept jours,
et que la mort survient pour l'ordinaire à cette
époque. Il est des exemples, à la vérité, d'hommes,
et plus fréquemment de femmes, qui sont restées
vivantes pendant des mois entiers, et même des
années, sans prendre aucune nourriture ; mais la
plupart ne méritent aucune croyance ; et pour ce
qui regarde ceux qui sont certains, ils appartiennent à des personnes hypocondriaques, hystéri-

ques, maniaques, ou léthargiques, chez lesquelles, de même que dans les animaux *dormeurs*, tels que l'ours, la marmote, etc., il ne se faisait que très peu de déperditions, et une altération très lente des humeurs.

La première coction des alimens se fait dans la bouche, ils y sont divisés, broyés par les dents, et imprégnés de la salive qui est sécrétée plus abondamment lors de la mastication que dans les autres temps. Cette humeur est absolument essentielle à la digestion, et l'intégrité de cette fonction tient beaucoup à la mastication. Pour bien digérer, il faut bien mâcher; ceux qui ne mâchent pas suffisamment, comme ceux qui rejettent habituellement leur salive, digèrent mal pour l'ordinaire, et sont sujets à de fréquentes indigestions. La mastication a encore d'autres avantages; elle fait tourner une plus grande quantité de molécules nutritives au profit du corps, et on prend une moindre quantité d'alimens, sans en être moins nourri. Elle contribue aussi à la conservation des dents; en un mot, son utilité est inappréciable, et on ne saurait trop insister sur le tort que l'on a de la négliger.

On concevra aisément, d'après ce que je viens de dire de l'influence de la mastication sur la digestion des alimens, que la malpropreté des dents, si fréquente chez la plupart des personnes, a les plus grands inconvéniens. Quand on néglige de les nettoyer, elles se couvrent d'un tartre épais, fétide, qui altère la salive, gâte les gencives, leur occasionne des fluxions, des douleurs, des inflammations, des abcès, enfin la perte des dents, qui prive l'estomac du secours de la mastication, si utile à la digestion, et surtout à ceux chez lesquels ce viscère est naturellement faible et fait mal ses fonctions.

Les alimens reçus dans l'estomac y subissent une seconde coction, et y agissent comme toniques, avant même leur élaboration ; ils perdent leur première impression sur ce viscère, et cette impression se répète sympathiquement sur toutes les parties du système. Ce qui prouve combien grande est l'influence des alimens sur toute l'économie animale, dont ils réveillent périodiquement le jeu, c'est qu'ils relèvent les forces du corps aussitôt qu'ils sont reçus dans l'estomac. A peine sont-ils pris, que les forces abattues renaissent, et le pouls s'élève, la respiration est plus pleine, la chaleur augmente, enfin toutes les parties du corps sont disposées à exercer librement toutes leurs fonctions. Aussi Bordeu regarde-t-il avec raison la digestion comme une fonction générale, comme un effort de tout le corps, qui réveille les organes du mouvement et du sentiment, en un mot, comme une fonction organique. L'absorption des miasmes alimentaires, qui a déjà lieu dans la bouche et qui se continue dans le reste du canal alimentaire, est insuffisante pour expliquer le relèvement subit des forces et la ranimation soudaine qui a lieu chez les personnes épuisées par l'abstinence ou par les travaux, dès qu'elles ont avalé des alimens. Gorter et Haller ont remarqué que les jeunes gens qui courent en patins sur la glace, sont exposés à des défaillances qui peuvent leur être funestes, s'ils n'ont pris auparavant quelques alimens solides et d'une digestion non aisée. On sait que les ours, qui passent l'hiver dans une espèce de léthargie occasionée par le froid, ont soin d'avaler des feuilles d'arbres couvertes de gomme, qu'ils revomissent lorsque le retour de la belle saison les retire de cet état. Le loup, comme l'observe Buffon, est très vorace, et souvent exposé à de longues abstinences : son instinct dans ces circonstances le porte à avaler de la terre, dont son estomac ne peut extraire qu'une bien petite quantité de sucs nourriciers ; mais elle excite par son poids le jeu et le ton de l'estomac, y rappelle une partie des forces, et conserve au moins pendant quelque temps l'équilibre entre le centre et la circonférence. C'était sans doute un instinct semblable qui avait appris aux Scythes à se serrer fortement le ventre avec de grandes ceintures, pour supporter les abstinences rigoureuses auxquelles ils étaient fréquemment exposés. On a retrouvé depuis peu cet usage établi chez quelques hordes sauvages de l'intérieur de l'Afrique.

La digestion des alimens dans les premières voies, n'a donc pas ce seul but d'extraire les sucs nourriciers qui doivent être convertis en la substance de l'animal ; elle a de plus une autre utilité non moins grande, celle de rétablir la libre circulation des forces, qui, trop long-temps fixées dans quelques parties, y dégénéreraient en spasme, et produiraient bientôt des aberrations dans les fonctions. Il résulte de ce que je viens de dire un corollaire très important d'hygiène, c'est que le choix des alimens doit être réglé sur la vigueur et la délicatesse de la constitution, ainsi que sur la nature des travaux auxquels on se livre. En effet, l'expérience prouve qu'à égalité de matière nutritive, les alimens très faciles à digérer ne conviennent pas, mais nuisent au contraire aux hommes robustes qui travaillent beaucoup : c'est pourquoi il est nécessaire qu'ils fassent usage des substances alimentaires les plus compactes et les plus pesantes, qui exercent les forces de l'estomac et y appellent l'action, qui, abondant en trop grande quantité aux muscles, s'y convertirait en spasme et en empêcherait le jeu. Bien plus, c'est que rien ne remédie plus efficacement aux indigestions qui ne proviennent pas de la trop grande quantité d'ali-

mens, chez ces sortes de personnes, que les substances salées et d'un goût piquant, et notamment
la soupe au fromage très chaude, dont on use fréquemment dans les campagnes. Dans les constitutions fortes et robustes, les alimens visqueux et
tenaces se digèrent plus aisément que le lait et les
autres substances naturellement plus solubles, et
raniment les forces digestives. Il n'en est pas de
même des personnes que leur organisation délicate
rend incapables de supporter une action vive ou
long-temps continuée : elles ont besoin d'alimens
mous et faciles à digérer ; encore quelquefois leur
digestion est-elle on ne peut pas plus laborieuse
et pénible. Il résulte de ce que je viens de dire,
que l'on doit faire dans le régime la plus grande
attention à ces deux qualités que possèdent les alimens, celle tonique et celle nutritive, ce qui est
de la plus grande conséquence, car l'aliment qui
contient beaucoup de matière nutritive sous un
petit volume, nourrirait trop sans fortifier ; et
l'aliment trop pesant, mais peu nourrisant, fati-
guerait les organes digestifs, et jetterait le corps
dans une extrême langueur, faute de réparation
convenable.

La digestion des alimens ne doit pas être con-
sidérée seulement comme une opération chimique,
une sorte de fermentation particulière ; elle est encore l'effet d'un travail organique auquel concou-

rent toutes les parties du corps. Pour s'en convaincre, il suffit de se rappeler ce que nous avons
dit se passer lors de la faim et dans l'état où l'on
se trouve après avoir avalé des alimens. On éprouve
dans la faim, des tiraillemens irréguliers vers la
région épigastrique, et une altération singulière
dans tout le corps. Mais dès qu'on a avalé des alimens, l'estomac devient un centre d'action vers
lequel tous les organes envoient une partie de leurs
forces, en sorte que, lorsque les digestions sont
laborieuses, on est assoupi, on a la tête pesante,
on éprouve un accablement et une faiblesse considérables dans tous les membres. Chaque organe
semble s'être privé d'une portion de son action
pour concourir au travail de la digestion. Cette
fonction pourrait être comparée à un accès de
fièvre intermittente : elle a en effet trois périodes
distinctes. Lorsque les alimens ont été introduits
dans l'estomac, les forces de la machine se relèvent presque à l'instant, et la sensation agréable
qu'éprouve l'estomac, se répand dans toutes les
parties du système. Dans le second temps, lorsque
la coction commence, on est saisi d'un frisson
léger, le tissu de la peau se resserre spasmodique-
ment ; ce qui indique évidemment le refoulement
des oscillations et des humeurs vers l'organe en
travail. Enfin dans le troisième temps, quand la
coction est en pleine activité, l'épigastre réfléchit

insensiblement, à mesure qu'elle avance, à chacun des organes, leurs propres forces : il se fait alors une conversion des mouvemens du dedans au dehors ; la peau se détend, le pouls s'élève et la chaleur se répand également. Tous ces phénomènes se prononcent d'une manière d'autant plus sensible que les digestions se font plus péniblement.

C'est cette force organique, et la qualité antiseptique des sucs gastriques, qui contre-balancent et modèrent le mouvement de fermentation au moyen duquel les alimens, qui de leur nature sont très fermentescibles, sont convertis en une sorte de bouillie grisâtre, appelée *chyme*. Sans elles, ils seraient réduits en pourriture, et loin de pouvoir servir à la nutrition, ils deviendraient des poisons mortels. De Réaumur avait conclu, des expériences qu'il avait faites sur les oiseaux granivores, que la digestion dépendait entièrement de la trituration qu'exerce l'estomac sur les alimens. Il faut observer que ces animaux ont deux intestins *cœcum*, et un estomac ou *gésier* tout musculeux. Cet organe jouit réellement de la faculté de broyer les graines avec une force prodigieuse, et telle, au rapport de Réaumur, qu'elle est égale à un poids de quatre cent trente-sept livres et demie. Cette force triturante est si grande dans les coqs d'Inde, d'après les expériences de Spallanzani, que leurs estomacs émoussent et brisent des aiguilles d'acier, des pointes de lancettes dont on hérisse des balles qu'on force ces animaux d'avaler, et qu'ils polissent les grenats bruts, qu'on range avec raison parmi les corps les plus durs.

Ce célèbre naturaliste, après avoir répété les expériences du physicien français, en a fait de nouvelles, desquelles il résulte que la trituration exercée par l'estomac ne faisait que suppléer, dans ces oiseaux, à la mastication, et qu'il n'y avait point de digestion lorsque les alimens échappaient à l'action dissolvante des sucs gastriques. D'ailleurs les oiseaux carnivores digèrent très bien les chairs, quoique leurs estomacs, entièrement membraneux et nullement musculaires, ne puissent exercer aucune sorte de trituration. Il en est de même des reptiles et de quelques poissons dépourvus de dents : la nature a suppléé en eux à ce défaut par une plus grande activité des sucs gastriques.

Spallanzani range les estomacs des animaux sous trois classes générales, les estomacs *musculeux*, les estomacs *membraneux*, et les estomacs *membranacéo-musculaires*, comme est celui de l'homme, du chien, du chat, etc.; ses recherches, qui ont également embrassé ces trois sortes d'estomacs, l'ont convaincu que la digestion supposait une action des sucs gastriques sur les alimens, et que les estomacs musculeux se bornaient à exercer une division mécanique. Quant aux estomacs membraneux, et aux estomacs membranacéo-musculaires, ils n'opèrent aucune trituration. Il a fait sur lui-même les expériences qu'il avait tentées sur les animaux. Après avoir avalé de petits tubes qui renfermaient différentes matières alimentaires, il s'est procuré des vomissemens qui l'ont mis à portée de juger des changemens qu'elles avaient subi dans son estomac.

Le chyme passe peu à peu de l'estomac, à mesure qu'il se forme, dans le duodénum, où il reçoit une nouvelle élaboration. Là il est attaqué par la bile qui y afflue lors de la digestion. Ce liquide dissout les molécules huileuses, résineuses et résino-extractives, qui avaient échappé à l'action des sucs gastriques ; mais toute la bile qui est versée dans le duodénum, ne s'unit pas au chyle : il n'y a au contraire que la plus petite partie de cette humeur qui entre dans sa composition ; le reste est employé à d'autres usages. S'il en était autrement, le chyle ne serait point doux, mais amer, et il aurait la couleur jaune de la bile. La plus grande portion de cette humeur s'unit aux matières parenchymateuses, ou fibreuses et terreuses, qu'elle sépare du chyle, et favorise ainsi sa défécation. La bile doit donc être regardée comme un précipitant de la partie excrémentitielle du chyme (1). Astruc a observé que le

---

(1) Il y a douze ans que cette opinion a été soutenue aux écoles de médecine de Besançon, et elle n'était pas neuve alors.

chyme, qui, après être sorti de l'estomac, était liquide et homogène, se caillait et devenait grumeleux partout où la bile se mêle avec lui. Verduc (*lib. de usu partium*) a vu dans un chien vivant dont il avait lié l'intestin jéjunum dans le temps de la digestion, quantité de grumeaux chyleux au-dessous de la ligature, tandis que le chyme qui entrait dans le duodénum, était entièrement liquide. Il paraît d'après cela que la bile agit sur le chyme, en le séparant en chyle qui retient l'albumine, la soude et les autres sels contenus dans la bile, et en excrémens avec lesquels se combine la portion oléo-sébacée, ou adipo-cireuse de cette humeur, qui, au moyen de cette substance, exerce les fonctions d'un stimulus, et sollicite le mouvement péristaltique des intestins et l'expulsion des matières fécales qu'elle colore : c'est pourquoi Galien (*de usu partium, lib. V, cap. III*) l'appelle un clystère naturel.

Le suc pancréatique se mêle aussi au chyme dans le duodénum. Cette humeur paraît être de la nature de la salive, dont elle a la couleur, la saveur et la consistance. Outre cela le pancréas, qui le sécrète, présente intérieurement une structure semblable à celle des parotides et des maxillaires. Le suc pancréatique paraît avoir pour usage principal celui de tempérer la trop grande acrimonie de la bile : en effet, on a observé que les animaux, comme les crocodiles et ceux qui ne boivent pas, dont la bile est très âcre, ont le pancréas extrêmement volumineux.

Le chyle, séparé du magma alimentaire, est absorbé par les vaisseaux aspirans des intestins, et surtout dans le jéjunum. Chaque petit poil de la tunique intérieure des intestins est une petite ampoule spongieuse, conique, percée d'un ou de plusieurs trous à sa pointe, et dans laquelle sont ouvertes une petite artère et une veine congénère *mésaraïques*, ainsi qu'un petit rameau lacté. C'est dans cette petite ampoule que le chyle est absorbé et se mêle avec l'humeur qui transsude de l'artère, pour être ensuite pompé par la veine lactée et, en moindre quantité, par la veine mésaraïque. La portion qui est absorbée par les veinules mésaraïques, va, par un chemin très court, se mêler au sang de la veine-porte; et l'autre partie, qui est sucée par les veines lactées, se rend aux glandes du mésentère, où elle est délayée par l'humeur qu'elles sécrètent, et reprise par d'autres veines lactées, plus grosses, mais moins nombreuses, appelées *veines lactées du second ordre*, pour les distinguer des premières : celles-là conduisent le chyle à la citerne lombaire et au canal thoracique, où il se mêle à la lymphe résidue de la nutrition, qui revient de toutes les parties du corps, et de là à la veine sous-clavière gauche, où il est entraîné par l'océan du sang dans

la veine cave, l'oreillette et le ventricule droit du
cœur, et enfin dans les poumons, où il se convertit
en sang.

Le chyle, pris dans les vaisseaux lactés, est un
fluide homogène, laiteux, la source primitive du
sang et des autres humeurs, et le produit des forces
organiques, et de la fermentation animale que les
alimens subissent avec les sucs digestifs dont le mélange leur imprime déjà le caractère de l'*animalité*.
Cette fermentation, ce mélange, ainsi que le jeu
des forces organiques, se continuent non-seulement
dans les voies chylifères, mais encore dans tous les
organes. La couleur blanche ne lui est pas essentielle. Celui des herbivores est quelquefois vert,
celui du loup, noirâtre, et celui des chapons tire
souvent sur le jaune. C'est dans le jéjunum que la
plus grande partie du chyle est absorbée, parce
que cet intestin est celui dans lequel s'ouvrent le
plus de vaisseaux lactés : ceux-ci décroissent ensuite
en nombre de plus en plus, en sorte qu'il n'y en a
presque pas dans le rectum. Il se fait néanmoins
dans tous les intestins, même dans les gros, une
absorption au moyen des vaisseaux absorbans communs, et les miasmes qu'ils aspirent sont d'autant
plus âcres et plus fétides, que le magma devient
plus féculent et qu'il approche de l'anus.

La masse des alimens parcourt lentement les gros
intestins : l'absorption continue à s'y faire, et le

résidu, après avoir un peu séjourné dans le cœcum et dans le principe du colon, remonte dans ce dernier, et après avoir traversé les cellules de sa grande courbure, il va s'amasser dans l'intestin rectum, où il séjourne jusqu'à ce que sa quantité, et l'irritation qui en résulte, avertissent de la nécessité de le déposer.

CHAPITRE II.

Des Substances alimentaires.

On entend par alimens toutes les matières qui peuvent s'assimiler à nos parties, et se convertir en notre propre substance. Cette faculté assimilatrice suppose en eux une certaine altérabilité ou fermentescibilité, plus ou moins aisée, selon qu'ils s'éloignent plus ou moins de la nature animale. Ainsi il n'y a réellement de substances nutritives que celles sujettes au mouvement spontané que décide dans leurs parties l'eau aidée de la chaleur. C'est pourquoi Hippocrate, Galien, Oribaze, etc. regardaient l'humidité et la chaleur comme deux conditions essentielles à l'aliment, et même comme les deux seules essentielles : *humiditatem et caliditatem.* Toute substance qui ne jouit pas de ces propriétés, change l'état du corps, et est un médicament ou un poison, qui ne diffère que relativement; au lieu que le caractère essentiel de l'aliment est d'être changé, et de ne causer aucune altération dans l'économie animale, quand il est justement proportionné aux forces et aux besoins.

Les anciens habitans de la terre ne connaissaient que les alimens simples et sans apprêts, et cette nourriture leur procurait les plus grands avantages. La simplicité des alimens et la tempérance sont en effet des sources abondantes de santé et de vie, sans lesquelles on ne peut espérer la conservation ni de l'une ni de l'autre. Il suffit, dit Plutarque, d'avoir le goût du vrai plaisir pour être tempérant. L'intempérance ruine la santé, et quand celle-ci est détruite, on n'est plus sensible à aucun plaisir. Qu'est-ce que tous les mets les plus exquis pour un estomac malade? et qui peut ignorer qu'il n'est point de meilleur assaisonnement que l'appétit? On dit que dans une marche le grand Alexandre renvoya ses cuisiniers, disant qu'il en emmenait d'excellens avec lui, une longue marche à faire le matin, ce qui lui vaudrait de l'appétit à dîner, et un dîner frugal, qui lui ferait trouver délicieux le repas du soir. Il ne serait pas difficile de prouver par une multitude de faits, que la plupart des hommes périssent avant l'âge, ou traînent péniblement leur vie sous le poids de la douleur, pour s'être livrés habituellement et avec excès aux plaisirs de la table, et ceux qui, au contraire, se sont contentés d'une quantité d'alimens simples, proportionnée aux besoins du corps, sont ceux qui ont joui de la meilleure santé et vécu le plus long-temps. Nous pourrions citer Auguste, Barthole, l'immortel Newton, et une infinité d'autres; mais un des exemples les plus frappans de ce genre est celui du célèbre Cornaro, vénitien, qui fut attaqué, dès l'âge de vingt-cinq ans, de maux d'estomac, de douleurs de côté, de fièvre lente et de la goutte. Sa santé continuait d'être délabrée à l'âge de quarante ans, malgré tous les secours des médecins : il abandonna tous les médicamens et s'imposa un régime sobre et simple. L'effet de ce genre de vie fut tel que ses infirmités disparurent, pour faire place à la santé la plus brillante, avec laquelle il a vécu au-delà de cent ans.

Le régime a la plus grande influence, non seulement sur le physique, mais encore sur le moral. La saveur dont jouissent les chairs des animaux, varie selon l'espèce d'alimens dont ils se nourrissent : c'est ainsi que la chair du lapin sent le chou durant l'automne, et celle des grives, le genièvre. Une nourriture peu convenable, quelque bonne qu'elle puisse être d'ailleurs, abrége la vie et re-

tarde le développement ou même réduit l'accroissement du corps. Buffon observe que beaucoup
d'animaux étrangers ou sauvages de nos pays,
élevés et nourris dans des ménageries ou dans des
parcs trop peu spacieux, ne parviennent jamais
à leur entière grandeur, et leurs membres restent
au-dessous des dimensions de la nature ; cette
dégénération dépend en très grande partie de la
quantité et de la qualité de la nourriture. Il fit
élever un cerf chez lui, et après l'avoir nourri
convenablement pendant quatre ans, cet animal
était à cet âge beaucoup plus haut et plus gros que
les vieux cerfs de la plus belle taille.

Le régime influe sur les mœurs des peuples, et
même sur le sort des empires. Les peuples de l'Indostan, qui sont, au rapport de tous les voyageurs, les plus sobres et les plus tempérans, qui
ne vivent que de fruits et de légumes, sont les plus
doux et les plus humains : leurs annales ne sont
point souillées de ces grands crimes qui font la
honte de la plupart des autres nations. Ils ont en
horreur le sang, et cette horreur va même jusqu'à
respecter celui des animaux (1). Il n'en est pas de

____

(1) Les Banianes ne mangent point de chairs : ils craignent même de
tuer le moindre insecte ; ils jettent du riz et des feves dans l'eau pour
nourrir les poissons, et des graines sur la terre pour les oiseaux. Lorsqu'ils
rencontrent un chasseur ou un pêcheur, ils le prient instamment de se

même des nations carnassières : elles sont féroces et cruelles; c'est parmi elles que se répète fréquemment le spectacle de ces grands crimes qui outragent et révoltent la nature. « Il est certain, dit » J. J. Rousseau (Émile, liv. II), que les grands » mangeurs de viandes sont en général plus cruels » et plus féroces que les autres hommes ; cette » observation est de tous les lieux et de tous les » temps : la barbarie anglaise est connue; les » Gaures, au contraire, sont les plus doux des » hommes. Tous les sauvages sont cruels, et leurs » mœurs ne les portent point à l'être : cette cruauté » vient de leurs alimens; ils vont à la guerre comme » à la chasse, et traitent les hommes comme les » ours. . . . . » . . . . » . . . . Les grands scélérats » s'endurcissent au meurtre en buvant du sang. » Homère fait des Cyclopes mangeurs de chairs » des hommes affreux, et des Lotophages un peuple » si aimable, qu'aussitôt qu'on avait essayé de leur » commerce, on oubliait jusqu'à son pays pour » vivre avec eux. »

---

désister de son entreprise, et s'il est sourd à leurs prières, ils offrent de l'argent pour le fusil et pour les filets; quand on les refuse, ils troublent l'eau pour épouvanter les poissons, et crient de toutes leurs forces, pour faire fuir le gibier et les oiseaux. *Histoire des Voyages.*

Enfin, si on jette un coup d'œil sur les peuples dont la grandeur et la chute ont étonné tour à tour l'univers, on verra que c'est à la tempérance et à la frugalité qu'ils ont été redevables de leur force et de leur gloire, et que c'est à l'intempérance qu'il faut attribuer leur ruine. Tant que les Grecs et les Romains vécurent sobrement, ils furent les maîtres des autres peuples ; mais lorsque le luxe leur eut présenté dans les funestes dépouilles des nations vaincues, des alimens nouveaux et des assaisonnemens raffinés, ils dégénérèrent bientôt, et servirent eux-mêmes de trophées à des peuples barbares, mais sobres et tempérans.

La terre est le fonds inépuisable et commun duquel l'homme et les animaux tirent leur subsistance. Tout ce qui a vie dans la nature, dit Buffon, vit de ce qui végète, et les végétaux vivent à leur tour de tout ce qui a vécu et végété. La destruction est nécessaire à la vie, et ce n'est en effet qu'en détruisant que les animaux peuvent se nourrir et se propager.

Le règne organique, dans lequel circule la vie, et qui comprend les végétaux et les animaux, fournit toutes les matières alimentaires ; le règne inorganique ou minéral n'offre que quelques condimens, mais aucune substance susceptible d'animalisation. L'histoire et la raison apprennent que le premier régime de l'homme fut celui de Pythagore (1), et il est indubitable que le goût et l'odorat servirent de guides dans le choix des alimens; et en effet ces deux sens ont été donnés à l'homme et aux animaux, comme deux sauve-gardes destinées à les préserver de l'usage des substances nuisibles et dangereuses. L'expérience a fait reconnaître ensuite quels étaient ceux des végétaux qui réparaient davantage les forces. Ce régime ne put durer long-temps; à mesure que les sociétés s'agrandirent et devinrent plus nombreuses, les végétaux ne purent suffire à la nourriture de l'homme; et d'ailleurs les animaux étant devenus incommodes par leur excessive propagation, il fallut tremper la main dans leur sang et faire usage de leur chair.

Le régime de Pythagore a eu dans tous les temps des partisans. Plutarque, et de nos jours J.-J. Rousseau, ont prétendu que l'homme avait violé la nature en se nourrissant de la chair des animaux, et qu'il était destiné à ne faire usage que des alimens tirés de la classe des végétaux.

« Tu me demandes, dit Plutarque, pourquoi Py-
» thagore s'abstenait de manger de la chair des ani-

____

(1) Varron, Pline, Lucrèce, Horace, etc. prétendent que nos premiers aïeux vivaient de glands ; mais, comme l'observe le jurisconsulte Tribonien, le mot latin *glans* désigne toute espèce de fruits : *Glandis appellatione fructus omnes percipiuntur*.

» maux; mais moi je te demande, au contraire, quel
» courage d'homme eut le premier qui approcha de
» sa bouche une chair meurtrie, qui brisa de sa dent
» les os d'une bête expirante, qui fit servir devant lui
» des cadavres, et engloutit dans son estomac des
» membres qui, le moment d'auparavant, bêlaient,
» mugissaient, marchaient et voyaient? Comment
» sa main put-elle enfoncer un fer dans le cœur d'un
» être sensible? Comment ses yeux purent-ils sup-
» porter un meurtre? Comment put-il voir saigner,
» écorcher, démembrer, un pauvre animal sans
» défense? Comment put-il supporter l'aspect des
» chairs pantelantes? Comment leur odeur ne lui
» fit-elle pas soulever le cœur? Comment ne fut-il
» pas dégoûté, repoussé, saisi d'horreur, quand il
» vint à manier l'ordure de ces blessures, à nettoyer
» le sang noir et figé qui les couvrait?

» Les peaux rampaient sur la terre écorchées;
» Les chairs au feu mugissaient embrochées :
» L'homme ne put les manger sans frémir,
» Et dans son sein les entendit gémir.

» Voilà ce qu'il dut imaginer et sentir la pre-
» mière fois qu'il surmonta la nature pour faire ces
» horribles repas, la première fois qu'il eut faim
» d'une bête en vie, qu'il voulut se nourrir d'un
» animal qui paissait encore, et qu'il dit comment

» il fallait égorger, dépecer, cuire la brebis qui lui
» léchait les mains. C'est de ceux qui commencè-
» rent ces cruels festins, et non de ceux qui les
» quittent, qu'on a lieu de s'étonner; encore ces
» premiers-là pourraient-ils justifier leur barbarie
» par des excuses qui manquent à la nôtre, et dont
» le défaut nous rend cent fois plus barbares qu'eux.

» Mortels bien aimés des dieux, nous diraient
» ces premiers hommes, comparez les temps; voyez
» combien vous êtes heureux, et combien nous
» étions misérables! La terre nouvellement formée,
» et l'air chargé de vapeurs, étaient encore indo-
» ciles à l'ordre des saisons; le cours incertain des
» rivières dégradait leurs rives de toutes parts; des
» étangs, des lacs, de profonds marécages inon-
» daient les trois quarts de la surface de la terre,
» l'autre quart était couvert de bois et de forêts
» stériles. Il ne croissait nul bon fruit; nous n'avions
» aucun instrument de labourage, nous ignorions
» l'art de nous en servir, et le temps de la moisson
» ne venait jamais pour qui n'avait rien semé :
» ainsi la faim ne nous quittait point. L'hiver, la
» mousse et l'écorce des arbres étaient nos mets
» ordinaires. Quelques racines vertes de chiendent
» et de bruyère étaient pour nous un régal ; et quand
» les hommes avaient pu trouver des faînes, des
» noix et des fruits, ils en dansaient de joie autour

» d'un chêne ou d'un hêtre, au son de quelque
» chanson rustique, appelant la terre leur nourrice
» et leur mère : c'était là leur unique fête, c'étaient
» leurs uniques jeux; tout le reste de la vie humaine
» n'était que douleur, peine et misère.

» Enfin, quand la terre dépouillée et nue ne
» nous offrait plus rien, forcés d'outrager la nature
» pour nous conserver, nous mangeâmes les com-
» pagnons de notre misère, plutôt que de périr
» avec eux. Mais vous, hommes cruels, qui vous
» force à verser du sang? Voyez quelle foule de
» biens vous environne, combien de fruits vous
» produit la terre! Que de richesses vous donnent
» les champs et les vignes! que d'animaux vous
» offrent leur lait pour vous nourrir, et leur toison
» pour vous habiller! Que leur demandez-vous de
» plus, et quelle rage vous porte à commettre tant
» de meurtres, rassasiés de biens et regorgeant de
» vivres? Pourquoi mentez-vous contre notre mère,
» en l'accusant de ne pouvoir vous nourrir? Pour-
» quoi péchez-vous contre Cérès, inventrice des
» saintes lois, et contre le gracieux Bacchus, con-
» solateur des hommes, comme si leurs dons mul-
» tipliés ne suffisaient pas à la conservation du
» genre humain? Comment avez-vous le cœur de
» mêler à leurs doux fruits des ossemens sur vos
» tables, et de boire avec le lait le sang des bêtes

1.   30

» qui vous le donnent? Les panthères et les lions,
» que vous appelez bêtes féroces, suivent leur ins-
» tinct par force, et tuent les animaux pour vivre;
» mais vous, cent fois plus féroces qu'elles, vous
» combattez l'instinct sans nécessité, pour vous
» livrer à vos cruelles délices. Les animaux que vous
» dévorez, ne sont pas ceux qui dévorent les autres;
» vous ne les mangez pas, ces animaux carnassiers,
» vous les imitez. Vous n'avez faim que des bêtes
» innocentes et douces qui ne nuisent à personne,
» qui s'attachent à vous, qui vous servent, et que
» vous dévorez pour le prix de leurs services.

» O meurtrier contre nature! si tu t'obstines à
» soutenir qu'elle t'a fait pour dévorer tes sembla-
» bles, des êtres de chair et d'os, sensibles et vivant
» comme toi, étouffe donc l'horreur qu'elle t'ins-
» pire pour ces affreux repas : tue les animaux toi-
» même, je dis, de tes propres mains, sans ferre-
» mens, sans coutelas; déchire-les avec tes ongles,
» comme font les lions et les ours; mords ce bœuf
» et le mets en pièces; enfonce tes griffes dans sa
» peau; mange cet agneau tout vif, dévore ses chairs
» toutes chaudes, bois son âme avec son sang. Tu
» frémis, tu n'oses sentir palpiter sous ta dent une
» chair vivante! Homme pitoyable, tu commences
» par tuer l'animal, et puis tu le manges, comme
» pour le faire mourir deux fois. Ce n'est pas assez :

» la chair morte te répugne encore; tes entrailles
» ne peuvent la supporter; il faut la transformer
» par le feu, la bouillir, la rôtir, l'assaisonner de
» drogues qui la déguisent; il te faut des charcu-
» tiers, des cuisiniers, des rôtisseurs, des gens
» pour t'ôter l'horreur du meurtre, et t'habiller des
» corps morts, afin que le sens du goût, trompé
» par ces déguisemens, ne rejette point ce qui lui
» est étranger, et savoure avec plaisir des cadavres
» dont l'œil même eût peine à souffrir l'aspect. »

Quelque ingénieuse que soit cette diatribe, plus
éloquente que vraie, Plutarque et tous les philosophes pythagoriciens ne sauraient, avec tous leurs
raisonnemens, triompher de l'instinct qui porte
l'homme dans tous les pays du monde à user des
chairs des animaux, et la diète de Pythagore n'est
point indiquée par la nature. Quoiqu'il y ait eu des
hommes et même des peuples qui n'aient vécu que
de lait et de productions végétales (1), cela ne
prouve rien en faveur de ce régime. L'homme est
omnivore, c'est-à-dire qu'il est destiné par la na-

---

(1) Les habitans de l'île de Pâques, ceux de la Nouvelle-Espagne et
les Dalécarliens, au rapport de Spaarmann, vivent uniquement de végétaux. Les pauvres habitans de nos campagnes mangent très rarement de la
viande. A la vérité, peu jouissent d'une bonne santé et atteignent le
terme ordinaire de la vie. Il est vrai que la misère et la malpropreté dans
lesquelles ils vivent, contribuent beaucoup à l'état de cachexie dans lequel
ils languissent presque toujours.

ture à vivre de substances végétales et animales ,
et non pas uniquement de végétaux. L'appétit naturel qu'ont tous les hommes pour ces deux espèces
de nourriture suffirait seul pour mettre en évidence
la vérité de cette assertion , si elle n'était pas prouvée d'ailleurs par la structure des organes digestifs,
et par les incommodités réelles qui résultent de l'u-
sage unique des végétaux ou des viandes.

L'homme a un estomac ressemblant par sa structure et son tissu membranacéo-musculaire à celui des
animaux carnivores , des dents canines , et l'intestin
cœcum petit et court. D'ailleurs l'usage de la viande
est absolument nécessaire pour réparer les forces
épuisées par les travaux. Maintenant , si on fait attention que l'homme, de même que les phytivores ,
est pourvu de dents incisives et molaires ; qu'il a ,
comme eux , le canal intestinal très long , très ample , très distensible , anfractueux et garni d'une
multitude de rugosités , on verra , par cette conformation mixte , que la nature lui a désigné l'usage
des alimens végétaux et animaux.

D'ailleurs l'usage unique des alimens d'un seul
genre produit bientôt le dégoût, et donne lieu à diverses incommodités. Le régime végétal ne soutient et
ne répare pas suffisamment ; il est toujours accompagné ou suivi de la faiblesse , et surtout de celle
des premières voies , de la flatulence , de l'acidité ,

des tranchées et de la diarrhée. Ce régime est néanmoins très utile dans les cas de pléthore sanguine et
bilieuse, ainsi que dans les dispositions à la pourriture. Il semble que la nature, en n'accordant qu'un
très petit nombre de dents canines à l'homme, ait
eu l'intention de lui indiquer qu'il ne devait pas
faire un grand usage de la chair des animaux; et,
en effet, outre que la diète animale rend cruel et
féroce, elle augmente considérablement la quantité
du sang et de la bile, et dispose éminemment aux
maladies inflammatoires et à celles bilieuses putrides.

Il faut distinguer, dans la nutrition, l'animalisation et l'assimilation. L'animalisation consiste dans
la conversion des substances végétales en animales;
et l'assimilation est le passage des substances alimentaires animales ou animalisées à cet état qui les
rend semblables à nos parties (1). La nutrition
suppose dans les substances végétales l'animalisation, et dans toutes les substances alimentaires, l'assimilation. Toutes supposent encore des analogies
qui les rendent susceptibles de subir ces changemens, et des différences qui rendent ceux-ci nécessaires.

L'analogie entre les alimens et nos parties est

____

(1) Essai de théorie sur l'animalisation et l'assimilation des alimens, par
M. Hallé, rapporté dans le Journal rédigé par M. Fourcroy, tome II,
page 295.

démontrée. Les solides ont été fluides dans leur origine primordiale, et ont circulé dans cet état à travers les vaisseaux, avec le sang qui les contient. Ces mêmes substances, dont se composent les humeurs et les parties solides, se rencontrent toutes dans les alimens ; elles sont toutes formées dans les chairs des animaux, et on trouve toutes les analogues dans les productions végétales.

La gélatine ou gelée animale a pour analogues les mucilages et les fécules. Ces matières sont très abondamment répandues dans la nombreuse famille des végétaux, et font la base presque universelle des substances alimentaires. Le gluten végétal, ou substance végéto-animale de Beccaria, qui est contenue en grande quantité dans la farine de froment, existe dans presque toutes les herbes, et, à quelque différence près de proportion, est de même nature que la partie fibreuse du sang et le gluten de la fibre musculaire. On trouve aussi dans le règne végétal une substance qui a beaucoup d'analogie avec l'albumine des animaux, et qui en a presque toutes les propriétés.

Toutes ces matières possèdent non seulement la faculté nutritive, mais elles se ressemblent encore, en ce qu'elles ont une base commune, l'oxide hydro-carboneux. Cet oxide est combiné, dans les substances animales, avec une certaine quantité d'azote et quelquefois du phosphore. On rencontre aussi l'azote dans les végétaux, mais le carbone y est en plus grande proportion ; de là vient qu'ils sont acescens, au lieu que les autres sont alcalescentes. Ainsi les substances végétales diffèrent en général de celles animales, en ce que la proportion de carbone est plus considérable dans les premières, et l'azote combiné en bien plus grande quantité dans les autres.

L'animalisation ne paraît consister que dans la fixation d'une quantité d'azote plus grande relativement aux autres principes ; elle commence dans l'estomac, et se continue dans les intestins. Là, la pâte alimentaire, attaquée par les sucs digestifs, contracte une sorte de fermentation, en vertu de laquelle ses principes entrent dans de nouvelles combinaisons ; il se dégage en même temps différens gaz, surtout du gaz acide carbonique, du gaz hydrogène, etc., et la proportion d'azote devient ainsi plus grande. Mais il n'est point d'organe où l'*azotisation* soit plus grande et plus marquée que dans les poumons. Les phénomènes de la respiration démontrent que l'oxigène de l'air atmosphérique enlève aux poumons une grande quantité d'hydrogène et de carbone auxquels il s'unit, et que, diminuant ainsi la proportion de ces deux principes, il augmente celle de l'azote (1). On peut donc regarder l'animalisation comme une vraie *décarbonisation*

____

(1) Peut-être que l'azote de l'atmosphère se combine aussi en certaine quantité avec le sang des veines pulmonaires ; mais aucune expérience ne l'a encore démontré.

opérée par les forces animales, et la végétation, au contraire, comme la fixation d'une plus grande quantité de carbone dans les végétaux; et les effets s'opèrent, l'un par l'intermède de l'oxigène, et l'autre par la désoxigénation de l'acide carbonique qu'effectue la lumière solaire.

Les alimens se digèrent plus ou moins bien, en raison de leur solubilité, de l'énergie du suc gastrique et du sentiment propre de l'estomac. On ne connaît pas encore bien quelle sorte de puissance exerce le suc gastrique sur les diverses matières alimentaires. On sait seulement que sa nature diffère dans les divers animaux, de manière que chez la plupart des carnivores il n'a qu'une très faible action sur les végétaux, et que celui des phytivores n'attaque que faiblement les substances animales : mais dans l'homme et dans les animaux dont l'estomac est membranacéo-musculaire, il dissout parfaitement les alimens de l'une et de l'autre classe. On sait aussi que sa puissance dissolvante varie dans bien des circonstances, et que dans certains temps elle s'exerce d'une manière plus énergique sur certains alimens que sur d'autres. Quant aux principes dont est composé ce menstruc, il n'y a rien de positif ni de constant; on le trouve quelquefois acide, et d'autres fois d'une douceur fade. Brugnatelli a rencontré dans le suc gastrique des oiseaux carnivores, et même de quelques autres, un acide libre, de la résine, et une matière animale unie à une petite quantité de muriate de soude. D'autres chimistes y ont découvert des sels phosphoriques. D'après les expériences de Spallanzani et de Gosse, il paraît que ce suc est constamment acide dans les animaux qui se nourrissent de végétaux, et Spallanzani assure ne l'avoir jamais trouvé acide dans les oiseaux de proie, les serpens, les poissons et les grenouilles.

Les alimens sont plus ou moins solubles en raison de leur mollesse ou de leur compacité. Ceux qui sont les plus denses et les plus compactes, se digèrent moins aisément ; mais aussi, une fois digérés, ils nourrissent davantage, ainsi que l'avait dit Celse : *Sequitur ut quò valentior quæque materia est, eò minùs facilè coquatur ; sed si conçocla est, plus alat.* Les alimens qui se dissolvent facilement, étaient appelés par Hippocrate alimens *légers* ; il donnait aux autres le nom d'alimens *lourds* ou *pesans.* Un aliment est léger, dit-il, quand, pris même avec un peu d'excès, il ne cause ni plénitude, ni tranchées, ni vents, mais se digère sans occasioner d'incommodités. On reconnaît qu'un aliment est pesant, lorsqu'étant pris modérément, et même en petite quantité, il produit un sentiment de plénitude, de pesanteur et des anxiétés (1).

____

(1) *Lib. de affection.*

Plus l'aliment approche du caractère des humeurs animales , plus il est soluble, moins il laisse d'excrémens , quand la coction s'opère d'une manière convenable. Les alimens qui , au contraire, s'éloignent du caractère animal , qui sont denses et compactes, échappent en grande partie à l'action des forces digestives, et fournissent beaucoup d'excrémens. Ainsi, le meilleur cuisinier est celui qui , dans l'apprêt des alimens , en amollit le tissu , de manière que toute la matière nutritive soit dissoute par les sucs gastriques.

Le sentiment propre de l'estomac ne contribue pas peu à la digestion , et il est indubitable que l'état actuel de ce viscère influe considérablement sur la coction des alimens. Lorsque son sentiment est émoussé , comme dans les cas de faiblesse et de relâchement , il y a non-seulement inappétence et souvent nausée, mais les alimens , quoique pris en petite quantité , ne se dissolvent pas , ou presque pas , le suc gastrique ne jouit pas d'une activité suffisante , les matières alimentaires sont retenues trop long-temps dans l'estomac, elles y fermentent et y contractent des qualités vicieuses. Il en est de même des substances pour lesquelles cet organe éprouve de l'aversion : à la vérité , elles sont rejetées le plus souvent par le vomissement ; et dans le cas contraire , elles occasionnent les accidens les plus graves , car elles agissent dans cette circonstance comme de vrais poisons. Lorsque le sens gastrique est trop vif et trop exalté, les alimens passent trop vite dans les intestins (si toutefois ils ne décident pas des mouvemens antipéristaltiques) et avec le caractère de la crudité ; il en résulte des coliques violentes, des diarrhées et souvent d'autres accidens plus dangereux. Ce n'est que lorsque l'estomac jouit d'un sentiment modéré, lorsqu'il ne retient pas une trop grande somme de forces, et qu'il n'est pas non plus privé de la quantité de ces forces qu'il doit avoir naturellement, qu'il remplit ses fonctions d'une manière convenable : le suc gastrique a dans ce cas le degré d'énergie nécessaire ; les alimens, loin de faire éprouver à l'organe un sentiment de pesanteur ou d'irritation, lui causent des sensations agréables qui se propagent dans toutes les parties du système, et la digestion se fait selon les vues de la nature. Cet état annonce une juste répartition des forces, et une parfaite harmonie dans l'exercice des fonctions, qui indique la santé.

Il n'est guère possible de rendre raison de ces antipathies nationales pour certains mets auxquels d'autres peuples donnent la préférence : elles me paraissent fondées pour la plupart, sinon toutes, sur de faux préjugés propres aux différentes nations ; le sens gastrique ne joue ici qu'un rôle secondaire, et l'estomac contracte une habitude d'aversion qui n'est qu'un effet de l'exemple. Les Persans abhorrent l'esturgeon, et les Russes l'écrevisse et l'alose. Les Islandais ont une aversion aussi forte et non moins singulière pour les anguilles. Dans bien des départemens de France on répugne de manger des escargots, que les Allemands regardent comme un mets exquis, tandis qu'ils ont en horreur les grenouilles, dont usent les Français. La répugnance de la plupart des hommes pour la chair de cheval et le lait de jument, n'est pas plus raisonnable. Le chien, pour la chair duquel nous éprouvons une aversion insurmontable, sert à la nourriture de différens peuples, et notamment à celle des habitans des îles de la mer Pacifique. Les nègres préfèrent la viande du chien à celle de tous les autres animaux ; le mets le plus délicieux pour eux est un chien rôti. On pourrait croire que ce goût vient du changement de qualité de la chair de cet animal, qui, mauvaise à manger dans nos climats tempérés, acquiert peut-être un autre goût dans ces climats brûlans : mais, ce qui prouve le contraire, c'est que les sauvages du Canada, qui habitent un pays froid, ont le même goût pour la chair du chien, et que les missionnaires en ont quelquefois mangé sans dégoût.

L'estomac est le viscère du corps humain sur lequel l'habitude a le plus grand pouvoir : c'est pourquoi « les alimens qui plaisent au goût et

» auxquels on est accoutumé, ainsi que l'a dit Hip-
» pocrate (aph. 58, sect. II), quoiqu'ils soient
» mauvais par eux-mêmes, sont préférables pour
» la santé à des alimens moins agréables et aux-
» quels on n'est pas habitué, quoique ceux-ci
» soient meilleurs par eux-mêmes. » Les alimens
qui flattent le plus le palais, et qu'on prend avec
le plus de sensualité, sont mêlés plus intimement
avec la salive, reçus dans l'estomac avec plus de
plaisir, et dissous plus facilement et plus complétement par les sucs gastriques. S'ils possèdent quelque mauvaise qualité, la sensation agréable qu'ils
procurent en les prenant, compense et corrige ce
qu'ils pourraient avoir de nuisible, tandis que
les meilleurs alimens et les plus faciles à digérer,
mais qui répugnent, éludent l'action de l'estomac
et des sucs digestifs. Nous ne sommes affectés de
sensations agréables en prenant des alimens qu'en
raison de certaines dispositions du corps, et ces
sensations agréables désignent une affinité entre
l'aliment et l'état actuel du système. On voit souvent
des personnes délicates digérer des alimens durs et
compactes qu'elles mangent par envie, et se trouver
incommodées d'alimens plus tendres et plus succulens pour lesquels elles ont de la répugnance.

L'expérience journalière apprend que les personnes accoutumées à user d'alimens indigestes

et nuisibles , n'en ressentent aucun dommage , et qu'elles courent les risques d'être incommodées en prenant des alimens sains et salutaires. On sait que Mithridate, roi du Pont, était tellement habitué au poison qu'il n'en éprouvait aucun mal. On voit assez souvent des hommes avaler des doses énormes d'opium , tandis que cinq à six grains suffiraient pour faire périr ceux qui n'y sont pas accoutumés. C'est par la même raison que, si on prend plusieurs jours de suite un purgatif, de la manne, par exemple, l'impression de dégoût qu'elle faisait sur l'estomac , comme le dit très bien Desèze, s'affaiblit; elle devient un aliment, et l'on n'est plus purgé.

Il résulte de ce que je viens d'exposer, un corollaire intéressant pour la physique de l'homme, c'est que l'estomac n'agit point mécaniquement, mais *vitalement :* en mécanique , les leviers, les coins , etc. ne connaissent pas le pouvoir de l'habitude. On ne dira pas non plus que la sensibilité de l'estomac est affaiblie, car si l'on change de substance, on verra cette sensibilité se manifester au même degré. Ce que je viens de dire de l'influence de l'habitude sur l'estomac , s'étend à tous les autres organes , comme le prouve l'observation.

On sait que l'odeur de *l'assa-fœtida,* que nous ne pouvons souffrir, faisait les délices des anciens, et est encore très estimée chez les Perses. Celle du citron leur paraissait au contraire fort désagréable. Enfin, ne voit-on pas des femmes des plus délicates exposer impunément leur gorge à l'air le plus froid, sans en être incommodées, parce qu'elles y sont habituées. L'homme le plus robuste, qui tiendrait sa poitrine à découvert, ne tarderait pas à s'enrhumer, ou paierait cette imprudence par quelque autre affection plus grave qu'un rhume. Toutes ces vérités étaient tellement connues du père de la médecine, qu'il conseille, dans la plupart de ses écrits, de faire attention, dans le traitement des maladies, à l'habitude et au régime ordinaire des personnes. « Il y a moins de maux » à craindre, dit-il (aph. 50, sect. II), des choses » auxquelles on est habitué depuis long-temps, » et qui pourraient passer pour mauvaises en elles-» mêmes, que des choses auxquelles on n'est pas » habitué, et cependant meilleures. Il convient » donc de varier de temps en temps son régime, » et de s'accoutumer à tout (*Oportet autem ad* » *insolita mutare.*) » Telle est la doctrine d'Hippocrate, suivie par Érasistrate, qui ajoute que le médecin qui néglige ces principes court les risques de commettre les plus grandes fautes, et de tuer ses malades, comme il est arrivé à Arius, le péripatéticien (1). Ce philosophe redoutait l'eau froide,

____

(1) GALENUS, *lib. de Consuetudine.*

parce qu'il était affecté du hoquet aussitôt qu'il en avait bu. Un jour qu'il avait la fièvre , les médecins nonobstant cette observation , s'opiniâtrèrent à lui faire avaler de l'eau froide : il en but, et périt sur-le-champ.

FIN DU TOME PREMIER.

TABLE

DES SECTIONS ET CHAPITRES

CONTENUS

DANS CE PREMIER VOLUME.

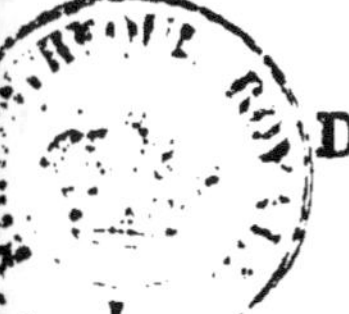

Fin de la Table.